Anatomía y fisiología

para dummies®

Anatomía y fisiología para dummies

Erin Odya
y Maggie Norris

para dummies

Edición publicada mediante acuerdo con Wiley Publishing, Inc.
...For Dummies, el señor Dummy y los logos de Wiley Publishing, Inc. son marcas registradas utilizadas con licencia exclusiva de Wiley Publishing, Inc.

Título original: *Anatomy & Physiology for Dummies*

Grupo Planeta
Avda. Diagonal, 662-664
08034 – Barcelona

ISBN: 978-84-329-0427-1
Depósito legal: B.1.078-2018

Primera edición: febrero 2018
Primera reimpresión: julio 2022
Preimpresión: Toni Clapés
Impresión: ARCANGEL MAGGIO EUROPA S.L.

Impreso en España - *Printed in Spain*
www.dummies.es
www.planetadelibros.com

¡La fórmula del éxito!

- Un tema de actualidad
- Un autor de prestigio
- Contenido útil
- Lenguaje sencillo
- Un diseño agradable, ágil y práctico
- Un toque de informalidad
- Una pizca de humor cuando viene al caso
- Respuestas que satisfacen la curiosidad del lector

¡Este es un libro *...para Dummies*!

Los libros de la colección *...para Dummies* están dirigidos a lectores de todas las edades y niveles de conocimiento interesados en encontrar una manera profesional, directa y a la vez entretenida de aproximarse a la información que necesitan.

Millones de lectores satisfechos en todo el mundo coinciden en afirmar que la colección *...para Dummies* ha revolucionado la forma de aproximarse al conocimiento mediante libros que ofrecen contenido serio y profundo con un toque de informalidad y un lenguaje sencillo.

www.dummies.es
www.facebook.com/paradummies
@ParaDummies

¡Entra a formar parte de la comunidad Dummies!

El sitio web de la colección *...para Dummies* está pensado para que tengas a mano toda la información que puedas necesitar sobre los libros publicados. Además, te permite conocer las últimas novedades antes de que se publiquen y acceder a muchos contenidos extra, por ejemplo, los audios de los libros de idiomas.

Desde nuestra página web, también puedes ponerte en contacto con nosotros para comentarnos todo lo que te apetezca, así como resolver tus dudas o consultas.

También puedes seguirnos en Facebook (www.facebook.com/paradummies), un espacio donde intercambiar impresiones con otros lectores de la colección, y en Twitter (@ParaDummies), para conocer en todo momento las últimas noticias del mundo *...para Dummies*.

10 cosas divertidas que puedes hacer en www.dummies.es, en nuestra página de Facebook y en Twitter @ParaDummies

1. Consultar la lista completa de libros *...para Dummies*.
2. Descubrir las novedades que vayan publicándose.
3. Leer en exclusiva los primeros capítulos.
4. Suscribirte a la Newsletter de novedades editoriales.
5. Trabajar con los contenidos extra, como los audios de los libros de idiomas.
6. Ponerte en contacto con la editorial y con otros lectores para intercambiar opiniones.
7. Participar en concursos y ganar premios.
8. Publicar tus propias fotos en la página de Facebook.
9. Conocer otros libros publicados por el Grupo Planeta.
10. Informarte sobre promociones, descuentos, presentaciones de libros, etc.

Descubre nuestros interesantes y divertidos vídeos en nuestro canal de Youtube:
www.youtube.com/paradummies
¡Los libros Para Dummies también están disponibles en e-book!

Sumario

Acerca de las autoras

Erin Odya es profesora de Anatomía y Fisiología en el Carmel High School de Carmel, Indiana (Estados Unidos), uno de los mejores institutos del estado. Se siente muy orgullosa de ser educadora.

Maggie Norries es escritora científica autónoma y vive en la zona de la bahía de San Francisco. Bajo el sello de Fine Print Publication Services, LLC, Maggie ofrece servicios de redacción de textos médicos y técnicos para empresas farmacéuticas, el sector de las tecnologías médicas, centros de atención médica e instituciones de investigación.

Dedicatoria

Erin Odya:

A todos mis estudiantes (pasados, presentes, futuros), quienes me mantienen siempre alerta y me inspiran a la hora de seguir aprendiendo. Para Gabe quien, con las tonterías y la curiosidad propias de un niño de seis años, me distraía cada vez que me sentaba a escribir; te quiero hasta el infinito.

Maggie Norris:

Para Susan.

Agradecimientos

Erin Odya:

Gracias a mi familia y a mis amigos, a quienes pedí consejo y cuyo apoyo en este proyecto aprecio muchísimo.

Introducción

Te felicito por decidirte a estudiar anatomía y fisiología humanas. ¡Estos conocimientos te serán muy útiles en muchos aspectos de tu vida!

Comencemos por lo más obvio: el ámbito social. A todos nos apasiona hablar de nuestro tema favorito, nosotros, aunque sea de manera poco personal. Por eso a menudo acabamos hablando de anatomía y fisiología hasta para romper el hielo con desconocidos (hay que tener claros los límites entre el nivel científico y los temas personales).

Por otra parte, unos conocimientos básicos en anatomía y fisiología deberían considerarse fundamentales en la educación, pues forman parte de la vida diaria de todos. Conocer este tema te ayudará a comprender las noticias sobre epidemias, nuevos fármacos y dispositivos médicos, así como daños medioambientales, por poner algunos ejemplos.

También tu salud se verá beneficiada, pues te ayudará a tomar decisiones buenas a largo plazo, como practicar deporte, o a reaccionar correctamente si surge un problema, como una infección, un corte o una rotura de fibras; además, comprenderás las indicaciones que te dé el médico durante un tratamiento.

Acerca de este libro

Este libro hace un repaso rápido sobre la anatomía y la fisiología humanas. No es tan técnico como un libro de texto; puedes usarlo como manual complementario para un curso de Secundaria, universitario o de FP. Gran parte de la información la encontrarás en otros recursos; sin embargo, presentar un hecho de manera diferente ayuda a comprenderlo, y este libro te puede ayudar a entender otras fuentes más técnicas. Puedes leer el capítulo correspondiente antes de una clase; así, cuando el profesor trate el tema lo entenderás mejor.

Este libro pretende ser informal pero no por ello acientífico; breve pero no superficial; quiere ofrecer mucha información, pero ser accesible a lectores de diferentes niveles. En él no encontrarás información clínica; en los capítulos 4-15 se incluye una sección sobre fisiopatología que utiliza las enfermedades y trastornos para analizar algunos procesos fisiológicos, aunque no encontrarás tratamientos. Tampoco pretende ser un manual de salud o bienestar.

Iconos utilizados en este libro

Las pequeñas imágenes que ves en los márgenes son iconos que te avisan de diferentes tipos de información.

CONSEJO

Este icono te indica qué puedes hacer para mejorar tu comprensión de una estructura anatómica.

RECUERDA

Este icono te ayuda a ejercitar la memoria. A veces será información que te conviene recordar y, otras, para relacionarla con otras partes del libro.

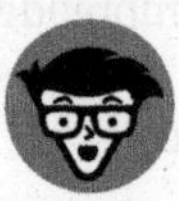

INFORMACIÓN TÉCNICA

Este icono destaca aquella información que va un poco más a fondo, pero que no es esencial para comprender el sistema que se está tratando.

1

¿Qué es la fisiología?

EN ESTA PARTE . . .

Te familiarizarás con los aspectos básicos de la anatomía y la fisiología.

Descubrirás el metabolismo: las reacciones químicas que te mantienen vivo.

Verás cómo se mantiene todo bajo control.

Repasarás la bioquímica.

Encontrarás fundamentos de biología celular.

Verás cómo se organizan las células en tejidos.

EN ESTE CAPÍTULO

Anatomía y fisiología dentro del marco científico

Un poco de jerga

Anatomía: planos, regiones y cavidades

Diferentes niveles de organización

Capítulo 1

Anatomía y fisiología: visión general

La *anatomía* humana estudia las estructuras que componen el cuerpo, mientras que la *fisiología* estudia cómo funcionan, cómo interactúan todas las partes anatómicas para mantenernos vivos. Anatomía y fisiología van de la mano, por lo que no las estudiaremos por separado, sino que en cada aparato analizaremos sus estructuras y funciones.

Hablando científicamente

La anatomía y la fisiología humanas están muy relacionadas con la *biología*, el estudio de las cosas vivas y su relación con el resto del universo; anatomía y fisiología se limitan a la biología de una sola especie: el *Homo sapiens.*

RECUERDA

Anatomía es la forma; fisiología es la función. No podemos hablar de una sin la otra.

¿Por qué la ciencia utiliza palabras tan extrañas? ¿Por qué los científicos no pueden expresarse como el resto de los mortales? Buena pregunta; veamos por qué.

Mejorar la comunicación

Los científicos necesitan comunicarse entre sí. Dicen lo que quieren decir (la mayoría, casi siempre, lo mejor que pueden), pero el mensaje no se puede expresar con el lenguaje que utilizamos de forma cotidiana.

Como en cualquier ámbito, los científicos desarrollan un vocabulario de terminología técnica para comunicarse con otros científicos. Es importante que el emisor y el receptor utilicen las mismas palabras para referirse a hechos idénticos. Así que, para comprender anatomía y fisiología, tendrás que conocer y utilizar sus términos. Al principio, esta jerga puede resultar abrumadora, pero si entiendes de dónde viene y dedicas un tiempo a estudiarla antes de entrar en materia más complicada, te resultará más fácil.

Al contrario de lo que algunos piensan, la jerga es algo bueno. Consiste en una serie de palabras y frases que aquellos que saben mucho sobre un tema utilizan para hablar entre ellos. Hay jergas en todos los campos (científicos o no), lugares de trabajo, ciudades e incluso en las casas; los amigos muy cercanos y los familiares utilizan su propia jerga para comunicarse entre ellos.

Los científicos intentan crear terminología precisa y fácil de comprender y la desarrollan de forma sistemática; es decir, crean nuevas palabras uniendo otras que ya existen. En este libro te ayudaremos a que reconozcas algunos de estos fragmentos o morfemas. Si unes los significados de diferentes morfemas, puedes adivinar el significado de un término que nunca antes hayas visto. En la tabla 1-1 encontrarás algunos de los morfemas que utilizamos en este libro.

TABLA 1-1: Morfemas técnicos de anatomía

Sistema o aparato	Morfema	Significado
Esqueleto	os–, oste–, art–	hueso, articulación
Muscular	mio–, sarco–	músculo, músculo estriado
Tegumentario	derm–	piel
Nervioso	neur–	nervio
Endocrino	aden–, estre–	glándula, esteroide
Cardiovascular	card–, angi–, hema–, vaso–	corazón (músculo), vasos sanguíneos
Respiratorio	pulmon–, bronqu–	pulmón, tráquea
Digestivo	gastr–, enter–, dent–, hepat–	estómago, intestino, dientes, hígado
Urinario	ren–, nef–, ur–	riñón, urinario
Linfático	linf–, leuc–, –itis	linfa, blanco, inflamación
Reproductor	andr–, uter–	hombre, uterino

Pero ¿por qué estos morfemas tienen que ser latinos o griegos? Los idiomas cambian y evolucionan; sin embargo, los científicos necesitan expresarse de forma consistente y precisa para describir aquello de lo que hablan en un contexto científico. La relativa vaguedad y mutabilidad de los idiomas modernos hace que esto sea imposible; por el contrario, el griego y el latín dejaron de cambiar hace siglos: andro–, hipo– y gastro– tienen el mismo significado hoy que hace doscientos años.

CONSEJO

Cuando te encuentres con un nuevo término anatómico o fisiológico, intenta reconocer algunas de sus partes y deducir su significado. Después de estudiar la tabla 1-1 y el resto del vocabulario de este capítulo, deberías obtener buenos resultados.

Desde la perspectiva adecuada

Los términos que expresan dirección no tienen sentido si miramos el cuerpo de forma incorrecta. Probablemente sepas diferenciar la derecha de la izquierda, pero, si ignoras la perspectiva, puedes armar un buen follón. En esta sección hablaremos de posición anatómica, planos, regiones y cavidades, así como de las principales membranas que dividen el cuerpo en diferentes secciones.

Situarse

Deja de leer y haz lo siguiente: ponte de pie; mira al frente; deja los brazos colgando a cada lado de tu cuerpo, con las palmas de las manos hacia delante. Estás en *posición anatómica* (figura 1-1). A menos que te digan lo contrario, cualquier referencia en un diagrama o descripción asume que se está en esta posición. Si la usamos como estándar se eliminan confusiones.

La siguiente lista de términos puede que te resulte útil:

- **Derecha:** a la derecha del paciente.
- **Izquierda:** a la izquierda del paciente.
- **Anterior/ventral:** parte delantera del cuerpo.
- **Posterior/dorsal:** parte trasera del cuerpo.
- **Medial:** parte interna del cuerpo.
- **Lateral:** en o hacia un lado del cuerpo.
- **Proximal:** más cercano al punto de unión o el tronco.
- **Distal:** más lejano del punto de unión o el tronco.
- **Superficial:** cerca de la superficie del cuerpo.
- **Profundo:** lejos de la superficie del cuerpo.
- **Superior:** por encima de otra parte.
- **Inferior:** por debajo de otra parte.

CONSEJO

En esta lista, los términos van por parejas; si los estudias así te resultará más práctico y fácil.

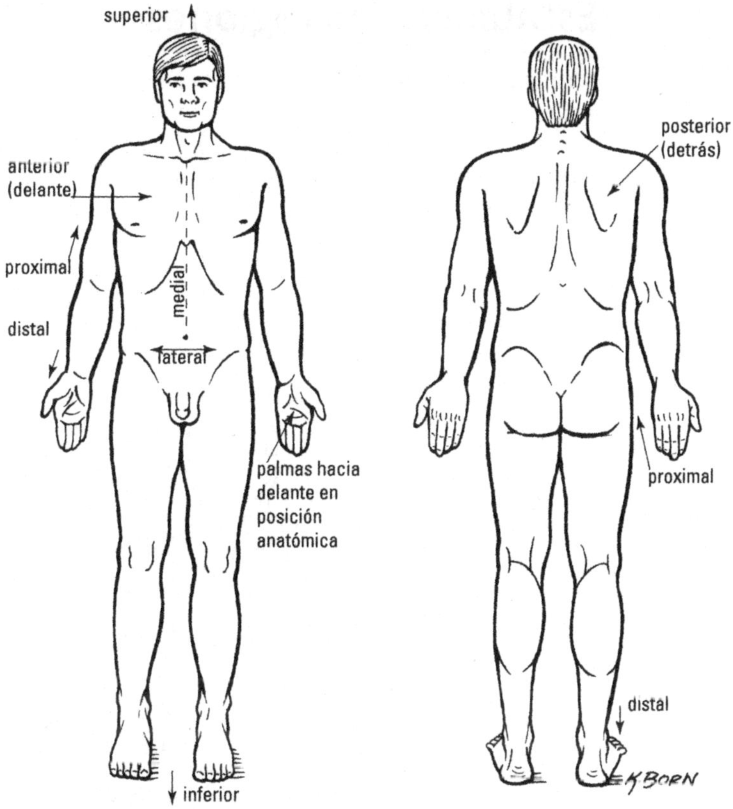

FIGURA 1-1: Posición anatómica estándar

Dividir el cuerpo

Si estudiaste geometría, recordarás que un plano es una superficie plana y que los planos geométricos se pueden colocar en cualquier ángulo. En anatomía se suelen utilizar tres planos para dividir el cuerpo en secciones; puedes verlos en la figura 1-2. El cuerpo se divide con líneas imaginarias (o secciones) para saber a qué parte del cuerpo u órgano nos referimos. Los planos anatómicos son:

- **Plano frontal:** divide el cuerpo u órgano en secciones anterior y posterior.
- **Plano sagital:** divide el cuerpo u órgano a lo largo en secciones derecha e izquierda. Si el plano vertical pasa exactamente por la mitad del cuerpo, hablamos del *plano medio sagital*.
- **Plano transversal:** divide el cuerpo u órgano en horizontal, en secciones superior e inferior.

Establecer las regiones

Los planos anatómicos te orientan en el cuerpo humano, pero las *regiones* (figura 1-3) lo dividen. El cuerpo se divide en dos secciones principales: cuerpo (cabeza, cuello, tórax con pecho y espalda, abdomen y pelvis) y las extremidades, que pueden ser superiores (brazos) o inferiores (piernas).

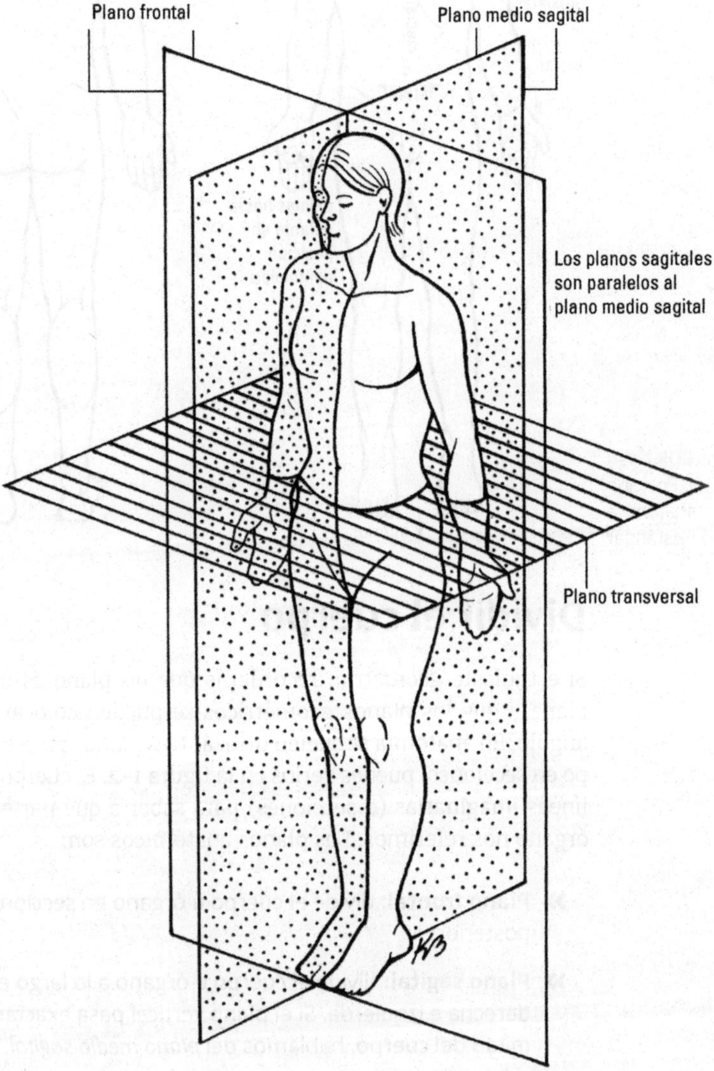

FIGURA 1-2: Planos del cuerpo: frontal, sagital y transversal

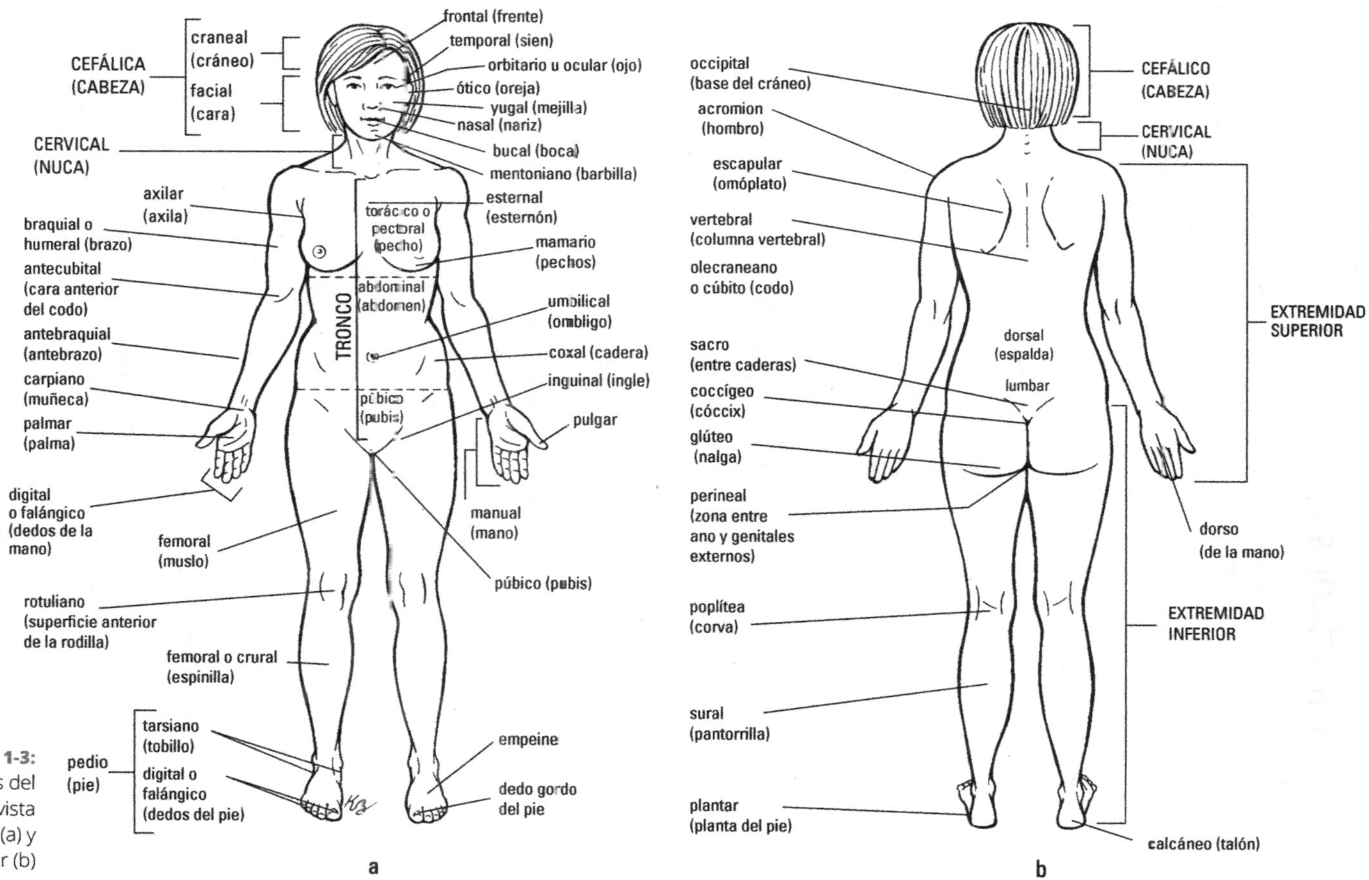

FIGURA 1-3: Regiones del cuerpo: vista anterior (a) y posterior (b)

Cavidades

Si retiramos todos los órganos internos, el cuerpo queda vacío a excepción de los huesos y otros tejidos. Las cavidades del cuerpo son "huecos" donde se alojan los órganos (figura 1-4). Las principales cavidades son la *dorsal* y la *ventral*. La primera está formada por otras dos cavidades que contienen el sistema nervioso central: la *craneal*, el espacio dentro del cráneo donde está el encéfalo, y la *vertebral*, el espacio dentro de las vértebras donde está la médula espinal.

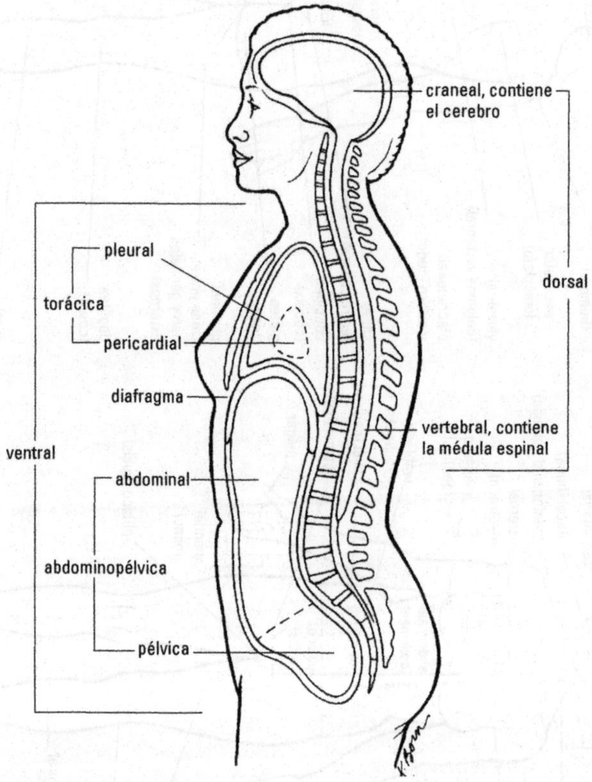

FIGURA 1-4: Cavidades del cuerpo

La cavidad ventral es mayor y contiene todos los órganos que no se encuentran en la dorsal. Está dividida por el diafragma en cavidades más pequeñas: la *torácica*, con el corazón y los pulmones, y la *abdominopélvica*, que contiene los órganos del abdomen y de la pelvis. La abdominal contiene el estómago, el hígado, el bazo y gran parte de los intestinos. La pélvica contiene los órganos reproductores, la vejiga, el recto y la parte inferior de los intestinos. La cavidad torácica está dividida en las *cavidades pleurales* izquierda y derecha (con los pulmones) y la *cavidad pericárdica* (con el corazón).

Además, el abdomen está dividido en cuadrantes y regiones. El plano medio sagital y el transversal se cruzan en un eje imaginario que pasa por el *ombligo*; este eje divide el abdomen en cuatro secciones o *cuadrantes*. Si dibujas una cruz en el ombligo, obtendrás el cuadrante superior derecho, el cuadrante superior izquierdo, el cuadrante inferior derecho y el cuadrante inferior izquierdo, muy útiles a la hora de describir el dolor abdominal.

Las regiones de la cavidad abdominopélvica incluyen:

» **Epigastrio:** zona central del abdomen, encima del ombligo.

» **Hipocondrio:** se encuentra a ambos lados de la región epigástrica, por debajo del cartílago de la caja torácica (*chondral* significa 'cartílago' e *hypo*, 'por debajo de').

» **Mesogastrio:** zona alrededor del ombligo.

» **Fosa lumbar:** parte inferior de la espalda a ambos lados del mesogastrio.

» **Hipogastrio:** por debajo del estómago y en la parte central del abdomen, bajo el ombligo.

» **Fosa ilíaca:** a ambos lados del hipogastrio, cerca de los huesos ilíacos.

A diferentes niveles

Al estudiar el cuerpo humano, no podemos centrarnos en el todo y olvidar el papel de cada una de sus partes. Los procesos biológicos del organismo se llevan a cabo en diferentes niveles físicos, que los biólogos llaman *niveles de organización*: células, tejidos, órganos, sistemas y organismo.

Nivel 1: celular

Si examinas al microscopio una muestra de cualquier tejido humano verás células, quizá millones de ellas. El trabajo del cuerpo realmente se realiza a nivel celular; por ejemplo, el corazón late para bombear sangre por el cuerpo debido a lo que ocurre en las células que componen sus paredes.

Nivel 2: hístico o tisular

Un *tejido* es una estructura formada por muchas células, normalmente de diferentes tipos, que realiza una función específica. Los tejidos pueden ser de cuatro categorías:

- » El **tejido conjuntivo** sujeta las partes del cuerpo y las mantiene unidas; tejidos tan diferentes como los huesos y la sangre se consideran tejido conjuntivo.
- » El **tejido epitelial (epitelio)** recubre los órganos y realiza la absorción y secreción. La capa externa de la piel está formada por tejido epitelial.
- » El **tejido muscular** se encuentra en los músculos, en las paredes de los órganos huecos (como los intestinos y los vasos sanguíneos) para que avance su contenido, y en el corazón para mover la sangre en las fases de relajación y contracción.
- » El **tejido nervioso** transmite impulsos y forma los nervios. El tejido del encéfalo es tejido nervioso.

Nivel 3: órganos

Un *órgano* es un grupo de tejidos que realizan una función fisiológica especializada. Por ejemplo, el estómago es un órgano que tiene la función fisiológica específica de descomponer los alimentos. Por definición, un órgano está formado por al menos dos tipos de tejidos, y muchos órganos contienen tejidos de los cuatro tipos.

Nivel 4: sistemas

El cuerpo humano se divide en aparatos, *grupos de órganos* que funcionan juntos para cubrir una necesidad fisiológica. Así, el aparato digestivo es uno de los sistemas responsables de obtener la energía del entorno. Hay órganos que pertenecen a un sistema, pero realizan funciones para otro. El páncreas, por ejemplo, produce enzimas vitales para descomponer los alimentos (digestivo), así como hormonas para el mantenimiento de nuestra homeostasis (endocrino).

Nivel 5: organismo

El todo, lo que eres. Sin más. Hablaremos de esto en el siguiente capítulo.

EN ESTE CAPÍTULO

Capítulo 2
Lo que tu cuerpo hace todo el día

En este capítulo verás tu vida como un organismo. Como hemos explicado en el capítulo 1, el organismo es el quinto de los cinco niveles de organización de todas las cosas vivas. En este capítulo consideraremos el organismo como una unidad viva que metaboliza y mantiene su existencia.

Los procesos que tu cuerpo debe realizar cada minuto para vivir, por no hablar de las reacciones bioquímicas que se producen millones de veces por segundo, no se pueden confiar a los distraídos lóbulos frontales (la parte consciente y planificadora del cerebro). Tus órganos y sistemas realizan los procesos y reacciones de forma automática, sin que seas consciente de ello. Día y noche, año tras año, tu cuerpo crea, mantiene y protege todas sus partes; mantiene la temperatura y el contenido de líquidos en unos límites determinados, y mete y saca sustancias. Son los procesos del *metabolismo* y la *homeostasis.*

Tu lugar en el mundo

La primera ley de la termodinámica afirma que la energía no se crea ni se destruye, sino que cambia de forma. La energía cambia de forma continuamente: en las estrellas, en todo tipo de motores y, de forma particular, en los organismos.

La función más básica del organismo que eres es participar en este continuo flujo de energía. Como *heterótrofo* que eres (organismo que no realiza la fotosíntesis), ingieres energía en forma de materia y utilizas la energía almacenada en sus enlaces químicos para alimentar los procesos de tu *metabolismo* y *homeostasis*. Esa energía se transforma en la materia que aprovechas (material de tus células), en la que rechazas (en el aire que exhalas y en la orina) y en el calor que se irradia de tu cuerpo al entorno.

INFORMACIÓN TÉCNICA

Hetero significa 'otro' y *trofo*, 'alimentación'. Un *heterótrofo* se alimenta de otros, al contrario que un *autótrofo*, que produce su propio alimento, como las plantas.

Hacer y deshacer: el metabolismo

La palabra *metabolismo* describe todas las reacciones químicas que se producen en el cuerpo y que pueden ser de dos tipos: las *anabólicas* crean cosas (moléculas) y las *catabólicas* las descomponen.

CONSEJO

Para recordar los significados de anabólico y catabólico, asocia la palabra *catabólico* a *catástrofe* para tener presente que las reacciones catabólicas rompen productos; así sabrás que las anabólicas los crean.

Tu cuerpo realiza reacciones anabólicas y catabólicas simultáneamente, todo el tiempo, para mantenerte vivo. Incluso cuando duermes, tus células están ocupadas; nunca descansas (menos cuando mueras).

Por qué las células metabolizan...

Aunque estés quieto, en tu interior todo sigue en movimiento. Día y noche los músculos se contraen; el corazón late; la sangre circula; el diafragma sube y baja con cada respiración; se transmiten impulsos nerviosos; el cerebro lo etiqueta todo; piensas; sueñas (otra forma de pensar); los intestinos mueven lo que comiste hace horas por el tubo digestivo; los riñones filtran la sangre y producen orina; las glándulas sudoríparas se abren y cierran; los ojos parpadean y se mueven durante el sueño; los hombres producen esperma; las mujeres avanzan en su ciclo menstrual.

Cada célula de tu cuerpo es como una minúscula fábrica que convierte materia prima (nutrientes) en útiles moléculas como proteínas y miles de productos. Los nutrientes proceden de lo que comes, y las células los utilizan en reacciones metabólicas en las que parte de la energía se utiliza para generar un compuesto llamado *trifosfato de adenosina* (ATP), que las células usan como combustible para todas las reacciones químicas.

RECUERDA

Los nutrientes se catabolizan (descomponen) y se forma (anaboliza) ATP, que se cataboliza cuando el cuerpo necesita obtener energía. Este principio de reacciones anabólicas y catabólicas asociadas es uno de los pilares de la fisiología humana, necesario para mantenernos vivos. El metabolismo celular también produce residuos que se eliminan de la célula y, por último, del cuerpo.

... y cómo lo hacen

Las reacciones que convierten el combustible (en especial la glucosa) en energía utilizable (moléculas de ATP) son la glucólisis, el ciclo de Krebs (respiración aeróbica), la respiración anaeróbica y la fosforilación oxidativa. Estas acciones juntas forman la *respiración celular*.

Glucólisis

La *glucólisis* utiliza la glucosa, la molécula más pequeña en la que se puede descomponer un carbohidrato durante la digestión. Se lleva a cabo en el citoplasma y no necesita oxígeno, pero sí dos moléculas de ATP por cada molécula de glucosa. En la glucólisis se generan dos moléculas de ATP y dos moléculas de *ácido pirúvico*, que pasan a la mitocondria y entran en el ciclo de Krebs.

Ciclo de Krebs

Es una de las principales rutas biológicas en el metabolismo de cualquier organismo multicelular. Se trata de una *vía aeróbica*, por lo que necesita oxígeno.

Cuando el ácido pirúvico entra en la mitocondria, se le une una molécula llamada *dinucleótido de nicotinamida y adenina* (NAD), que lleva electrones (energía) suficientes como para que, cuando se una al ácido pirúvico, se libere dióxido de carbono y se forme la molécula NADH (reducido), de alto contenido energético. El llamado *dinucleótido de flavina y adenina* (FAD) funciona de forma parecida, convirtiéndose en $FADH_2$ (reducido). El producto de la reacción completa se conoce como *acetil coenzima A* (acetil-CoA), una molécula glúcida que activa el ciclo de Krebs.

RECUERDA

Los productos de algunas de reacciones en el ciclo se utilizan para que este siga produciéndose; así, el acetil-CoAn, un producto del ciclo de Krebs, también lo inicia. *Ad infinitum.*

Respiración anaeróbica

A veces no hay oxígeno, pero el cuerpo sigue necesitando energía. Para estos casos existe un sistema de reserva llamado *ruta anaeróbica* (porque se realiza en ausencia de oxígeno). La fermentación de ácido láctico genera NAD+ para que se produzca glucólisis, que resulta en la producción de dos moléculas de ATP. Sin embargo, si no hay NAD+, no se puede producir la glucólisis ni generar ATP.

Esto suele ocurrir en las células de los músculos durante un ejercicio intenso. El producto de esta reacción, el *ácido láctico*, se acumula en el músculo, lo que contribuye a la *fatiga muscular* (la incapacidad de la célula del músculo para contraerse).

Fosforilación oxidativa

También llamada *cadena respiratoria*, se produce en la membrana interior de la mitocondria. Los transportadores de electrones producidos durante el ciclo de Krebs —NADH y $FADH_2$— se crean cuando se reducen el NAD+ y el FAD. Si una sustancia se *reduce*, gana electrones, mientras que, si se *oxida*, los pierde. NADH y $FADH_2$ son compuestos que han ganado electrones y, por tanto, energía. En la fosforilación oxidativa, repetidamente se producen reacciones de oxidación y reducción para transportar energía. Al final de la cadena, los átomos de oxígeno aceptan los electrones, lo que produce agua (el agua procedente de las reacciones metabólicas no contribuye de manera significativa a las necesidades de agua del cuerpo).

NADH y $FADH_2$ pierden energía, por lo que se oxidan y reducen hasta que ya no les queda energía. La energía que estos transportadores de electrones han perdido se utiliza para añadir una molécula de fosfato al difosfato de adenosina (ADP), produciendo trifosfato de adenosina (ATP). Por cada molécula de NADH que se produce en el ciclo de Krebs se pueden generar tres moléculas de ATP. Por cada molécula de $FADH_2$, se generan dos moléculas de ATP.

Homeostasis

Las reacciones químicas no son aleatorias, sino que se producen si se dan las condiciones adecuadas: que haya cerca las cantidades adecuadas de los reactivos convenientes; que haya combustible para la reacción, y que las variables del entorno estén dentro de los límites apropiados, incluida la temperatura, la salinidad y el pH. *Homeostasis* es el término que utilizan los fisiólogos para referirse al equilibrio de todas las variables. Nuestro cuerpo utiliza muchos mecanismos homeostáticos para mantenerlo todo bajo control; si no, no se pueden producir todas las reacciones del metabolismo.

A continuación, veremos algunas de estas variables fisiológicas.

RECUERDA

Como las reacciones metabólicas, las homeostáticas necesitan energía.

Mantener una temperatura constante: la termorregulación

Las reacciones metabólicas en todos los organismos exigen que la temperatura del cuerpo esté dentro de unos límites. Como somos *homeotermos*, 'de sangre caliente', mantenemos una temperatura corporal casi constante independiente de la temperatura externa, y lo conseguimos regulando el índice metabólico. El elevado número de mitocondrias por célula permite un metabolismo elevado, lo que genera mucho calor.

RECUERDA

Para regular la temperatura corporal es necesario un suministro constante de combustible (glucosa) a los hornos mitocóndricos.

Otra manera de controlar nuestra temperatura térmica es por medio de adaptaciones que conserven el calor generado por el metabolismo en condiciones frías o que lo disipen lejos del cuerpo en condiciones cálidas. Algunas de estas adaptaciones son:

- **Sudor:** las glándulas sudoríparas de la piel abren los poros para disipar el calor por medio de refrigeración por evaporación del agua de la piel, y los cierran para conservar el calor. Los encargados de abrir y cerrar las glándulas sudoríparas son los músculos de la base de la glándula.
- **Circulación sanguínea:** los vasos sanguíneos cercanos a la piel se dilatan para disipar el calor de la sangre a través de la piel, y

se contraen para conservarlo. Por eso la piel se te pone roja si tienes calor: es el color de la sangre visible en la superficie de la piel.

» **Contracción muscular:** si no basta con cerrar los poros y contraer los vasos sanguíneos para conservar el calor en condiciones frías, los músculos se contraen para generar más calor: así se producen escalofríos.

» **Aislamiento:** el tejido adiposo bajo la piel sirve de aislamiento al mantener el calor del cuerpo. El vello también ayuda.

Balance hídrico

Gran parte de las reacciones metabólicas necesita un medio acuoso (el resto, lipidoso). El cuerpo contiene mucha agua: en la sangre, en las células, en los espacios entre las células, en los órganos digestivos... No es agua pura, sino un disolvente para miles de iones y moléculas (solutos). La cantidad y calidad de los solutos cambia el tipo de solución. Como los solutos entran y salen constantemente de la solución como materia prima o producto final de las reacciones metabólicas, las características de la solución acuosa deben estar dentro de unos límites para que se produzcan las reacciones.

» **Cambios en la composición de la orina.** El riñón es un órgano complejo que puede medir la concentración de muchos solutos en la sangre, como sodio, potasio y calcio. Además, sabe el volumen de agua en el cuerpo y determina la presión sanguínea que circula por él: a más agua, mayor tensión arterial. Si hay que realizar cambios para que el volumen y la composición de la sangre estén dentro de los límites, las diferentes partes del riñón añaden más o menos agua, sodio, potasio, etc. a la orina. Por eso es a veces más clara u oscura.

» **El reflejo de la sed.** El agua pasa constantemente por tu cuerpo: suele entrar por la boca y salir a través de diferentes sistemas, como la piel, el aparato digestivo y el aparato urinario. Si el volumen del agua cae por debajo de un nivel óptimo (deshidratación) y los riñones no pueden recuperar el equilibrio por sí mismos, se entrometen en el cerebro consciente los mecanismos de homeostasis para incomodarte y que sientas sed. Entonces bebes líquidos, el balance hídrico se restablece y se te quita la sed.

Regular el suministro de combustible: la concentración de glucosa en la sangre

La glucosa, el combustible de los procesos celulares, llega a todas las células disuelta en la sangre. La concentración de glucosa en la sangre ha de ser lo suficientemente elevada para que todas las células tengan combustible. Sin embargo, un nivel demasiado elevado de glucosa puede dañar muchos órganos y tejidos importantes, en especial allí donde los vasos son minúsculos, como en la retina del ojo, las extremidades (manos y pies) y los riñones. La diabetes es una enfermedad en la que hay una concentración excesiva y crónica de glucosa en la sangre.

El páncreas controla la cantidad de glucosa en la sangre. La glucosa se absorbe a través del intestino delgado y pasa a la sangre. Si hay un nivel elevado de glucosa en la sangre, el páncreas segrega una hormona llamada *insulina*. La mayoría de las células tienen receptores que fijan la insulina, lo que permite la entrada de glucosa en las células para la respiración celular. Las células del hígado, músculos y tejido adiposo (grasa) toman la glucosa y la almacenan como glucógeno. Si el intestino no absorbe mucha glucosa, como cuando llevas mucho tiempo sin comer, se inhibe la producción de insulina y la glucosa almacenada vuelve al torrente sanguíneo.

Medir variables importantes

¿Cómo sabe el páncreas cuándo segregar insulina y cuánta se necesita? ¿Cómo sabe el riñón si el contenido de sal en la sangre es alto o si el volumen de la sangre es bajo? ¿Cómo saben las glándulas sudoríparas cuándo abrirse y cerrarse para refrigerar el cuerpo o conservar el calor?

Los organismos utilizan mecanismos de autorregulación para controlar diferentes aspectos de su fisiología. El mecanismo de retroinhibición o autorregulación negativa mantiene o regula las condiciones fisiológicas dentro de unos límites, diciéndole al sistema que ralentice o disminuya la producción cuando se ha alcanzado la cantidad óptima, o que la acelere o la aumente si se encuentra por debajo de dicho umbral. El mecanismo de retroactivación o autorregulación positiva le dice a un proceso que continúe o que eleve su producción para llevar los niveles más allá de los límites normales, por lo general para un fin temporal concreto. Como la retroactivación puede llegar a descontrolarse, hay pocos mecanismos de este tipo; por ejemplo, la secreción de oxitocina para aumentar las contracciones uterinas durante el parto.

Todos los mecanismos homeostáticos incluyen un receptor, un integrador y un efector. Tenemos numerosos *receptores* o sensores estratégicamente ubicados por el cuerpo. Algunos responden a cambios químicos (como el pH); otros, a mecánicos (como la presión sanguínea), y muchos más. Estos receptores son células nerviosas especializadas que comunican al cerebro (al *integrador*) cualquier cambio en el equilibrio. El cerebro procesa la información que le llega y decide si es necesario responder. De ser así, envía un mensaje a través de las neuronas u hormonas a los *efectores*, que llevan a cabo la respuesta (el efecto).

Renovarse o morir

Desde la concepción hasta la edad adulta, nuestro cuerpo se mantiene ocupado creando nuevas partes y sustituyendo las antiguas, todo desde cero. Y el proceso no acaba: casi todos los tejidos y órganos complejos necesitan sustituir partes en algún momento y muchos de ellos, de manera constante. Es una de las características que definen a los organismos: la capacidad de organizar la materia en las estructuras que los componen y de sustituirlas y renovarlas cuando es necesario.

Crecer

Tu vida comenzó con una única célula de la que derivó todo lo demás, con un poco de ayuda de tu madre. Tu cuerpo se desarrolló según lo previsto, construyendo una columna cerebral con una cabeza en la parte superior y una cola en la inferior (que perdiste). Y ahora mírate: 100 trillones de células, casi cada una con su propia estructura especial y una función por realizar.

Sustituir

Muchos tipos de células tienen ciclo de vida: nacen, se desarrollan, funcionan, se desgastan y mueren. Para que un organismo continúe su ciclo vital tiene que remplazar las células sin cesar por medio de la división del mismo tipo de célula o por diferenciación de las células madre, que esperan a que las llamen para dividirse. Algunas de las células hijas se diferencian en su tipo específico programado mientras que otras siguen siendo células madre a la espera de que las vuelvan a llamar. Es un campo muy activo de la investigación.

Algunos de los tipos de células y tejidos que hay que sustituir de forma constante son:

- **Glóbulos rojos (GR).** El ciclo de vida de un GR es de unos 120 días, lo que quiere decir que los reemplazas todos tres veces al año. Los nuevos proceden de la médula roja de los huesos y los viejos van al bazo, donde se aprovecha el hierro, y se destruyen en el hígado.
- **Epidermis.** Las células de la epidermis, la capa externa de la piel, se desprenden de la superficie y se sustituyen por otras que hay debajo. Tu cuerpo sustituye toda la epidermis en unas seis semanas.
- **Mucosa intestinal.** Las células epiteliales de la mucosa intestinal cambian casi cada semana.
- **Membrana respiratoria.** Tu cuerpo sustituye semanalmente las células epiteliales que revisten la pared alveolar y los vasos capilares pulmonares.
- **Espermatozoide.** El proceso de *espermatogénesis* (creación de espermatozoides) es continuo; comienza en la pubertad y termina al morir. La cantidad y calidad varía con la edad y el estado de salud.
- **Huesos.** Los huesos son un tejido vivo y muy activo desde diferentes puntos de vista. Soportan el peso del cuerpo y los impactos. En los huesos se producen de forma constante pequeñas roturas, que se reparan en un proceso llamado *remodelación*. Los huesos sirven como depósito de almacenamiento para los iones metálicos, en especial el calcio, que entra y sale del cuerpo de forma continua.

Otros tipos de tejidos sustituyen las células a una velocidad inferior:

- **Células cerebrales.** Durante décadas, los científicos pensaron que las células cerebrales que morían no se sustituían y que, una vez alcanzada la edad adulta, no se desarrollaban nuevas células. Pero los investigadores han demostrado que no es así. Sin embargo, las neuronas están destinadas a durar toda la vida; así que los procesos por los que se crean nuevas células en el cerebro adulto suscitan un gran interés.

» **Miocardio (músculo cardiaco).** Hasta hace poco, los fisiólogos pensaban que los cardiomiocitos (células musculares del corazón) no se podían regenerar, pero esta creencia se ha puesto recientemente en entredicho. En el año 2009, unos investigadores suecos demostraron que, en corazones sanos, los cardiomiocitos se dividen, aunque con lentitud. Los investigadores calculan que una persona de veinte años renueva un 1 % de los cardiomiocitos al año y, una persona de cincuenta años, ha regenerado casi un 45 % de las células musculares del corazón desde su nacimiento. Investigaciones publicadas a principios del siglo XXI demostraron que, hasta cierto punto, los cardiomiocitos se regeneran tras un infarto.

Reparar

Tu cuerpo repara algunos tejidos si es necesario, como después de una lesión:

» **Músculo esquelético.** Las células maduras del músculo estriado, llamadas *fibras*, no se dividen ni se sustituyen a menos que resulten dañadas. Una vez formadas, las miofibras suelen durar toda la vida. ¿Has estado entrenando y tienes un bíceps el doble de grande que el año pasado? Enhorabuena, pero no has sumado células; las que tenías han crecido.

» **Célula muscular lisa** o **liomiocito.** Igual que las anteriores, se sustituyen si hay una lesión.

» **Fibrocitos cutáneos.** Estas células raramente se dividen. No obstante, si se elimina un gran número de hepatocitos (células del hígado, en una operación, por ejemplo), las demás proliferan con rapidez para sustituir el tejido que falta. Por eso se puede trasplantar parte del hígado de un donante vivo a un receptor, o dividir el hígado de un donante muerto entre dos receptores. En estos casos, si todo sale bien, ambas partes se regeneran en un hígado entero que funciona a la perfección.

Curar

Si tienes una pequeña herida superficial (como un arañazo), la epidermis sustituye las células dañadas y en unos días desaparece el arañazo. Pero si la herida es lo suficientemente profunda como para que haya vasos sanguíneos dañados, el proceso de curación es un poco más complicado.

La afluencia inmediata de sangre elimina la suciedad y los microbios de la herida. Luego los vasos sanguíneos que tiene alrededor reducen el flujo de sangre. Un componente de la sangre llamado *plaqueta* se adhiere a las fibras de colágeno que componen la pared del vaso y forma una tirita natural llamada *trombo hemostático*.

Una vez formado el trombo hemostático, se produce una compleja serie de acontecimientos que resulta en la formación de un coágulo o cascada de coagulación. Las enzimas llamadas *factores de coagulación* inician dicha cascada. Estos son los pasos más importantes de lo que ocurre:

» **Protrombina.** Este factor de coagulación se convierte en trombina, pero necesita calcio.

» **Trombina.** Este factor actúa como una enzima y hace que se produzca la proteína del plasma llamada *fibrinógeno*, para formar largos hilos conocidos como *fibrinas*.

» **Fibrina.** Estos hilos forman una red en torno al trombo hemostático y forman un coágulo.

» **Coágulo.** La red bloquea los GR y forma un coágulo. A medida que los GR que están en el exterior del coágulo, se secan (porque el aire oxida el hierro que hay en ellos, como en el óxido), se vuelven marrones y se forma una costra.

Por debajo de la costra, los vasos sanguíneos se regeneran y reparan ellos mismos y, en la dermis, las células llamadas *fibroblastos* fomentan la creación de proteínas para rellenar el espacio en las capas dañadas. Las cicatrices se crean para reforzar las zonas de la piel muy dañadas. El tejido de la cicatriz tiene muchas fibras de colágeno entretejidas, aunque carece de pelos, folículos, uñas o glándulas; a veces, si los nervios han resultado dañados, no se siente nada en una cicatriz.

Para toda la vida

Casi todos los tejidos y órganos se sustituyen en algún momento. Veamos algunas excepciones:

» **Sistema nervioso central (SNC).** En su mayoría, las células y tejidos del SNC no se pueden autorreparar ni regenerar; de ahí el mal pronóstico si se produce una lesión en la médula espinal.

» **Nervios.** Muchos tipos de neuronas periféricas no se sustituyen, por lo que son algunas de las células más antiguas de tu cuerpo.

Si mueren, no se regeneran, así que algunos tipos de lesiones nerviosas son permanentes; además, su número disminuye a lo largo de la vida.

- **Óvulos.** Cuando nace una niña, ya cuenta con todos los óvulos que tendrá a lo largo de su vida. En la mayoría de casos, suelen ser medio millón más de los que va a necesitar. La mayoría de los óvulos mueren antes de llegar a la pubertad; solo algunos maduran y participan en el ciclo menstrual de cada mes. De ellos, pocos participan en la reproducción.

EN ESTE CAPÍTULO

Capítulo 3

Un poco de biología celular

Como vimos en el capítulo 1, los organismos tienen cinco niveles de organización. Un principio básico de la biología es que todos los organismos están formados por células y que todo lo que tiene una sola célula es un organismo. Es fundamental para comprender cualquier aspecto de la biología, incluidas la anatomía y fisiología humanas.

La biología de la célula es increíblemente compleja; en este capítulo solo la abordaremos a nivel superficial para ofrecer el contexto en el que se producen los diferentes milagros fisiológicos de los que hablamos en otros capítulos.

Funciones de las células

Casi todas las estructuras de la anatomía están compuestas por células, y casi todas las funciones de la fisiología se llevan a cabo en ellas. Es imposible dar una lista completa de todas las funciones de las células, aunque podemos agruparlas en categorías, como haremos a continuación.

Crear células

Las células surgen de otras células. Al inicio de la vida de un organismo, dos células se funden para formar una nueva. Más tarde, la célula se divide en dos, y así sucesivamente, y todas las células provienen de la primera. Así se construye el organismo a partir de una única célula genérica, el *cigoto*, para formar un complejo organismo formado por trillones de células altamente diferenciadas, especializadas y eficientes, que colaboran de forma coordinada.

El cigoto

El *cigoto* se forma a partir de la fusión de las células sexuales, el óvulo y el espermatozoide. El cigoto tiene dos copias completas de ADN: una del padre y otra de la madre, por lo que se dice que el cigoto es *diploide*. Las dos copias se combinan en el núcleo del cigoto.

Mitosis

Por medio de la división celular llamada *mitosis*, una célula se divide en dos *células hijas*, ambas completas, pero más pequeñas que la original.

INFORMACIÓN TÉCNICA

La mitosis solo se produce en células diploides, es decir, todas las células, excepto las células sexuales maduras que son *haploides* porque solo tienen una copia del ADN.

Diferenciación

Una vez terminada la mitosis, cada célula hija sigue su vida de forma independiente. Una de ellas, o las dos, realizan la *diferenciación*, es decir, el proceso que da a las células su estructura y funciones particulares. Una célula destinada a ser una célula nerviosa iniciará un proceso de diferenciación diverso del de un miocito (célula muscular).

Las *células madre* siguen un proceso diferente. Se dividen por mitosis y una de las células hija sigue siendo célula madre y sigue dividiéndose una y otra vez, mientras que la segunda célula hija se diferencia en un tipo específico de célula en un tejido en concreto. Solo algunos tipos de tejidos tienen sus propias células madre especiales, como la piel y la sangre.

Crear tejidos

Todos los tejidos están formados por células, que lo construyen y mantienen. Las células de un tejido son *diferenciadas o especializadas* debido a su función anatómica o fisiológica en el tejido.

Además de las células, muchos tejidos contienen proteínas estructurales (formadas por células). Cada célula diferenciada produce varias proteínas y cantidades según la señal que reciba de otras células. El proceso de construcción de proteínas es igual en todas las células y para cada proteína.

RECUERDA

Todas las células tienen características en común, pero con una gran variedad de tamaños y formas, contienen estructuras diferentes y desempeñan diversas funciones y ciclos vitales.

Transformar energía

La mayoría de las células crean ATP para su propio metabolismo, y para ello utilizan glucosa. Algunas células, como las de la mucosa del intestino delgado, absorben glucosa para enviarla al otro lado, lo que permite que otras células accedan a este valioso nutriente. A veces, esta glucosa que el aparato digestivo pone a su disposición es más de la que el cuerpo puede utilizar en ese momento; entonces otras células, como las del hígado, almacenan las moléculas de glucosa adicionales. Más tarde, cuando los niveles de glucosa bajen, las células liberarán la que hay almacenada para que otras la puedan aprovechar.

Fabricar y transportar productos

Muchos tipos de células producen elementos químicos especiales que se incorporan a los tejidos y participan en las reacciones metabólicas. Entre ellos, encontramos miles de proteínas y polipéptidos específicos, neurotransmisores y hormonas, pequeñas moléculas e iones, y lípidos y moléculas estructurales de muchos tipos.

Algunas células solo fabrican y exportan un producto para que otras células lo utilicen; otras fabrican productos y realizan diversas funciones. Algunas células se especializan en transportar los productos de otras células por todo el cuerpo o residuos metabólicos fuera del cuerpo; algunas tienen otras funciones. Los glóbulos rojos pierden su núcleo durante la diferenciación y después se limitan a transportar moléculas de gas de un lado a otro. No se dividen, no producen ATP ni se mantienen a sí mismos. Cuando sus estructuras de transporte se desgastan y no tienen nada que hacer, se eliminan de la circulación y se descomponen en el hígado.

Comunicar

Algunas células transmiten señales de diferentes tipos desde un punto del cuerpo concreto. El único propósito de algunas células nerviosas es generar y llevar señales eléctricas. Suelen vivir varios años, a menudo hasta la muerte del organismo. Otras células producen varios tipos de moléculas de señalización, como hormonas o neurotransmisores, o reciben y reaccionan ante dichas moléculas de señalización.

Interior de las células eucariotas

Aunque son muy variadas, las células se parecen mucho. Las células de la piel, de los riñones y de los huesos son prácticamente iguales a las células de las hojas y raíces una zanahoria, del moho, de una seta o de la levadura, e incluso a la única célula de los microorganismos llamados *protistas*, que viven en el agua y en la tierra.

Una célula eucariota consiste en una membrana que contiene estructuras más pequeñas, llamadas *orgánulos* ('pequeños órganos') suspendidas en un gel llamado *citoplasma*. Uno de los orgánulos más grandes y prominentes, el núcleo, controla el funcionamiento de la célula. El término *eucariota* deriva del griego *karyos*, que significa 'núcleo'.

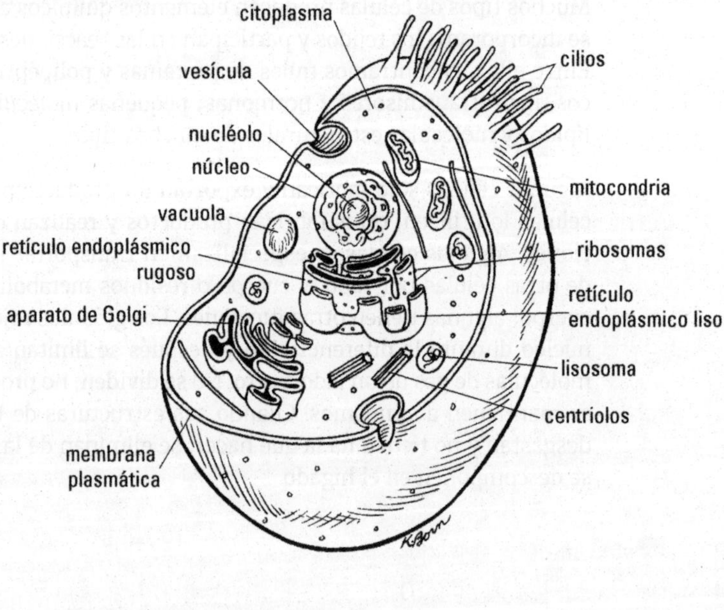

FIGURA 3-1: Vista del corte de una célula básica animal

TABLA 3-1: Orgánulos de células animales (incluidos los humanos)

Orgánulo	Función
Núcleo	Controla la célula y aloja el material genético.
Mitocondria	Central eléctrica de la célula en la que se produce la respiración celular.
Retículo endoplásmico	Une los aminoácidos bajo la dirección de ARNmt para producir proteínas.
Aparato de Golgi	Completa la fabricación de algunas proteínas; empaqueta productos celulares en sacos llamados *vesículas* en los que los productos pueden atravesar la membrana plasmática para salir de la célula.
Vacuolas	Compartimentos limitados por la membrana en el citoplasma que ayudan a la endo- y exocitosis.
Lisosomas	Contienen enzimas que descomponen los productos celulares dañinos y materiales de desecho y los transportan fuera de la célula.

INFORMACIÓN TÉCNICA

Los organismos llamados *bacterias* están formados por células *procariotas*, diferentes y más sencillas que las eucariotas tanto en su estructura como en su organización. Esta división entre organismos eucariotas y procariotas es muy importante en biología, mucho más que la que existe entre animales, plantas, hongos y protistas.

Membrana

La *membrana plasmática* de las eucariotas está formada por moléculas fosfolípidas.

RECUERDA

No confundas la *membrana plasmática* con la *pared celular*. Toda célula tiene una membrana, una característica fundamental de la misma. Algunas células también tienen pared celular, exterior e independiente de la membrana plasmática. Las células animales no tienen paredes celulares, pero sí células vegetales y de bacterias. Son diferentes de las membranas plasmáticas tanto por su estructura como por su función.

Núcleo

El mayor orgánulo, el núcleo, es oval o redondo y fácilmente visible bajo el microscopio.

INFORMACIÓN TÉCNICA

Todas las células tienen un núcleo, al menos al inicio de su ciclo vital. A medida que se desarrolla la célula, puede perder su núcleo, como les pasa a los GR; la célula también puede fundirse con otras células y la resultante mantendrá los núcleos de todas ellas, como les pasa a las fibras del músculo esquelético. Este tipo de célula se llama *sincitio.*

RECUERDA

El núcleo contiene una copia completa del *genoma* del organismo, el ADN con el material genético. El núcleo de cada célula de un organismo tiene su copia completa y exacta de todo el genoma, encerrado en una membrana semipermeable llamada *membrana nuclear*.

La diferenciación de la célula (estructura que toma) y todo lo relacionado con sus productos está dirigido por el núcleo, que controla la *expresión génica*, la activación selectiva de los genes individuales.

Citoplasma

Dentro de la membrana plasmática se encuentra un fluido llamado *citoplasma* o *citosol*, de textura gelatinosa debido a las proteínas disueltas en él. Son enzimas que descomponen la glucosa. También hay ácidos grasos y aminoácidos disueltos.

Membranas internas

La membrana plasmática no es la única de una célula; también hay membranas bicapa fosfolípidas por toda la célula que rodean cada orgánulo.

Mitocondria

Es un orgánulo que transforma la energía en una forma que puede ser utilizada para alimentar el metabolismo y las funciones de la célula. El número de mitocondrias en una célula depende de la función de la misma. Las células que necesitan poca energía, como las nerviosas, tienen pocas mitocondrias; los miocitos pueden contener varios miles de mitocondrias individuales, pues necesitan mucha energía. Al igual que una célula, una mitocondria se puede dividir para producir otras, y puede crecer, moverse y combinarse con otras mitocondrias según las necesidades energéticas de la célula.

La mitocondria contiene una pequeña cantidad de ADN en un cromosoma específico, que se comporta de manera independiente de los cromosomas del núcleo. Se multiplica y divide para dar lugar a nuevas mitocondrias dentro de la célula.

Estructura de las macromoléculas

Aunque el proceso de la vida puede parecer un milagro, la biología siempre sigue las leyes de la química y la física. Los procesos bioquímicos son más variados y complejos que otros procesos químicos y se producen entre moléculas que solo existen en células vivas. En esta sección hablamos de las *macromoléculas* y sus complejas interacciones.

Las cuatro categorías de las macromoléculas incluyen polisacáridos (carbohidratos), lípidos (grasas), proteínas y ácidos nucleicos. Todas están formadas por carbono con diferentes proporciones de oxígeno, hidrógeno, nitrógeno y fósforo. Muchas incorporan otros elementos, como magnesio, azufre o cobre.

Como indica su nombre, las *macromoléculas* son enormes y, como suele ocurrir, están formadas por otras más pequeñas, los *monómeros* ('una pieza'). Cada macromolécula tiene su propio monómero. Las macromoléculas son, por tanto, *polímeros* ('varias piezas').

RECUERDA

En el habla corriente, los *polímeros* se refieren al plástico. Los plásticos son polímeros, pero no todos los polímeros son plásticos. El término se refiere a las moléculas formadas por varias subunidades repetidas o monómeros. El comportamiento químico de los polímeros difiere al de los monómeros que los forman.

Polisacáridos

En fisiología, la principal molécula energética es la glucosa. Un *polisacárido* (polímero de monómeros de hidratos de carbono) es el glucógeno, que se forma uniendo varias moléculas de glucosa para que funcionen como reserva energética.

Los polisacáridos también son útiles para las estructuras celulares. Las cadenas de carbohidratos se pueden encontrar unidas a las proteínas en la membrana plasmática para que otras células la reconozcan y se unan.

Lípidos

Los *lípidos* son polímeros de glucógeno y ácidos grasos (tres cadenas) y no son solubles en agua. Los lípidos más comunes son las grasas, fuente energética increíblemente eficiente (lo cual explica la tendencia del cuerpo para almacenarlas). El colesterol también es un lípido importante que se utiliza para fabricar hormonas esteroides y se puede encontrar en la membrana plasmática.

Los fosfolípidos pertenecen a esta categoría. Sustituyen una de las cadenas de ácidos grasos con un grupo fosfato, lo que les da la cabeza hidrofílica que interactúa con el agua.

Proteínas

Las proteínas son polímeros de *aminoácidos*. Los monómeros de aminoácidos se distribuyen en una cadena lineal, llamada *polipéptido*, y se pueden doblar y volver a doblar hasta alcanzar una forma globular. Las proteínas estructurales suponen casi el 75 % del material del cuerpo. El tegumento, los músculos, las articulaciones y otros tipos de tejido conjuntivo están compuestos por proteínas estructurales como colágeno, queratina, actina y miosina. Además, las *enzimas* que catalizan todas las reacciones químicas complejas son proteínas.

Aminoácidos

En la naturaleza existen veinte aminoácidos diferentes, enormes y complejos. Una proteína típica consiste en centenares de monómeros de aminoácidos que se deben unir en el orden correcto para que la proteína funcione bien.

Las tendencias de unión entre todos los aminoácidos dan como resultado la precisión estructural que hace que las proteínas sean tan útiles para los exigentes procesos de la biología. Es decir, el orden de los aminoácidos determina cómo giran y se doblan las proteínas. Cada proteína depende de su exclusiva estructura tridimensional para realizar sus funciones. Una proteína que se haya doblado de forma errónea no funcionará, y puede suponer una enfermedad.

Enzimas

Las enzimas son moléculas de proteínas que catalizan o aceleran las reacciones químicas. ¿Son eficaces? Una reacción que podría tardar un siglo en producirse ocurre en una fracción de segundo si cuenta con la enzima adecuada. Es más: durante el proceso no se agotan. Las enzimas participan en todos los procesos fisiológicos y cada enzima es extremadamente específica para una o unas pocas reacciones. Tu cuerpo tiene decenas de miles de enzimas diferentes.

RECUERDA

Cada vez que se descubre una enzima, se suele nombrar con una abreviación de su función y añadiendo el sufijo –asa; por ejemplo, la enzima *piruvato deshidrogenasa* elimina los átomos de hidrógeno de las moléculas de piruvato durante la respiración celular.

INFORMACIÓN TÉCNICA

Si una única enzima funciona mal, puede ser responsable de trastornos graves que, a veces, son mortales. La *fenilcetonuria* (PKU) es una alteración congénita del metabolismo causada por la carencia de la enzima *fenilalanina hidroxilasa*. La incapacidad de metabolizar el aminoácido fenilalanina presente en muchos alimentos, provoca retraso mental y motor, daños en órganos e incluso la muerte, a menos que la persona afectada limite la ingestión de alimentos que contienen fenilalanina, lo que es muy difícil.

Ácidos nucleicos

El *ácido desoxirribonucleico* (ADN) y el *ácido ribonucleico* (ARN) son polímeros formados por monómeros llamados *nucleótidos* y dispuestos en una cadena, uno tras otro. Las moléculas de ADN tienen miles de nucleótidos. El funcionamiento de los genes es inseparable de la estructura química de los monómeros del ácido nucleico.

Un nucleótido está formado por una molécula de azúcar y un grupo fosfato sobre una base nitrogenada. La molécula de azúcar es desoxirribosa en el ADN o ribosa en el ARN. La base nitrogenada es citosina (C), guanina (G), timina (T) o adenina (A) en el ADN, y citosina (C), guanina (G), uracilo (u) o adenina (A) en el caso del ARN. Las bases conectan entre sí en pares específicos o complementarios:

- C con G.
- A con T en el ADN.
- A con U en el ARN.

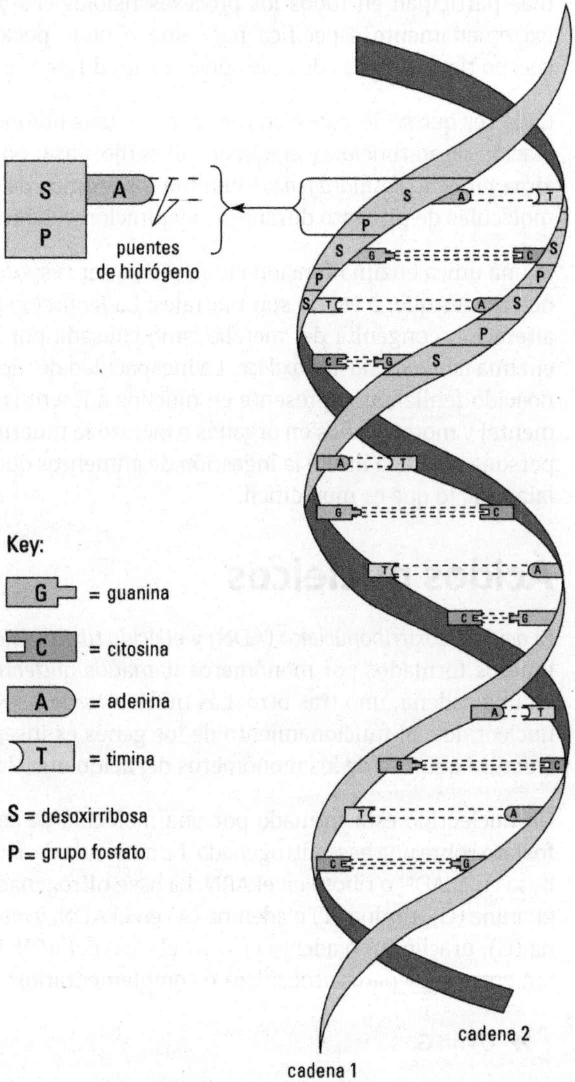

FIGURA 3-2: El ADN está formado por miles de nucleótidos

Las similitudes y diferencias estructurales entre el ADN y el ARN les permiten funcionar al unísono para producir proteínas en las células. La molécula de ADN permanece estable en el núcleo durante el funcionamiento normal de la célula, protegida por la membrana nuclear. La molécula de ARN se forma bajo demanda para transmitir las instrucciones codificadas de un gen y construir proteínas; después, se desintegra. Algunas de las subunidades nucleotídicas permanecen intactas y se reciclan en nuevas moléculas de ARN.

Genes y material genético

Tus genes especifican al detalle tus estructuras anatómicas y controlan tus procesos fisiológicos. A menos que tengas un hermano gemelo, tu serie de genes, llamada *genoma*, es solo tuya, creada cuando se unieron el óvulo de tu madre y el espermatozoide de tu padre (fecundación). Incluye genes (secuencias específicas de ADN) de tus padres al 50 %, pero esa combinación nunca antes se ha dado ni nunca volverá a darse. El genoma está incorporado en el ADN que hay en el núcleo de todas tus células.

INFORMACIÓN TÉCNICA

El genoma consiste en miles de genes, entre 23.000 y 75.000. En una célula dada solo se expresan (se activan y utilizan en la formación de proteínas) unos pocos genes.

Todos tus rasgos

Tus genes son los responsables de todos tus rasgos. Si tus genes dicen que vas a medir 1,82 m, harán que tus huesos y tejidos crezcan hasta que tu cuerpo alcance dicha altura y la mantendrán de ahí en adelante (siempre que se den las condiciones adecuadas), hasta que las células de las que se ocupan los genes envejezcan y mueran. Si tienes los genes de ojos marrones, estos dirigen la producción de los pigmentos de los ojos. Y si tus genes incluyen los de una abundante producción de colesterol de baja densidad, tenderás a padecer ateroesclerosis. Si ingieres abundante carne roja, este rasgo podría darte problemas; si no, es inocuo.

INFORMACIÓN TÉCNICA

Llamar *inocuo* a un rasgo puede ser técnicamente incorrecto. Tal vez sea más correcto asumir que cualquier rasgo está ahí para la supervivencia, al menos en determinadas condiciones ambientales.

Estructura genética

La estructura física de la molécula de ADN, llamada *doble hélice de ADN*, es clave para el funcionamiento de los genes. La doble hélice de ADN se puede comparar con una escalera o una cremallera; desde el punto de vista funcional, se asemeja más a un sistema de códigos.

Código "tú"

Los nucleótidos son los símbolos del código genético. Al igual que una palabra está formada por una determinada serie de letras en un orden específico, un gen está formado por determinados nucleótidos en un orden preciso. Un gen puede tener más o menos nucleótidos (imagínate una sola palabra que ocupe veinte páginas), pero un gen determinado tiene siempre los mismos nucleótidos en el mismo orden en una cadena de ADN. El orden de los nucleótidos es crucial: "ACTTAGGCT" no es lo mismo que "ACTAAGGCT". Según la teoría actual, cada gen especifica la construcción de una molécula de proteína: se trata de la hipótesis "un gen, una proteína". Si se desordenan los nucleótidos, la molécula de proteína que determinan probablemente sea inútil y el funcionamiento del organismo podría verse afectado, poco o mucho.

RECUERDA

Cada modelo utilizado para explicar la biología celular puede cambiar a medida que se tiene más información; pero los cambios pueden ser insignificantes para comprender la anatomía y fisiología básicas.

Ciclo celular

El ciclo de vida de una célula es un *ciclo celular*. El momento en el que se divide, se considera el final del ciclo de la célula madre y el comienzo del ciclo de cada célula hija.

Habitualmente, pero no siempre, la *interfase* es el periodo más largo del ciclo celular y termina cuando la célula se divide en el proceso de mitosis.

Algunas células se dividen y otras no

Todas las células surgen de la división de otra célula, pero no todas las células se dividen.

- **Cigoto.** Célula diploide resultante de la fusión de las células sexuales (óvulo y espermatozoide, ambos haploides) durante la concepción. Casi de inmediato, el cigoto se divide en dos células somáticas.
- **Células somáticas.** Incluyen todas las células del cuerpo excepto las sexuales, es decir, todas las diploides. Surgen de otra célula somática o célula madre y dan lugar a células somáticas y células germinales.
- **Células madre.** Tipo especial de células somáticas bastante genéricas que se dividen para producir una nueva célula madre y una nueva célula somática que se diferencia en un tipo

específico de célula para un tipo de tejido en concreto. El *embrión* (organismo en las primeras fases de desarrollo) tiene células madre especiales, llamadas *citoblastos pluripotentes*, que pueden producir todos los tejidos del organismo si se da el entorno químico adecuado. Si un organismo se ha desarrollado más allá de la fase embrionaria, los citoblastos embrionarios desaparecen y surge otro tipo de células madre, los *citoblastos histoespecíficos*, que pueden especializarse en producir nuevas células de un tejido.

» **Células germinales o gametos.** Las células sexuales se forman cuando las células somáticas especializadas del aparato reproductor se dividen por un proceso llamado *meiosis*, el único que produce *células haploides* en el ciclo de la vida humana.

CRECIMIENTO CELULAR DESCONTROLADO

Nuestras células tienen genes que controlan su *ciclo celular*. Cualquier mutación en ellos permite que las células se dividan constantemente. Este crecimiento celular descontrolado es lo que consideramos *cáncer*. Es decir, cualquier tejido de nuestro cuerpo puede ser canceroso. Los cánceres más comunes son de pulmón, pecho, colorrectal y próstata.

Los cánceres se agrupan por su origen y por el tipo de célula afectada. Las células que se dividen fuera de control pueden invadir el tejido circundante y crear un tumor. También pueden dispersarse y alojarse en otro lugar, llamado *metástasis*, lo que complica el tratamiento, pues se puede tener un tumor en la próstata, pero ser un tejido canceroso de la vejiga que ha metastatizado aquí.

Como las células de cada tejido son únicas, no hay una sola cura para todos los tipos de cáncer. Si el tumor es accesible, se suele extraer por cirugía. Se puede seguir un tratamiento por *radiación* para matar las células cancerosas, pero también se matan las células sanas adyacentes. La *quimioterapia* utiliza fármacos dirigidos al tipo de célula afectada. El tratamiento suele suponer una combinación de estos tres métodos.

Investigadores de todo el mundo buscan tratamientos específicos que no dañen a las células sanas. Por desgracia, aún tenemos que luchar contra el cáncer según el tipo de tejido.

Interfase

Esta etapa comienza cuando la membrana plasmática engloba la célula nueva y dura hasta el comienzo de la mitosis o meiosis. La duración puede ir desde minutos hasta décadas. Por lo general, las células realizan gran parte de la diferenciación y metabolización durante la interfase.

Replicación de ADN

Se produce al principio de la división celular, durante la interfase, justo antes del comienzo de la mitosis o meiosis, pero dentro del espacio protegido de la membrana nuclear, pues es vital mantener la integridad del código de ADN.

Durante esta fase, la doble hélice se desenrolla y se abre como si fuera una cremallera, de manera que se separan las dos cadenas de ADN. Cada hebra se convierte en una cadena molde en la que formar una nueva cadena. Este proceso tiene lugar a lo largo de la cadena de ADN, por lo que esta no se desenreda y separa de una vez. Si la parte superior de la hélice está abierta, la cadena original de ADN parece una Y. Esta zona parcialmente abierta y cerrada donde se produce la replicación se llama *horquilla de replicación*. Los nucleótidos de cada hebra se unirán a otras moléculas de sus parejas complementarias para crear dos nuevas copias de dos cadenas, idénticas a la copia original.

Mitosis

Una célula entra en proceso de *mitosis* (división) en respuesta a señales del núcleo. Es un proceso que consta de varias fases:

» **Profase.** La membrana nuclear se disuelve, y el ADN duplicado, en forma de cromatina, se condensa y forma cromosomas. Cada cromosoma duplicado está compuesto por dos cadenas idénticas de ADN llamadas *cromátides*. Si los cromátides se separan, cada uno se considera un nuevo cromosoma.

» **Metafase.** Los cromosomas se alinean para formar una línea perfecta en el centro de la célula. Las fibras fusiformes se ensamblan a los cromosomas. En este punto, 92 cromátides están en una serie doble de 46 cromosomas.

» **Anafase.** El centrómero se divide por la actividad enzimática, y los cromátides son arrastrados por las fibras fusiformes hacia uno de los centriolos: 46 a uno, 46 a otro. Por este movimiento, los cromosomas se denominan *cromosomas hija* y la serie que se encuentra en un extremo es idéntica a la serie del extremo opuesto.

» **Telofase.** En torno a cada serie de cromosomas aparece una nueva membrana nuclear. Las fibras fusiformes se disuelven, lo que libera a los cromosomas hija.

Organizar las células en tejidos

Un *tejido* es un conjunto de células, no necesariamente idénticas, pero con el mismo origen, que llevan a cabo una función específica. Como hemos dicho en el capítulo 1, se trata del segundo nivel de organización en los organismos, por encima del (mayor que) nivel celular y por debajo de (menor que) los órganos.

Los tejidos son muchos y variados, y se agrupan en un número razonable de tipos para que resulte más sencillo hablar de ellos: *conjuntivo*, *epitelial*, *muscular* y *nervioso*.

Tejido conjuntivo

Los tejidos conjuntivos conectan, sostienen y unen estructuras y, por peso, son el tejido más abundante. Por lo general, el tejido conjuntivo está formado por células separadas entre sí por una matriz gelatinosa, semisólida, sólida o fluida. La matriz es el material que rodea y sostiene las células, igual que la masa sostiene las pepitas de chocolate en una galleta.

El tejido conjuntivo tiene muchas funciones y formas; es el tipo de tejido más variado. En algunas partes del cuerpo, como los huesos, el tejido conjuntivo soporta el peso de las otras estructuras, con las que puede estar conectado o no. Otros tejidos conjuntivos, como el adiposo (masa de grasa), aíslan otras estructuras de los golpes. Todos los sistemas de órganos tienen algún tipo de tejido conjuntivo.

Los otros tipos son tejido conjuntivo propiamente dicho. Contienen diferentes proporciones de proteína fibrosa colágena y elástica. Las *fibras colágenas* contienen colágeno, proteína densa que proporciona estructura. Las *fibras elásticas* contienen elastina, proteína que confiere elasticidad. Los tejidos pueden ser:

» **Laxo.** Rodea y separa las estructuras en todo el cuerpo. Forma una fina membrana con amplio espacio para que pasen los vasos sanguíneos. En su matriz gelatinosa predominan fibras colágenas y elásticas.

» **Denso regular.** Este tejido se caracteriza por sus fibras colágenas apretadas y paralelas, que hacen que sea muy fuerte. Hay pocas células presentes y poco flujo sanguíneo. Los tendones y ligamentos están formados por tejido regular denso.

» **Denso irregular.** Parecido al anterior, pero las fibras de este tejido están desorganizadas, por lo que hay más espacio para la circulación. La dermis es un claro ejemplo.

» **Adiposo (tejido conjuntivo laxo).** Compuesto por células grasas o adipocitos, almacena combustible y aísla, además de sujetar y proteger las estructuras subyacentes.

» **Reticular (tejido conjuntivo laxo).** Utiliza una variedad más fina de fibras de colágeno para formar una red, como la de órganos como el bazo, los ganglios linfáticos y el hígado.

» **Elástico.** Las fibras de colágeno se agrupan en paralelo con bandas de fibra elástica en medio (como si fuera una lasaña). Esto hace que el tejido elástico sea fuerte pero flexible, adecuado para las paredes de vísceras huecas y arterias.

Tejido epitelial

El *tejido epitelial* forma la epidermis del tegumento (la piel y sus estructuras necesarias), cubre todos los órganos internos y forma el revestimiento de las superficies internas de los vasos sanguíneos y los órganos huecos.

El tejido epitelial reviste y recubre; siempre está rodeado de un espacio vacío a un lado. Al otro lado se encuentra la membrana basal, que permite que los nutrientes se difundan en el tejido desde el tejido conjuntivo subyacente (los tejidos epiteliales no tienen riego sanguíneo).

El tejido epitelial puede ser de ocho tipos, que se definen por la combinación y forma de las células epiteliales.

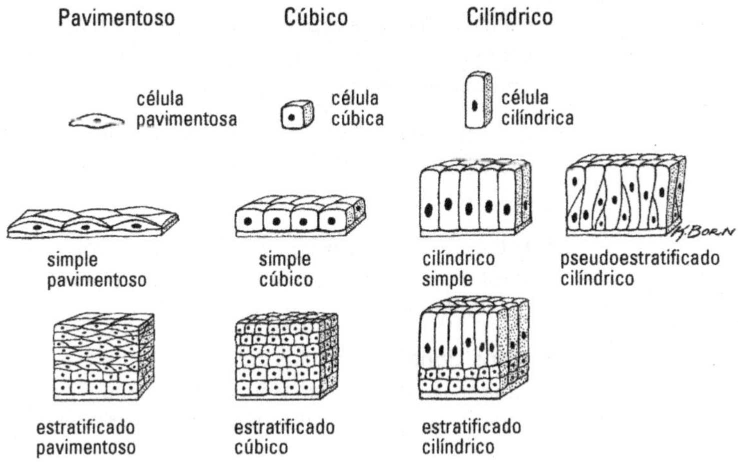

FIGURA 3-3: Composición celular del tejido epitelial

- **Simple pavimentoso.** Tejido de una única capa de células planas que funciona en la difusión y filtración. El revestimiento de los alvéolos (pequeños sacos) del pulmón suele ser de este tipo.
- **Simple cúbico.** Tejido de una única capa de células cúbicas que actúa en la absorción y secreción. Suele encontrarse en las glándulas. Las células cúbicas pueden producir y modificar el producto de las glándulas (sudor, grasa o leche).
- **Cilíndrico simple.** Única capa de células alargadas como una columna. También participa en la absorción y secreción. Se encuentra principalmente en la mucosa del tubo digestivo. Las células también pueden ser *ciliadas*, con un tipo de orgánulos llamados *cilios*, estructuras similares al pelo que mueven las sustancias en ondas. Un ejemplo de epitelio cilíndrico simple lo encontramos en las trompas de Falopio.
- **Pseudoestratificado cilíndrico.** Una única capa de células cilíndricas. *Pseudo* significa 'falso'. El tejido parece estratificado porque los núcleos de las células no están alineados en una fila, como en el caso anterior; por lo demás son idénticos y tienen funciones similares. Reviste los conductos de las estructuras testiculares. Suele ser ciliado, presente en el revestimiento de las vías respiratorias, con una función casi idéntica al epitelio cilíndrico simple ciliado.
- **Estratificado pavimentoso.** Este tejido consiste en varias capas de células: pavimentosas en el exterior con capas internas de

células cilíndricas o cúbicas. Se encuentra en zonas donde la capa externa está expuesta al desgaste y ha de renovarse continuamente, como la epidermis de la piel, un *tejido epitelial estratificado pavimentoso queratinizado*.

» **Estratificado cúbico.** Varias capas de células cúbicas que revisten los conductos asociados con las glándulas sudoríparas, mamarias y salivales.

» **Estratificado cilíndrico.** Varias capas de células alargadas que actúan como protección en estructuras como la conjuntiva del ojo y la faringe.

» **Transicional.** Las células del tejido pueden cambiar entre cúbicas si están relajadas y pavimentosas si están estiradas, según sea necesario. Este tejido reviste la vejiga.

Tejido muscular

El tejido muscular puede ser de tres tipos: músculo esquelético, músculo liso y miocardio. Hablaremos de ellos cuando tratemos el sistema muscular. También hablaremos de la función del miocardio en el sistema cardiovascular, así como del papel del músculo liso en la circulación sanguínea y en el aparato digestivo.

Tejido nervioso

No te alteres: el cuerpo tiene un solo tipo de tejido nervioso, formado principalmente por un tipo de células, neuronas. Trataremos el sistema nervioso más adelante.

2

Capita a capita...

EN ESTA PARTE . . .

Te familiarizarás con las principales estructuras anatómicas de los sistemas tegumentario, óseo y muscular.

Comprenderás las funciones especializadas de la piel.

Analizarás la estructura de los huesos y cómo influye en su función.

Descubrirás cómo mueves el esqueleto.

EN ESTE CAPÍTULO

- **Qué hace el tegumento y cómo es su estructura**
- **Pelo, uñas y glándulas**
- **Lo útil que es la piel**
- **Fisiopatología del tegumento**

Capítulo 4

Sistema tegumentario

La piel es el mayor órgano del cuerpo humano. En un adulto, la piel cubre unos 2 m² como si de una suave, plegable, resistente, impermeable y autorreparadora manta se tratara. Supone entre el 5 y el 7 % del peso del cuerpo.

La piel y sus apéndices (pelo, uñas, etc.) forman la cubierta exterior o *tegumento*. Se trata de un complejo sistema con diferentes tipos de tejidos y muchas estructuras especializadas: glándulas sudoríparas, vasos sanguíneos, folículos pilosos, melanocitos (células pigmentarias) y terminaciones nerviosas. En la lámina a color titulada "Piel (corte transversal)" (parte central del libro), puedes ver todo esto al detalle.

RECUERDA

La piel está formada por capas. Las células nuevas nacen en los niveles inferiores y van subiendo a la superficie para sustituir a las células muertas. Cuando una nueva célula llega a la parte superior es dura y plana, como una teja. Cada minuto, tu cuerpo pierde entre 30.000 y 40.000 células cutáneas muertas. En aproximadamente un mes sustituyes todas las células de la capa exterior.

Funciones del tegumento

La piel actúa como mediador entre el entorno y *tú*. Tu tegumento *te* identifica ante el resto de los humanos, algo muy importante para los miembros de una especie altamente social. Pero tiene más funciones:

» **Protección.** La piel protege el cuerpo de las amenazas del entorno, como los patógenos, la dañina radiación solar y otras sustancias.

» **Termorregulación.** La piel y sus apéndices ayudan a mantener la temperatura constante del cuerpo.

» **Balance hídrico.** Las capas más externas de la piel son más o menos impermeables al agua; mantienen unos niveles óptimos de agua y sal dentro del cuerpo y evitan una pérdida excesiva de fluidos.

» **Mensajes entrantes.** En la piel tenemos muchos órganos sensoriales, como receptores del frío, el calor, la presión, la vibración y el dolor.

» **Mensajes salientes.** La piel y el pelo transmiten mensajes al entorno exterior, sobre todo a otros seres humanos, pues hablan sobre tu salud. La palidez, el sofoco, el rubor, la piel de gallina o el sudor dicen mucho de tu estado emocional. El olor a sudor procedente de determinadas glándulas sudoríparas indica la excitación sexual.

» **Producción de sustancias.** Como sebo, sudor o queratina.

Estructura del tegumento

El tegumento envuelve el aparato locomotor, toma la forma de huesos y músculos y añade sus propias estructuras moldeantes. Aunque la piel parece tersa, está holgadamente adherida a los músculos que se encuentran por debajo, y, en las zonas en las que no existen músculos, como en los nudillos, se une directamente al hueso.

¿Qué pasaría si pudiéramos quitarnos la piel con una cremallera y extenderla sobre la mesa? Lo primero que notaríamos es que está formada por varias capas, lo que se ve a simple vista, pues cada capa es diferente de las demás y la transición entre una y otra es bastante abrupta. La capa superficial (más externa) es la epidermis, seguida de la dermis y de la hipodermis.

RECUERDA

El prefijo epi– significa 'sobre'. Muchas estructuras anatómicas están unas encima de otras, por lo que este prefijo se utiliza a menudo, al igual que endo– ('en, interior'), ecto– ('externo') e hipo– ('bajo').

RECUERDA

En este contexto, con los términos *arriba* y *encima* nos referimos 'hacia la superficie del cuerpo' y con *abajo* y *debajo*, 'hacia el centro del cuerpo'. Los anatomistas dicen *superficial* y *profundo*.

Epidermis

Es la parte que te resultará más familiar, pues es la que ves si te miras al espejo u observas a los demás. Tiene un tacto suave, ligeramente grasiento, elástico, resistente y fuerte. En algunos lugares tiene abundantes pelos gruesos, mientras que en otros está cubierta por una capa de pelo más fino y en otros, ni siquiera eso. Las uñas cubren los extremos de los dedos de los pies y de las manos.

La epidermis está compuesta por tejido *estratificado pavimentoso* y no tiene riego sanguíneo directo, sino que la alimentación le llega a través de la membrana basal. En la figura 4-1 puedes ver las diferentes capas de la epidermis.

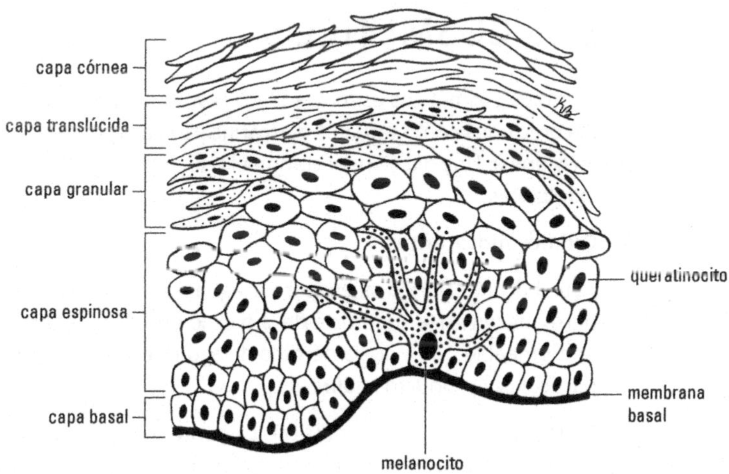

FIGURA 4-1: Capas de la epidermis

Las células más sanas se encuentran por encima de la membrana basal, en la *capa basal*, la única en la que se reproducen las células. A medida que envejecen, las células pasan a la *capa espinosa*, la más gruesa. A continuación, se encuentra la *capa granular*; aquí las células se alisan y los núcleos y orgánulos comienzan a secarse.

Esa fina capa protectora

La capa más superficial es la *capa córnea*, en la que se encuentran las células muertas más duras. Es una fina capa (de 25-30 células) impermeable llena de queratina y otras proteínas que protegen las células contra el estrés físico. Las glándulas sebáceas segregan sebo en la superficie para suavizarla e impermeabilizarla. Allí la piel es más gruesa, como la palma de las manos o la planta de los pies; existe una capa adicional llamada translúcida, porque las células parecen transparentes vistas al microscopio. Esta capa aporta protección adicional en zonas expuestas al desgaste.

Sin embargo, hay algo capaz de atravesar la capa córnea: la radiación ultravioleta, que estimula la producción de vitamina D. En altas dosis, quema la piel y daña el ADN, lo que puede hacer que las células se vuelvan cancerosas. Necesitamos estar expuestos a la radiación solar, pero puede ser un problema si lo hacemos en exceso. Células especiales en la capa basal producen melanina, que absorbe los rayos ultravioleta dañinos y transforma la energía en calor inocuo.

LOS COSMÉTICOS

El uso de cosméticos es muy antiguo, así como el de otras decoraciones como tatuajes o escarificaciones (quemaduras o incisiones). Hoy día es muy común el uso de cremas hidratantes y exfoliantes.

Cremas hidratantes

¿Qué hacen? Cuando se evapora el agua que contienen, los lípidos permanecen en la superficie de la piel, lo que supone otra barrera impermeable que evita la pérdida de agua y evita que penetren partículas y productos químicos.

Todas las cremas hidratantes básicamente son iguales, ya se trate de vaselina, un carísimo *serum*, una loción de droguería o una crema rica en vitamina E. No es que no contengan los ingredientes que afirman tener, pero ninguno atraviesa la capa córnea. Todos esos péptidos antiedad, micropartículas metálicas, extractos orgánicos, vitaminas, exóticas sustancias vegetales y antioxidantes permanecen en la capa lipídica de la superficie de la piel y se marchan con los lípidos y los restos de suciedad al lavarla.

(continúa)

(continuación)

Exfoliantes

Exfoliar significa eliminar las células externas de la capa córnea por medios mecánicos o químicos. Tu cuerpo lo hace constantemente, pero por medio de la exfoliación se acelera el proceso. No suele ser dañino ni ayuda a los procesos fisiológicos de la piel, pues la capa córnea es una barrera muy eficaz. Hay quien piensa que tener unas células algo más jóvenes (aunque estén muertas) en la superficie de la piel mejora su aspecto.

Afeitarse es una exfoliación mecánica, pues se eliminan células al cortar el pelo. Los cosméticos exfoliantes suelen tener una sustancia abrasiva. Diferentes personas con diversas pieles prefieren abrasivos distintos. La exfoliación química (por medio de máscaras) supone la aplicación de una sustancia ácida que rompe las fibras que sujetan las células de la capa córnea. Pero no te preocupes: tienes montones de células queratinizadas que acuden a reemplazarlas. Los productos químicos también pueden producir una ligera irritación que causa una reacción inflamatoria temporal, lo cual rellena algunas de las arrugas menos profundas de la piel (todo vale con tal de estar bellos).

¿Quiere decir que tiramos el dinero en cremas hidratantes y exfoliantes? No necesariamente. Mantener la piel húmeda, lubricada y limpia te hace sentir bien y eso es bueno. Tal vez prefieras un producto por determinadas razones: una textura o perfume más agradables, o la ausencia de perfume o de ingredientes que irritan la piel. Y todo esto alimenta la autoestima de muchos ("porque tú lo vales"), lo que mejora el bienestar psicológico y potencia la supervivencia y el éxito reproductor.

La zona de tránsito

A medida que caen las células viejas de la capa córnea, otras nuevas surgen desde abajo, desde las capas interiores. El proceso dura entre 14 y 30 días. La mayoría de las células que conforman la epidermis se llaman *queratinocitos*. Estas células crean proteínas estructurales (como la queratina), lípidos e incluso algunas moléculas antimicrobianas. A medida que se alejan de la fuente de nutrientes (vasos sanguíneos que se encuentran en la dermis) se *queratinizan* cada vez más. Las capas intermedias de la epidermis (translúcida, granular y espinosa) también contienen *células de Langerhans*, células inmunitarias que detienen a los invasores microbianos y los transportan a los ganglios linfáticos para destruirlos.

La fábrica de células

La *capa basal* es como una fábrica de células que las produce constantemente y las empuja hacia la capa superior. También contiene *melanocitos*, que producen el pigmento *melanina*, que da color a tu piel, pelo y ojos y te protege de los efectos dañinos de los rayos ultravioletas de la luz solar. La melanina los absorbe y disipa más del 99,9% como calor.

La capa basal tiene casi el mismo número de melanocitos para todo el mundo, pero la cantidad de melanina producida varía dependiendo de la genética, por lo que es hereditario. El entorno también puede jugar un papel importante en el tipo de color de piel, pues la exposición a la radiación ultravioleta estimula la producción de melanina. Quienes viven cerca del Ecuador tienen unos genes que estimulan los melanocitos para que produzcan más melanina como protección frente a la radiación ultravioleta.

Dermis

Bajo las capas de la epidermis está la *dermis*, varias veces más gruesa. Está formada por dos capas: la papilar y la reticular. La *región papilar* está formada por la *membrana basal*, justo bajo la epidermis, y las *papilas* que penetran en la membrana basal, lo que aumenta el área de contacto entre la dermis y la epidermis. En las palmas de las manos, plantas de los pies y dedos de manos y pies, las papilas forman *pliegues de fricción*, cuyo patrón en los dedos forma las *huellas dactilares*. Estos pliegues ayudan a pies y manos a agarrar, pues aumentan la fricción.

RECUERDA

Las papilas son un ejemplo de una estrategia anatómica muy común para aumentar la superficie entre dos estructuras. Cuanto mayor sea el área de contacto directo, mayores serán las posibilidades para que las moléculas pasen de un lado a otro.

La *región reticular* está repleta de fibras proteínicas y es una capa compleja y metabólicamente activa. Las células y estructuras de la región reticular fabrican muchos de los productos característicos de la piel: pelo, uñas, sebo, sudor acuoso o apocrino. La región también contiene estructuras que conectan el tegumento con otros aparatos: estructuras sensoriales para comunicar con el sistema nervioso, vasos linfáticos y un rico riego sanguíneo.

APOGEO Y DECADENCIA DEL BRONCEADO

La *melanogénesis*, la producción de melanina como respuesta a la radiación ultravioleta, es el término fisiológico para 'bronceado'. Los melanocitos segregan melanina (a mayor exposición, mayor producción) que es absorbida por las células de la piel que ascienden hasta la capa córnea y acaban cayendo. Por eso se te cae el bronceado, célula a célula, pero el daño producido en el ADN de las células de la capa basal permanece de por vida.

Los vasos sanguíneos de la dermis aportan alimento y eliminan los residuos de sus propias células y de la capa basal. Los vasos sanguíneos de la dermis se dilatan cuando el cuerpo necesita perder calor y se contraen para no perderlo. También se dilatan y se contraen en respuesta a tu estado emocional, aclarando u oscureciendo el color de la piel, lo que funciona como una señal social.

Hipodermis

El *tejido subcutáneo* (o *hipodermis* o *fascia superficial*) es la capa de tejido que se encuentra bajo la dermis. Está formada por tejido conjuntivo y adiposo (grasa). Entre sus funciones fisiológicas están el aislamiento, el almacenamiento de energía y la sujeción de la piel. Contiene vasos sanguíneos, vasos linfáticos y fibras nerviosas más grandes que los que se encuentran en la dermis.

En algunos lugares, el grosor de la capa subcutánea viene determinado por la cantidad de grasa que se deposita en las células del *tejido adiposo*. Hace poco, los investigadores han descubierto que el tejido adiposo tiene un papel muy activo en el sistema endocrino.

Complementos de la piel

Aquí no vamos a hablar de tatuajes ni de *piercings*, sino de *estructuras complementarias*: pelo, uñas y glándulas.

Pelo

El cuerpo tiene millones de folículos pilosos, tantos como un chimpancé. Al igual que ellos, carecemos de pelo en las palmas de las manos, las plantas de los pies, labios y pezones, pero casi todo nuestro vello es fino y ligero. El pelo de la cabeza es más grueso y largo para mantener el calor corporal. En la pubertad, las hormonas sexuales estimulan el crecimiento del pelo en axilas y pelvis y, en los hombres, en cara y cuello. Las mujeres con desequilibrios hormonales también pueden desarrollar vello facial.

El pelo nace en un *folículo piloso*, un pequeño tubo formado por células epidérmicas que llega hasta la dermis para aprovechar su abundante suministro sanguíneo. Al igual que en la epidermis, las células que se encuentran en el fondo del folículo piloso, llamadas *papilas*, se dividen de forma continua para producir nuevas células que se incorporan al extremo del pelo y empujan a las células más viejas a través de las capas de la epidermis. Entonces, las células del pelo se queratinizan. Cuando lo vemos, el pelo consiste en células planas y muertas llenas de queratina. La curvatura del folículo determina la forma del pelo, que puede ser desde rizado hasta lacio.

El pelo pasa por ciclos de crecimiento y letargo. Cuando las células de la papila comienzan a dividirse de nuevo, el pelo se cae. Por eso el pelo tiene una longitud máxima. El pelo de la cabeza vive entre tres y cuatro años antes de caer, mientras que las pestañas duran entre tres y cuatro meses. Nadie se vuelve calvo de la noche a la mañana. La calvicie (o *alopecia*) se produce si los folículos en letargo no se reactivan.

LOS PELOS COMO ESCARPIAS

Cada folículo piloso tiene un pequeño músculo erector. Si estos músculos se contraen, el vello se eriza. Este movimiento hace que aparezca la piel de gallina. Si tienes frío o miedo, la piloerección hace que el vello se te ponga "de punta", por lo que queda aire atrapado entre el pelo y la piel. Si tienes frío, el aire retenido actúa como aislante; si tienes miedo, el pelo erizado te da un aspecto aterrador frente a lo que te está dando miedo, algo que compartimos con muchos mamíferos.

Uñas

Tus uñas se apoyan en un *lecho ungueal*, en cuya base está la *raíz*. Al igual que la piel y el pelo, las uñas comienzan a crecer cerca del riego sanguíneo que se encuentra bajo el lecho ungueal, y las células ascienden a una velocidad de 1 mm/semana. A medida que se alejan del lecho, se queratinizan.

En la parte inferior de las uñas está una zona en forma de medialuna llamada *lúnula*, que es blanca porque en ella se produce el crecimiento celular. El resto de la uña es rosa por los vasos sanguíneos que se encuentran bajo el lecho ungueal.

Glándulas

Las glándulas de la piel segregan sustancias que se transportan a la superficie exterior del cuerpo. Los dos tipos principales de glándulas cutáneas son las *glándulas sudoríparas* y las *glándulas sebáceas*.

Glándulas sudoríparas

Pueden ser de dos tipos. Las *glándulas merocrinas* se distribuyen por toda la piel. Se abren hacia la superficie cutánea y, si tienes calor, segregan sudor para reducir la temperatura corporal por medio de refrigeración por evaporación. Cuando el sudor, que principalmente consiste en agua, se evapora, se lleva el calor consigo.

Las *glándulas apocrinas* comienzan a desarrollarse durante la pubertad y están conectadas a los folículos pilosos de axilas y pubis. El sudor apocrino contiene una sustancia blanquecina y puede contener *feromonas*, unas sustancias químicas que transmiten información a otros individuos y alteran su equilibrio hormonal (algunos estudios indican que las secreciones apocrinas de una mujer pueden influir en el ciclo menstrual de otras mujeres que vivan con ella). Las glándulas apocrinas se activan si estás nervioso o estresado, así como cuando te sientes sexualmente estimulado. Se cree que las glándulas que segregan leche en el tejido mamario evolucionaron a partir de glándulas apocrinas.

Glándulas sebáceas

Segregan una sustancia aceitosa llamada *sebo* en la raíz del pelo. Además de causar estragos en los poros de los adolescentes, el sebo también tiene funciones fisiológicas, pues ayuda a mantener el pelo en buen estado (lo cubre de una capa impermeable y protectora), lo que

VITAMINA D

Hemos visto que el sol puede dañar la piel, pero necesitamos una dosis habitual de luz solar para mantener los huesos fuertes, pues necesitan vitamina D y su carencia puede provocar *raquitismo*, que causa deformaciones en los huesos.

Las células cutáneas contienen una molécula que se convierte en vitamina D cuando les llegan los rayos ultravioletas. La vitamina D llega a través del torrente sanguíneo al hígado y los riñones, donde se convierte en la hormona *calcitriol*. El calcitriol vuelve a circular por todo el cuerpo y regula la fisiología del calcio y el fósforo, minerales importantes para el desarrollo y el mantenimiento de los huesos. Los científicos también han descubierto que la vitamina D juega un papel importante para mantener tu cuerpo sano de muchas otras maneras, como la regulación del estado anímico.

El uso de protectores solares puede evitar que la radiación ultravioleta llegue a las células de la piel y se inicie la síntesis de vitamina D. Solo necesitas unos minutos de luz solar al día para que tu piel reciba la cantidad necesaria de vitamina D; más tiempo puede ser peligroso.

influye a la hora de regular la temperatura corporal. También evita la pérdida de agua y te protege de infecciones, pues hace que la superficie de la piel sea un lugar inhóspito para algunas bacterias.

Dentro del saco amniótico, el feto humano produce una gruesa capa de sebo, llamada *unto sebáceo*. La cera de las orejas (*cerumen*) es otro tipo de sebo producido por células especializadas en el conducto auditivo.

Salvados por... la piel

El tegumento participa en miles de reacciones metabólicas y homeostáticas, como los procesos termorreguladores y la interacción de la piel y el sistema nervioso.

Control térmico

La piel juega un papel importante en la termorregulación, pues cuenta con mecanismos que aumentan la temperatura corporal si tienes frío y la disminuyen si sientes calor.

El cuerpo convierte la energía de los alimentos en energía en forma de ATP. Casi un 60 % de la energía de los alimentos se convierte en calor en las reacciones metabólicas que producen ATP, y también se desprende más calor en las reacciones que utilizan ATP, como la contracción muscular. Este calor sustituye al que pierde el cuerpo de forma continua.

Además, si tu temperatura interior supera un determinado umbral, los vasos sanguíneos de la dermis se dilatan y disipan el calor, que pasa de la sangre al exterior a través de la epidermis. Las glándulas sudoríparas se activan y el calor sale a través de la evaporación.

Si tu piel está fría, las glándulas sudoríparas no se activan, lo que reduce la refrigeración por evaporación y aumenta la temperatura interior al mantener el calor producido a través del metabolismo. Los vasos sanguíneos de la dermis se contraen para limitar el calor que se pierde a través de la sangre. Si la temperatura corporal cae por debajo de 36,1 °C, comienzas a temblar, y las contracciones musculares generan calor.

La piel es... sensacional

¿Cómo sabe tu cuerpo si hace frío o calor? ¿Cómo sabe si te has cortado o tienes una ampolla? La dermis tiene terminaciones nerviosas que sirven como receptores especializados de calor, frío, tacto, presión y dolor. Estos conectores (*corpúsculos de Pacini*, *de Meissner* o *de Ruffini*) están repartidos por toda la dermis y conectados con los nervios que hay en la dermis y en la hipodermis.

Pero no toda la piel tiene todos los tipos de terminaciones nerviosas. En un determinado punto puedes sentir el tacto y, a unos centímetros de distancia, presión; algunos puntos notan el frío y otros, el calor. Estos mensajes conectan con la red de nervios hasta tu cerebro, que gestiona toda esta información.

Autocuración

Ante un daño en la piel, como un corte, las células epidérmicas se dividen más rápido para rellenar ese espacio. Si el corte llega hasta la dermis y se rompe un vaso sanguíneo, el coágulo cubrirá primero el área para dar tiempo a las células epidérmicas a que se dividan y la rellenen. También evita que los fluidos con nutrientes salgan al exterior y que entren gérmenes. Las células especiales llamadas *fagocitos* acuden a limpiar los residuos. La inflamación es otra parte esencial, pues la dilatación de los vasos sanguíneos trae más nutrientes a la zona para acelerar el proceso.

Si el corte es profundo, las células cutáneas no se podrán dividir lo suficientemente rápido como para rellenarlo. Entonces unas células especiales de la dermis, los *fibroblastos*, producirán fibras de colágeno, que pueden dejar una cicatriz.

Fisiopatología del tegumento

Al estar en contacto con el ambiente exterior, la piel se enfrenta a cosas más desagradables: patógenos (organismos que causan enfermedades, como bacterias, hongos, protistas y virus), radiación ultravioleta, fuego, productos químicos, objetos cortantes... También hay patologías hereditarias. Es probable que ya hayas experimentado alguno de estos trastornos.

Cáncer de piel

Muchos casos de cáncer de piel están relacionados con la exposición a los rayos solares. El cáncer de piel puede ser un *melanoma* (se propaga) o *no melanómico* (se limita a una parte de la piel).

» El **carcinoma basocelular** es el más común. La radiación ultravioleta puede provocar el desarrollo de un tumor cancerígeno. Este tipo de tumor se elimina y cura con facilidad.

» El **carcinoma epidermoide** es un melanoma que comienza en la epidermis. Es más propenso a extenderse a un órgano cercano que un carcinoma basocelular y tiene una mortalidad de un 1 %.

» El **melanoma maligno** comienza en los melanocitos, las células que producen melanina. Suele ser negro con bordes irregulares y se da en personas de piel clara que se han quemado bastante, sobre todo durante la infancia. Una de cada cinco personas que sufre un melanoma maligno muere en un plazo de cinco años.

Dermatitis

Es una inflamación de la piel en forma de erupción que pica y quema. Puede deberse a muchas causas: infección, picaduras de insectos, productos químicos, alergia, abrasión al afeitarse o quemaduras solares. Suele tener una predisposición genética, como en el caso de la dermatitis seborreica o eccema, que suele afectar al cuero cabelludo y al pelo, así como a la piel de las manos, pies o cara, o a cualquier otra zona.

Muchas personas atraviesan episodios de dermatitis en algún momento de sus vidas y hay quien sufre dermatitis crónica. Aunque las causas suelen variar, el tratamiento suele ser sencillo: evitar la causa o eliminar el organismo infeccioso (hongo) y aplicar una crema de hidrocortisona para calmar la inflamación y dejar que la piel se cure.

Alopecia

Es el término médico para la caída anómala del cabello. Como en el caso anterior, las causas pueden ser muy diversas.

El tipo más común es la *alopecia androgénica* o calvicie masculina. Se trata de un trastorno genético que afecta al 25 % de los hombres menores de treinta años y a dos tercios de todos los hombres menores de sesenta; es menos común y más extremo en mujeres.

La *alopecia areata* es un tipo de pérdida de pelo en el que el sistema inmunitario ataca a los folículos pilosos haciendo que caigan por clapas. La causa es desconocida, pero el daño suele ser temporal. Es más común en personas menores de veinte años, y puede afectar a niños y adultos. Se puede tratar, pero no curar.

La *alopecia temporal* puede deberse a una larga lista de causas, como estrés, enfermedad o cirugía, deficiencias nutricionales, tratamientos con determinados fármacos (sobre todo quimioterapia) y determinados medicamentos para la artritis, la depresión, problemas cardiacos y alta presión sanguínea. El uso de algunos cosméticos para el pelo o llevar el pelo recogido muy apretado durante mucho tiempo puede dañar el tallo del pelo o el folículo. La *tricotilomanía*, o tirarse compulsivamente del pelo, también puede provocar alopecia.

Problemas en las uñas como señal de posibles enfermedades

Unas uñas débiles pueden ser síntoma de un trastorno subyacente y pueden ayudar a la hora de establecer un diagnóstico:

- Unos lechos ungueales azulados indican una mala circulación sanguínea.
- Unas uñas quebradizas y cóncavas (en forma de cuchara) indican deficiencia de hierro.
- Si las uñas se separan del lecho ungueal puede ser por un exceso de producción de tiroides, como por la enfermedad de Graves-Basedow.
- Marcas negras que parecen pequeñas astillas bajo la uña pueden ayudar a diagnosticar dolencias respiratorias o coronarias.
- Unas uñas duras, curvas y amarillas pueden indicar *bronquiectasia* (dilatación crónica de los bronquios) y *linfedema* (retención de fluidos en los ganglios linfáticos).

EN ESTE CAPÍTULO

Capítulo 5
Sistema óseo

El esqueleto determina la forma y el tamaño generales de los seres humanos como especie, además de nuestra distintiva posición erguida y marcha bípeda. En la lámina a color titulada "Principales huesos del esqueleto" (parte central del libro) puedes ver una imagen del mismo.

En los seres humanos, como en todos los vertebrados, el *esqueleto* forma parte del aparato locomotor. La otra parte, el sistema muscular, lo veremos en el capítulo 6.

El esqueleto está formado por todos tus huesos, las articulaciones que los conectan y diferentes tipos de tejido fibroso que cubren, protegen y unen huesos y articulaciones.

Funciones del esqueleto

Estas son las funciones estructurales del sistema óseo:

- **Protección.** Los huesos y articulaciones son fuertes y resistentes. La caja torácica ofrece un espacio protegido para los órganos internos más delicados. La columna vertebral reviste en parte y protege la médula espinal, y el cráneo cubre por completo el encéfalo.
- **Movimiento.** El aparato locomotor es una máquina de movimiento. Los huesos sujetan los músculos que actúan como

palancas; las articulaciones funcionan como puntos de apoyo y la contracción de los músculos ofrece la fuerza necesaria para el movimiento.

» **Soporte.** La columna vertebral curvada sujeta la mayor parte del peso del cuerpo, al igual que el puente de los pies, aunque de forma diferente.

Composición del esqueleto

Tejido conjuntivo

El esqueleto está formado por tres tipos de tejido conjuntivo: óseo (hueso), cartilaginoso y fibroso.

Tejido óseo

Este tejido es fisiológicamente muy activo, pues se genera y repara de forma constante y tiene un abundante suministro sanguíneo. Y no solamente eso: los huesos producen nuevas células óseas. Los huesos contienen cuatro tipos de células: osteocitos, osteoblastos, osteoclastos y osteógenos. Las funciones del sistema óseo dependen del funcionamiento de estas células en el tejido óseo.

RECUERDA

Ten presente la diferencia entre tejido óseo y un hueso. Tanto el *fémur* (en la pierna) como el *húmero* (en el brazo) contienen tejido óseo pero cada hueso tiene su propia configuración de los componentes de dicho tejido.

Pensamos que nuestros huesos son duros como rocas, y lo son, pero la estructura de tejido óseo es bastante compleja.

Cartílago

Es un tejido firme pero flexible compuesto por fibras proteínicas. Compone principalmente las articulaciones y su estructura es más sencilla que la del tejido óseo, pues tiene menos células y poco riego sanguíneo o ausencia de este. No obstante, entre las funciones del cartílago está la producción de hueso. Hay tres tipos de tejido cartilaginoso:

» **Hialino.** Como el que se encuentra en la punta de la nariz. También forma la primera versión del esqueleto de un feto. Es el más abundante en diferentes tipos de articulaciones.

- **Fibrocartílago.** Tejido fibroso y esponjoso que absorbe los golpes en la columna vertebral y la pelvis.
- **Elástico.** Contiene numerosas fibras elásticas, por lo que es más flexible. Forma la epiglotis y las orejas.

RECUERDA

El cartílago no se genera y renueva tanto como un hueso, por lo que necesita menos células, y los cartílagos maduros no tienen riego sanguíneo.

Tejido fibroso

Se parece a la cinta de embalar de fibras; contiene muy pocas células vivas y está compuesto por fibras proteínicas, azúcares complejos y agua.

Este tejido forma una estructura llamada *periostio*, una capa protectora que cubre los huesos y cuyas fibras de colágeno están entretejidas con las de los *tendones* y *ligamentos*. Estas estructuras en forma de cuerda conectan los huesos entre sí (ligamentos) o un hueso con un músculo (tendón).

RECUERDA

El periostio forma un *continuo* con los ligamentos y tendones, pues no hay una verdadera separación entre ellos, lo que evita que el hueso se suelte.

Estructura del hueso

Los *huesos* están formados por tejido óseo; es importante recordar que diferentes huesos tienen diversas formas de este tejido.

En una sección transversal, el hueso está estructurado en capas concéntricas. En una sección longitudinal, un cuerpo tiene dos extremos, casi iguales, y una larga zona intermedia con células y tejidos diferentes de los de los extremos:

- El **hueso compacto** (la capa exterior) es una densa capa de células en una matriz dura de fibras proteínicas y compuestos de calcio y otros minerales. En esta capa reside la fuerza de los huesos.
- El **hueso esponjoso** (la capa intermedia) está compuesto, como la anterior, por una serie de células en una matriz de fibras proteínicas mineralizadas, pero su estructura es más abierta, un compromiso fisiológico entre fuerza y ligereza. La matriz del hueso esponjoso no está dispuesta en círculos concéntricos, sino que es, obviamente, esponjosa. En los adultos, este espacio contiene médula ósea roja.

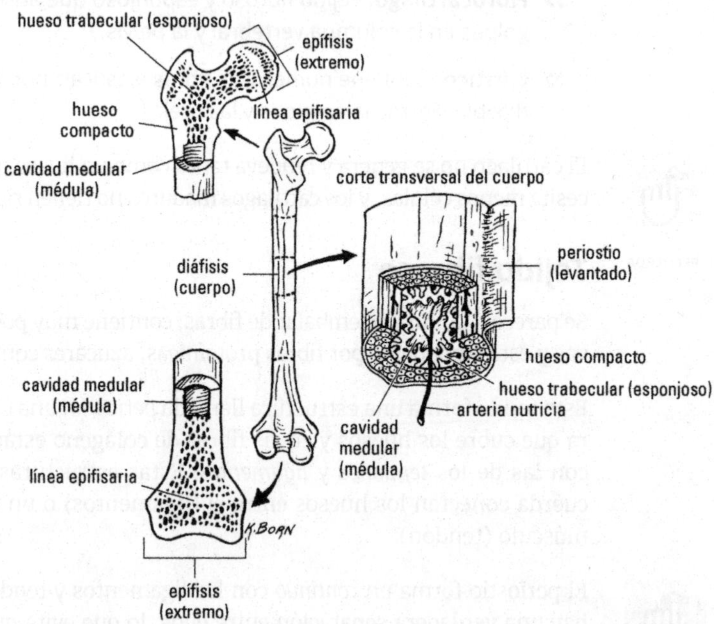

FIGURA 5-1: Estructura de un hueso largo

» La **cavidad medular** es la capa interior del cuerpo de un hueso largo (la *diáfisis*). Contiene médula ósea, que puede ser de dos tipos: *médula ósea amarilla*, principalmente grasa (como mantequilla) y *roja*, donde se produce la *hematopoyesis*, la producción de glóbulos sanguíneos. En los adultos, gran parte de la médula ósea en la cavidad medular está desactivada y es, por tanto, amarilla. La médula roja activa se encuentra en el hueso esponjoso del cráneo, costillas, vértebras, pelvis y esternón. En los niños, las cavidades medulares de los huesos largos están en gran parte llenas de médula ósea roja para cubrir las necesidades de las células sanguíneas.

» La **epífisis** es el extremo de un hueso largo. Consiste en una capa exterior de hueso compacto sobre otra de hueso esponjoso. Es por donde crece el hueso.

Si los niveles de glóbulos sanguíneos son bajos (tras una gran pérdida de sangre, por ejemplo), la médula amarilla se puede reactivar y realizar hematopoyesis.

Clasificación de los huesos

Los hay de muchas formas y tamaños, pero los podemos clasificar así:

TABLA 5-1: Características de los tipos de huesos

Tipo de hueso	Ejemplo	Características
Planos	Cráneo, escápula, costillas, esternón, coxal	Como si fuera una armadura, protegen los tejidos blandos del encéfalo y los órganos del tórax y la pelvis.
Largos	Brazos, piernas	Como si fueran vigas de acero, soportan el peso y ofrecen apoyo estructural.
Cortos	Muñecas (carpo), tobillos (tarso)	Permiten una mayor variedad de movimiento que los huesos largos.
Irregulares	Columna vertebral, rótulas	Tienen diferentes formas y suelen contar con unos salientes a los que se unen los músculos, los tendones y los ligamentos.

Crecimiento óseo y remodelación

Los huesos largos de un feto están formados por cartílago hialino, lo que permite que el feto adopte esas posturas tan retorcidas que ni siquiera el mejor de los yoguis puede conseguir. La forma del cartílago determina la forma del hueso, así que sirve como plantilla en la que se depositan los compuestos de calcio y el cartílago se va calcificando.

INFORMACIÓN TÉCNICA

Los términos *calcificación* y *osificación* se suelen utilizar como sinónimos para referirse a la formación de hueso; sin embargo, osificación se refiere a la formación de todo el tejido, mientras que calcificación es la formación y deposición de componentes de calcio.

Al nacer, los huesos no están totalmente osificados, sino que siguen creciendo y desarrollándose hasta la pubertad por medio de dos tipos de osificación:

- **Intramembranosa.** Se produce en todos los huesos. Es la formación directa de hueso a partir del tejido conjuntivo que se forma más allá del periostio. Se crea así un hueso esponjoso que más tarde dará lugar a un hueso compacto.

» **Endocondral.** Se produce al crecer los huesos largos. La *línea epifisaria* (figura 5-1) está formada por cartílago hialino y, al ser estimulada por la hormona del crecimiento, sus células comienzan a crecer y a alargar el hueso.

Cuando tenemos unos dieciocho años, toda la línea epifisaria se ha osificado y se convierte en hueso; se suele decir que las placas de crecimiento se han cerrado. Aunque a partir de entonces ya no se crece más, los huesos siguen desarrollándose durante toda la vida en un proceso llamado *remodelación*. En él se sustituye el tejido debilitado por otro más fuerte y sano, manteniendo la integridad estructural.

Antes de activar los osteoblastos para crear nuevo tejido, hay que limpiar la zona, de lo que se encargan células óseas especializadas llamadas *osteoclastos*. Estos segregan ácido para romper la matriz debilitada, lo que libera iones de calcio de sus compuestos y permite que pasen al riego sanguíneo. Luego, los osteoblastos reciclan el calcio y crean nuevos compuestos para reformar la matriz y hacerla más fuerte.

INFORMACIÓN TÉCNICA

La función olvidada de los huesos es almacenar calcio, un ion esencial tanto para la contracción de los músculos como para la comunicación nerviosa. Si los niveles de calcio en la sangre son demasiado bajos, se segrega la hormona paratiroidea (PTH), que estimula los osteoclastos de los huesos para reabsorber el calcio.

Huesos de la cabeza y del tronco

Cráneo

En la figura 5-2 se pueden ver los diferentes huesos que componen el *cráneo*. En la cara encontramos unas cavidades llamadas *senos*, que, además de dar abrigo a infecciones respiratorias, tienen otra función, pues permiten que haya aire en el cráneo y este resulte más ligero. Este aire también da resonancia a la voz, ya que las ondas sonoras retumban en los senos al hablar.

Los seis huesos del cráneo (en negrita en la imagen) protegen el encéfalo y tienen uniones fijas llamadas *suturas* (se parecen a la sutura que te hacen si te cortas). En el esfenoides, la silla turca alberga la glándula pituitaria, muy importante a la hora de controlar funciones del cuerpo.

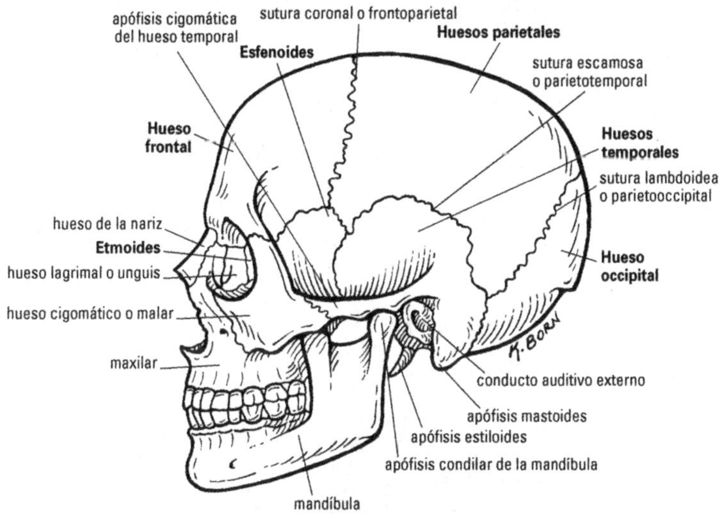

FIGURA 5-2: El cráneo y sus huesos más importantes

El esqueleto facial está compuesto por mandíbula, etmoides, vómer, maxilar, cornete nasal inferior, cigomático, palatino, nasal y lagrimal.

EL HUESO FLOTANTE

El hueso *hiodes* es un pequeño hueso en forma de U que está encima de la laringe, y que sujeta la lengua y los músculos que se usan al tragar. Sin embargo, es el único hueso del cuerpo que no está conectado a otro, sino que cuelga de ligamentos unidos a la apófisis estiloides de los huesos temporales.

Columna vertebral

Comienza en el cráneo y llega hasta la pelvis. Consiste en 33 huesos: 24 de ellos son las *vértebras* y también están los huesos del sacro y el cóccix. Entre las vértebras están los *discos intervertebrales*, de fibrocartílago que sirven para absorber los golpes.

La columna vertebral es el soporte central del tren superior del cuerpo y carga con la mayor parte del peso de la cabeza, tronco y brazos.

Junto con los músculos y ligamentos de la espalda, te permite caminar recto.

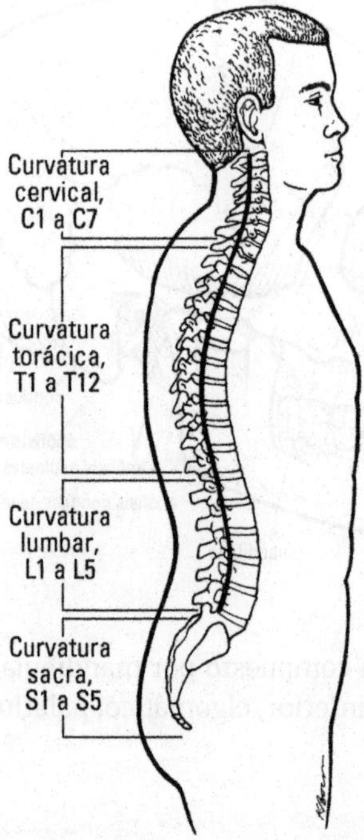

FIGURA 5-3: La columna vertebral, vista lateral

RECUERDA

Una de las finalidades de la columna es proteger la médula espinal. Casi todos los nervios están conectados directa o indirectamente a ella, y entra en el encéfalo a través de un orificio en el cráneo llamado *agujero magno* u *occipital*.

Si miras la columna desde un lateral, observarás que tiene cuatro curvaturas que ayudan a absorber los golpes y la presión mejor que si estuviera recta. También favorecen el equilibrio al distribuir el peso del encéfalo en los huesos pélvicos, necesario para caminar rectos y no estar hipertrofiados. Las curvaturas se corresponden también con cuatro regiones: cervical (el cráneo se une a ella a través de la primera vértebra, llamada *atlas*, que te permite decir que sí con la cabeza, mientras que la segunda vértebra, el axis, te permite decir que no), torácica (las costillas se unen a esta región), lumbar (zona que se lleva la mayor parte del estrés) y sacra (soldadas en una, el sacro, que se une al hueso ilíaco). A estas regiones hay que añadir la coccígea, con otras cuatro vértebras soldadas en una, el cóccix, que absorbe el golpe al sentarse.

Caja torácica

RECUERDA

La caja torácica (también llamada *jaula torácica*) consiste en las vértebras torácicas, las costillas y el esternón (figura 5-4). Es esencial para proteger corazón y pulmones y para permitir que se una la cintura escapular (omóplatos y clavículas).

En la jaula tienes 12 pares de *barras*. Siete pares son costillas *verdaderas* o *esternales*, tres son *falsas* o *asternales* y dos, *flotantes*. Todas están conectadas a las vértebras torácicas por detrás; por delante, las verdaderas se unen al *esternón* por medio de *cartílagos costales* independientes, soldados en el caso de las falsas, mientras que las *flotantes* no están unidas a nada. Estas últimas protegen órganos abdominales como los riñones sin quitar espacio del abdomen para los intestinos.

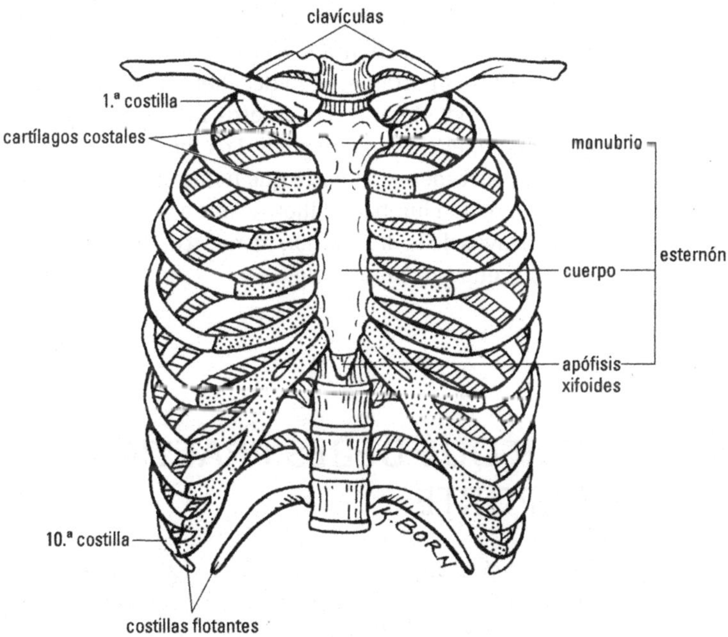

FIGURA 5-4: Huesos de la caja torácica

Extremidades

¡Mueve las cinturas!

Tenemos dos cinturas que unen las extremidades al tronco: la *cintura escapular*, que rodea la columna vertebral por su parte superior, y la *cintura pélvica*, que la rodea por la parte inferior.

La cintura escapular consiste en las dos *clavículas* y los dos *omóplatos*. En la lámina a color titulada "Principales huesos del esqueleto" (parte central del libro) puedes ver las diferentes partes de la cintura escapular.

Las clavículas se unen al *manubrio* del esternón. Este es el único punto de unión de la cintura escapular al tronco; por ello, los hombros tienen un amplio margen de movimiento, pero también tienden a dislocarse.

La cintura pélvica (figura 5-5) está formada por los huesos ilíacos o *coxales* (que soportan el peso del cuerpo, por lo que han de ser fuertes), el *sacro* y el *cóccix*. Los huesos ilíacos o coxales están formados por el *ilion*, el *isquion* y el *pubis*. Los iliones es lo que tal vez pienses que son las caderas; la parte que notas que sobresale es la *cresta ilíaca*. En la región lumbar, el ilion se une a la columna vertebral en el sacro, a través de la *articulación sacroilíaca*, un punto muy conocido por aquellos que sufren lumbalgia.

POR QUÉ DEBES PRACTICAR DEPORTE

Tal vez sepas que el ejercicio aeróbico y levantar peso es bueno para el corazón y los músculos, pero ¿sabías que también es bueno para los huesos? El ejercicio, sobre todo si implica usar caderas y piernas, como caminar, correr, ir en bicicleta y levantar pesas, estimula la remodelación, lo que conlleva huesos más fuertes y densos. Por eso, el ejercicio es bueno para evitar la osteoporosis o pérdida de densidad ósea. Ejercitar los músculos también ejercita los huesos y articulaciones, lo que mantiene la flexibilidad y la fuerza.

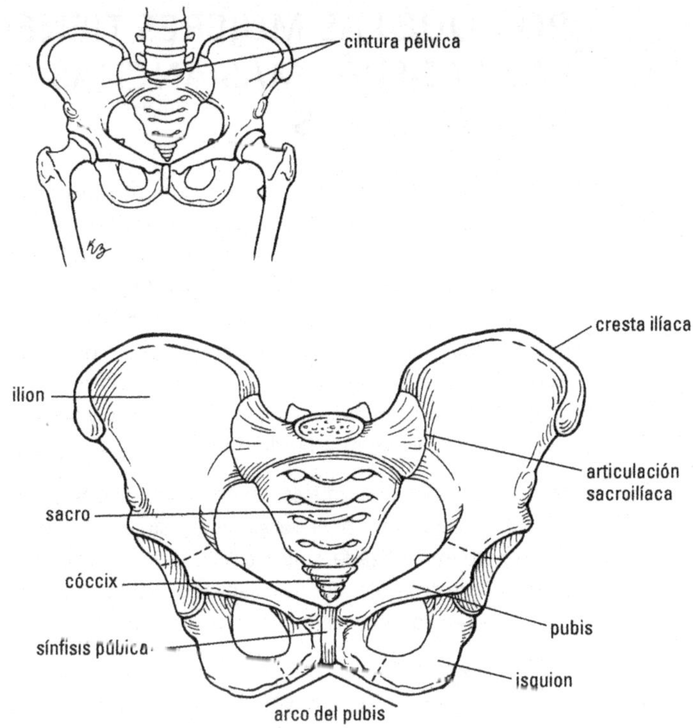

FIGURA 5-5: Huesos de la pelvis

Los *isquiones* están en la parte inferior de la cadera, uno en cada glúteo. Es probable que ahora mismo estés sentado sobre las *tuberosidades isquiáticas*, que sobresalen hacia fuera y son el punto donde se unen los ligamentos y tendones de las extremidades inferiores. La *espina ciática*, donde se unen iliones e isquiones, está en la cavidad pélvica. De la distancia entre las espinas ciáticas de una mujer depende su capacidad para tener un parto vaginal, pues el bebé ha de pasar entre ellas.

Los huesos del *pubis* unen los huesos ilíacos por un fibrocartílago llamado *sínfisis púbica*. Los músculos del suelo pélvico se unen a la cintura pélvica en el pubis.

POR QUÉ LAS MUJERES TIENEN LAS CADERAS MÁS ANCHAS QUE LOS HOMBRES

Hombres y mujeres no tenemos la misma constitución. Entre otras diferencias, en una mujer los huesos ilíacos sobresalen más que en un hombre. El arco púbico femenino forma un ángulo obtuso (mayor de 90°) mientras que el masculino es agudo (menor de 90°). La pelvis menor o verdadera de una mujer (el espacio formado por los huesos púbicos, los isquiones, la parte inferior de los iliones y el sacro) es más ancha y redondeada, mientras que en un hombre tiene forma de embudo. El sacro de las mujeres es más ancho y se inclina hacia atrás y el cóccix se mueve más fácilmente.

Estas diferencias anatómicas tienen un objetivo fisiológico: el parto. El bebé ha de pasar por la pelvis menor sin atascarse. Cuando una mujer está embarazada, segrega una hormona llamada *relaxina* que permite que se relajen los ligamentos que unen los huesos pélvicos, para que se separen y sean más flexibles durante el parto.

Sin embargo, los huesos no siempre vuelven a su posición original después del parto. Tal vez sea una especie de "premio" fisiológico para que el segundo parto sea más fácil.

Brazos

La cabeza del húmero se une al omóplato a través de la *cavidad glenoidea*. Los músculos que mueven el brazo y el hombro están unidos al *troquín* y el *troquíter* del húmero, entre las cuales está la corredera bicipital, en la que se introduce el tendón del bíceps. El húmero también se une al deltoides del hombro en la V deltoidea, lo que te permite subir y bajar el brazo.

RECUERDA

El radio es el hueso que está en el lado del dedo pulgar. Es más corto pero más grueso que el cúbito.

Tanto el radio como el cúbito están conectados con los huesos de la muñeca. La muñeca contiene ocho huesos cortos llamados *carpianos*; los ligamentos que los unen están muy apretados, pero los numerosos huesos permiten que la muñeca se pueda doblar fácilmente. Los ocho huesos carpianos se disponen en dos filas. La hilera proximal (más alejada de la punta de los dedos) contiene el escafoides, el semilunar, el piramidal y el pisiforme (del dedo pulgar al meñique). La hilera distal (también del pulgar al meñique) contiene el trapecio, el trapezoide, el hueso grande y el ganchoso.

La palma de la mano contiene cinco huesos llamados *metacarpianos*, cuyos extremos son los nudillos. Los dedos están formados por huesos llamados *falanges*. Cada dedo tiene tres falanges: la *proximal*, unida al nudillo; la *media*, y la *distal*, que es el hueso de la punta. El dedo pulgar solo tiene dos falanges, por lo que hay quien dice que no es un verdadero dedo.

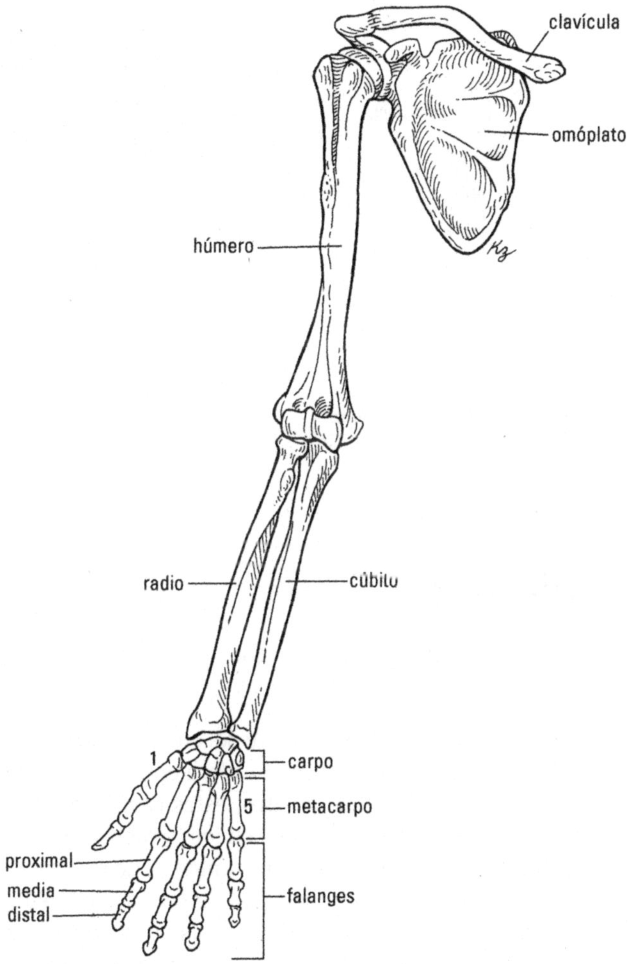

FIGURA 5-6: Huesos del brazo y la mano

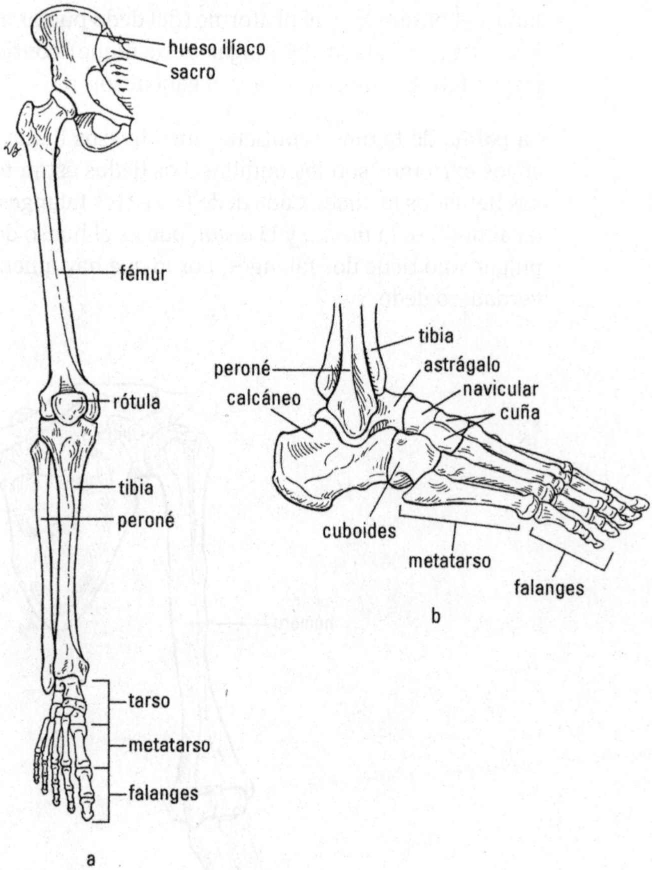

FIGURA 5-7: Huesos de la pierna y el pie

Piernas

RECUERDA

El término *falange* se refiere tanto a los huesos de la mano como a los del pie.

El fémur es el hueso más fuerte del cuerpo y también el más largo. La cabeza del fémur encaja en la cadera en una cavidad llamada *cotiloidea* o *acetábulo*. En las mujeres, estas cavidades son más pequeñas, pero están más separadas que en los hombres, lo que les permite tener una mayor amplitud de movimiento. Los *trocánteres mayor* y *menor* del fémur son las superficies de las que se unen los músculos de piernas y glúteos. Se trata de apófisis que se encuentran solo en este hueso. La *línea áspera* es una cresta en la parte posterior del fémur a la que se unen varios músculos.

El fémur forma la rodilla junto con los huesos de la parte inferior de la pierna. La rótula está unida a la parte inferior del fémur. Los ligamentos de la rótula se unen a la *tuberosidad tibial*. El extremo inferior interno de la tibia tiene una protuberancia llamada *maléolo interno*, que forma la parte interior del tobillo.

La tibia, llamada también *espinilla*, es más gruesa que el peroné y se encuentra en la parte interior de la pierna. Ambas tienen una longitud similar. La parte inferior externa del peroné es el *maléolo externo*, que forma la parte exterior del tobillo.

La anatomía del pie se parece mucho a la de la mano. El tobillo o *tarso*, similar a la muñeca, está formado por siete huesos tarsianos, de los cuales solo uno forma parte de una articulación con una gran variedad de movimientos: el astrágalo. Este hueso une la tibia y el peroné y permite los movimientos del tobillo. Por debajo de él se encuentra el mayor hueso tarsiano: el *calcáneo* o hueso del talón. El astrágalo y el calcáneo ayudan a soportar el peso del cuerpo. Los otros huesos tarsianos son el cuboides en el exterior, el *navicular* y las *cuñas* lateral, intermedia y medial.

El empeine se parece a la palma de la mano, y, al igual que esta, tiene metacarpianos y falanges, pero el pie tiene metatarsianos y falanges. Los extremos de los metatarsianos en la planta del pie forman la almohadilla. Los huesos tarsianos y metatarsianos, unidos por ligamentos y tendones, forman el arco del pie. Al igual que en la mano, los dedos del pie tienen tres falanges (proximal, media y distal), salvo el pulgar.

UNA SÓLIDA BASE

El arco del pie ayuda a absorber los golpes que reciben los pies al caminar o correr, así como a distribuir el peso del cuerpo entre el *calcáneo* y el *astrágalo*. El talón, el tobillo y los metatarsianos soportan una gran cantidad de peso; si los ligamentos y tendones que forman el puente, así como los tarsianos y metatarsianos, son débiles, se tienen pies planos. Una persona con pies planos es más propensa a sufrir juanetes o espolones calcáneos, lo que puede ser muy doloroso. Los pies planos también provocan dolor en las rodillas, en las caderas y en la zona lumbar.

Articulaciones y movimiento

Una *articulación* es una unión entre dos huesos. Como veremos en esta sección, algunas articulaciones se mueven libremente, otras menos y otras nada.

Tipos de articulaciones

Las articulaciones, que pueden ser de diferentes tamaños y formas, se clasifican por el tipo de movimiento que permiten o por su estructura.

Según la estructura

Las articulaciones pueden ser de tres categorías según el tipo de tejido conjuntivo presente en la unión de los huesos:

- **Fibrosa:** huesos unidos por un tejido conjuntivo denso con numerosas fibras de colágeno.
- **Cartilaginosa:** huesos unidos por hialino o fibrocartílago.
- **Sinovial:** huesos recubiertos con cartílago hialino y unidos por una cápsula de tejido conjuntivo.

Sinartrosis

Son articulaciones que no se mueven, como las que existen entre los huesos del cráneo. Están unidas por una fina capa de tejido conjuntivo fibroso llamado *sutura*. Las suturas del cráneo son:

- **Coronal o frontoparietal:** une los huesos parietal y frontal.
- **Lambdoidea o parietooccipital:** une los huesos parietal y occipital.
- **Sagital o interparietal:** entre los huesos parietales.
- **Escamosa o parietotemporal:** entre los huesos parietal y temporal.

La mayoría de las articulaciones fibrosas son sinartrosis.

Anfiartrosis

Son articulaciones semimóviles conectadas por fibrocartílago o cartílago hialino, como los *discos intervertebrales* que unen las vértebras y permiten un ligero movimiento de las mismas.

La mayoría de las articulaciones cartilaginosas son anfiartrosis.

Diartrosis

Son articulaciones que se mueven libremente. En la tabla 5-2 se muestran los diferentes tipos.

Todas las diartrosis son *articulaciones sinoviales*: la *cápsula* crea una cavidad entre los dos huesos que se unen y que está llena de *líquido sinovial*, que ayuda a lubricar y a amortiguar la articulación. Los extremos de los huesos están recubiertos de cartílago hialino y el rango de movimiento permitido depende en gran medida de su forma.

TABLA 5-2: **Tipos de diartrosis**

Tipo de articulación	Descripción	Movimiento	Ejemplo
Enartrosis	Las superficies esféricas de los huesos encajan una en la otra, al ser una cóncava y otra convexa.	Movimientos circulares; se puede mover en todos los planos y permite la rotación.	Hombro, cadera
Condilartrosis	Las superficies de los huesos son alargadas, una cóncava y otra convexa.	Se puede mover en todos los planos, pero no puede rotar.	Nudillos
Artrodia	Superficies articulares planas o casi.	Deslizamiento o giro; movimiento en dos planos.	Muñeca, tobillo
Ginglimo	Una superficie cóncava y otra convexa.	Movimiento ascendente y descendente en un plano; se puede doblar o estirar.	Codo, rodilla
Trocoide	Un eje óseo y un anillo de otro hueso y ligamento.	El único movimiento posible es la rotación.	Articulación entre el radio y el cúbito, y entre el atlas y el axis
Encaje recíproco	Cada superficie tiene forma de silla de montar y encaja en la región similar del otro hueso.	Muchos movimientos posibles; se puede mover en diferentes planos, pero no se puede rotar.	Articulación entre los huesos carpianos y metacarpianos del pulgar

Tipos de movimientos

- **Abducción.** Separación de un miembro del plano medio del cuerpo, como cuando haces un ángel en la nieve y abres brazos y piernas.
- **Aducción.** Aproximación de un miembro al plano medio del cuerpo; lo contrario, cuando los cierras.
- **Flexión.** Disminuye el ángulo de la articulación, como cuando presumes de bíceps.
- **Extensión.** Aumenta el ángulo; lo contrario, cuando dejas de presumir. La hiperextensión se produce cuando la parte del cuerpo supera la línea recta (180º), como al echar la cabeza hacia atrás por desesperación.
- **Elevación.** Levantar un miembro, como cuando levantas el brazo en clase.
- **Depresión.** Bajarlo.
- **Eversión.** Se da solo en el pie, cuando la planta se gira hacia fuera.
- **Inversión.** Cuando la planta del pie se gira hacia dentro.
- **Supinación.** Se da solo en el antebrazo, cuando la palma de la mano se gira hacia arriba (para sujetar un tazón) o hacia delante.
- **Pronación.** Cuando se gira el antebrazo para que la palma mire hacia abajo o hacia atrás.
- **Rotación.** El movimiento de un miembro sobre su propio eje, como cuando dices que no con la cabeza.
- **Circunducción.** El movimiento de un miembro en círculos.

Fisiopatología del sistema óseo

Los huesos y articulaciones son muy fuertes, pero están expuestos a lesiones, a los efectos del envejecimiento y a enfermedades, como cualquier otra parte del cuerpo. Aquí veremos algunos de los problemas más comunes.

Curvatura anómala

Una curvatura anómala en la espalda puede ser la causa de mucho dolor y otros problemas. Si la curvatura de la columna lumbar es exagerada, hablamos de *lordosis* o incluso de *hiperlordosis*. Esto es normal en las mujeres embarazadas porque necesitan equilibrar el peso de la barriga. Pero, a veces, la curvatura se mantiene después del embarazo, si los músculos abdominales debilitados no pueden sujetar la columna lumbar en su posición habitual. Es bueno desarrollar el hábito de mantener los músculos abdominales apretados ("metiendo barriga", por así decirlo), pues ayuda a fortalecer la zona y a evitar la lordosis. Perder la barriga cervecera también ayuda.

Las personas ancianas a menudo desarrollan *cifosis* (o *joroba*), una curvatura anómala de la columna en la zona torácica. La degeneración natural y la compresión de las vértebras lleva a estirar las regiones cervical y lumbar y a sacar hacia fuera las vértebras torácicas. La osteoporosis empeora la situación.

Otra anomalía es la *escoliosis* o curvatura de la columna hacia los lados. Es evidente a finales de la infancia y principios de la adolescencia, cuando solemos ser más tímidos. Si se mira la espalda por detrás, se ve una curvatura en forma de S, lo que no ocurre en una persona sana.

Osteoporosis

Es una enfermedad en la que los huesos se vuelven más frágiles de manera progresiva y dolorosa. En cierta medida, es un proceso inevitable del envejecimiento, pero si se pierde demasiada densidad y aparecen pequeñas fracturas, se sufre osteoporosis. El proceso de reabsorción ósea u osteoclasia (osteoclastos que eliminan la matriz) continúa, aunque los osteoblastos (las células que desarrollan el hueso) son menos activos, por lo que se pierde más hueso del que se crea. La osteoporosis aparece con mayor frecuencia en mujeres posmenopáusicas porque pierden el efecto protector del estrógeno en los huesos.

La osteoporosis afecta a todos los huesos, pero las fracturas son más frecuentes en la cadera y la columna. Una fractura de cadera requiere casi siempre hospitalización y cirugía mayor. Puede afectar a la capacidad de la persona a caminar sola y causar incapacidad prolongada o permanente, e incluso la muerte. Las fracturas vertebrales también suelen ser graves y conllevar la pérdida de altura, dolor de espalda agudo y deformidades.

Fisura palatina

Se trata de una malformación congénita bastante habitual que se produce si los huesos palatinos o maxilares no se sueldan durante el desarrollo fetal y la cavidad nasal y bucal quedan conectadas. Puede afectar solo a los huesos palatinos o formar parte de un síndrome de problemas de desarrollo. Se trata con cirugía cuando el niño es aún pequeño.

Artritis

Este nombre se aplica a muchas afecciones caracterizadas por la inflamación de las articulaciones. Es dolorosa y puede dificultar el movimiento. La inflamación crónica puede llegar a dañar los tejidos de la articulación (hueso y cartílago). El tratamiento consiste en controlar el dolor, reducir la inflamación y ralentizar el avance del daño en la articulación.

Suele estar relacionada con problemas de inmunidad, pues la inflamación es una respuesta habitual del sistema inmunitario, pero la inflamación crónica de las articulaciones es fisiopatológica. Algunos tipos de artritis son:

- **Artrosis.** Es la más habitual. A medida que se envejece y se acumulan estragos por el uso, aparece la inflamación leve, que puede hacer que el cartílago de la articulación se vuelva más fino y pierda elasticidad. Puede darse a cualquier edad. Muchas personas sufren artrosis en las articulaciones de los dedos.
- **Artritis reumatoide.** Es otra dolencia autoinmune que comienza con la inflamación de la *cápsula sinovial*. Años después, las células inflamadas de dicha membrana producen enzimas que destruyen tanto el hueso como el cartílago, lo que reduce el movimiento y aumenta el dolor.
- **Artritis reumatoide juvenil.** Es el problema más habitual en niños menores de dieciséis años, una afección autoinmune. Como en otros casos, los síntomas son inflamación, dolor articular y rigidez.
- **Espondiloartritis anquilosante.** Afecta a la columna vertebral y las articulaciones sacroilíacas. La inflamación crónica puede hacer que la columna se vuelva rígida y quebradiza. También puede afectar a los ojos, corazón, pulmones y riñones.

» **Gota.** Es una forma de artritis causada por depósitos cristalizados de ácido úrico en las articulaciones, lo que daña el cartílago, la cápsula sinovial, los tendones e incluso los músculos. Las complicaciones incluyen cálculos renales, neuropatías y problemas circulatorios. Existen fármacos que reducen la cantidad de ácido úrico en la sangre para evitar que se acumule en las articulaciones.

Fracturas

Si los huesos se exponen a una fuerza mayor de la que pueden soportar, se rompen. Las fracturas se clasifican por su forma, por si cubre la totalidad del hueso o no, o por si atraviesa la piel o no (abierta o cerrada). En las fracturas por aplastamiento el hueso se desmigaja, pero no se rompe; son un tipo de fractura habitual que tiene su raíz en alguna enfermedad en lugar de en un trauma.

El cuerpo tiene su propio proceso de reparación de fracturas, similar a la remodelación, pero la clave para que se cure bien es *reducir* (alinear correctamente el hueso) e *inmovilizar* (mediante escayola, placas o tornillos).

EN ESTE CAPÍTULO

- **Cómo te mueve el sistema muscular**
- **Los tres tipos de tejido muscular**
- **La lista de músculos esqueléticos**
- **Algunas afecciones de los músculos esqueléticos**

Capítulo 6
Los músculos: ¡en marcha!

Los tejidos musculares siempre están funcionando. Colaboran con otros órganos del cuerpo, pero el sistema muscular está especializado en el movimiento: para que entren y salgan aire y comida; para que circule la sangre; para que cambies de postura; para que te muevas...

Todos los tejidos musculares son fuertes. La mayoría son resistentes hasta niveles que pueden sorprendernos. Sus células están llenas de *mitocondrias*, miles de minúsculas fábricas que producen moléculas de ATP de forma constante. Las células musculares utilizan este combustible para fabricar proteínas fuertes y flexibles.

Todo el trabajo de los tejidos musculares se realiza por la contracción y secreción coordinadas de millones de *sarcómeras*, minúsculas estructuras que están en el interior de las células musculares. La actividad muscular supone la mayoría del consumo energético del cuerpo.

Funciones del sistema muscular

Los *músculos esqueléticos* mueven los huesos. Suponen una parte importante de tu masa corporal y la mayor parte de lo que comes acaba como combustible para su metabolismo. A continuación veremos para qué necesitan toda esa energía.

Sujetarte

Los músculos están unidos a los huesos y a la piel con varios tipos de tejido conjuntivo de por medio, así que mantienen tu cuerpo unido. Junto con la piel y el esqueleto, los músculos protegen a los órganos internos de lesiones derivadas de impactos o penetraciones.

Además, y no te lo tomes a mal, tu cuerpo pesa y, como con el resto de las cosas, la gravedad lo atrae hacia el centro del planeta. Pero la gravedad no atrae solo a los pies, sino a todo tu cuerpo. Si la gravedad se saliera con la suya, ahora mismo estarías tumbado en el suelo. Tus músculos tiran de tu peso hacia arriba y te mantienen recto. Con el tiempo, la gravedad acabará ganando; mientras tanto, tus músculos necesitan combustible y descanso.

Moverte

Al contraer y relajar un músculo, el hueso al que está unido se mueve, y todos los tejidos que están unidos a él, como cuando levantas el brazo. Este tipo de movimiento te permite moverte en el espacio, caminar, correr, nadar, patinar, bailar...

La contracción muscular también es responsable de movimientos más pequeños, como parpadear, dilatar las pupilas y sonreír.

Mantenerte en equilibrio

Hay otra relación muy estrecha, que escapa a tu control, entre algunas células musculares y el sistema nervioso, gracias a la cual te mantienes en equilibrio. Esta interacción se llama *tono muscular* y te permite llevar la cabeza bien alta.

Si caminas cuesta arriba por un terreno abrupto, el tono muscular activa tus músculos abdominales y lumbares de manera diferente a cuando caminas por casa. También puede que uses los brazos para compensar la gravedad con una precisión que nunca conseguirías de manera consciente. Los mecanismos del tono muscular están activos cada minuto del día por debajo de tu nivel consciente, incluso mientras duermes.

El tono muscular se basa en los *husos neuromusculares*, células musculares especializadas incrustadas en fibras musculares y conectadas con el sistema nervioso central. Los husos envían mensajes sobre la posición del cuerpo a través de la médula espinal hasta el encéfalo. El encéfalo envía señales a través de la médula y los nervios hasta los husos sobre qué músculos contraer y cuáles relajar.

Mantener la temperatura corporal

El músculo contribuye a la *homeostasis* al generar calor para equilibrar la pérdida térmica en la superficie corporal. La contracción muscular utiliza energía de la degradación de ATP y genera calor como subproducto. Los escalofríos son una serie de contracciones musculares que generan calor adicional para mantener la temperatura si hace frío. Si el calor generado por los músculos hace que la temperatura suba en exceso, se activan otros procesos termorreguladores, como el sudor.

Removerte por dentro

Los otros dos tipos de tejidos musculares, liso y cardiaco, tienen otras funciones importantes de las que hablaremos en otros capítulos. Aquí daremos una visión general de los músculos que hacen que te muevas por dentro sin que te des cuenta.

Miocardio

El miocardio que conforma las paredes del corazón se contrae rítmicamente para bombear sangre por las arterias. Golpea con tanta fuerza que las paredes de las arterias se expanden brevemente (lo que notas como pulso). Sin embargo, la sangre ha de tener la fuerza suficiente en el momento en que llega a los capilares para empujar el plasma. Por eso la presión arterial es tan importante. El músculo liso que se encuentra en las paredes de las arterias ayuda a controlar todo esto y se contrae para estrechar el vaso o se relaja para dilatarlo. Un daño a este nivel es una de las causas de *arteriosclerosis* (endurecimiento de las arterias).

Diafragma

Es un músculo esquelético cuya contracción y relajación permite que entre y salga aire de los pulmones.

Músculo liso digestivo

Los órganos del tubo digestivo tienen paredes de músculo fino que se contrae para se mueva el bolo digestivo, como si de una cinta transportadora se tratara.

Esfínteres

Son, en esencia, válvulas: anillos de músculo liso que, si están en reposo, se mantienen totalmente contraídos para evitar que el material se salga; al relajarse, permiten el paso del material. Tenemos esfínteres en diferentes puntos del sistema digestivo, de principio a fin, y en otras partes del cuerpo.

La mayor parte de los esfínteres no están bajo control consciente. De dos de ellos (el urinario, que mantiene la orina dentro de la vejiga, y el anal, que mantiene las heces en el colon) llegamos a tener un control consciente hacia los dos años, lo que nos permite eliminar los desechos corporales en situaciones culturalmente apropiadas.

Los hombres tienen unos esfínteres urinarios más fuertes que las mujeres, lo que implica que pueden retener el doble de orina en la vejiga (hasta 800 ml) el doble de tiempo.

Tipos de tejidos musculares

Un tipo de tejido muscular no es lo mismo que un músculo. Tienes cientos de músculos, que se dividen en tres tipos de tejidos musculares: *esquelético*, *cardiaco* y *liso*.

El tejido muscular está formado por células diferentes a las del resto del cuerpo; incluso difieren entre sí según el tipo del tejido muscular al que pertenezcan. Sin embargo, todas estas células musculares:

» **Tienen uno o varios núcleos.** Las células pertenecientes al músculo cardiaco y liso tienen un núcleo, mientras que las del músculo esquelético tienen varios, pues durante el desarrollo del tejido muscular esquelético varias células se unen en otra más grande y se mantienen la mayoría de los núcleos dentro de una misma membrana plasmática.

» **Tienen estriación.** El músculo esquelético es *estriado*, lo que quiere decir que se pueden ver tiras claras y oscuras al microscopio. Los cardiomiocitos también son estriados.

Los miocitos (células musculares) se pueden categorizar por el tipo de contracción: las de los cardiomiocitos y las células musculares lisas son *involuntarias* o inconscientes (sistema nervioso autónomo), mientras que las del músculo esquelético son *voluntarias*.

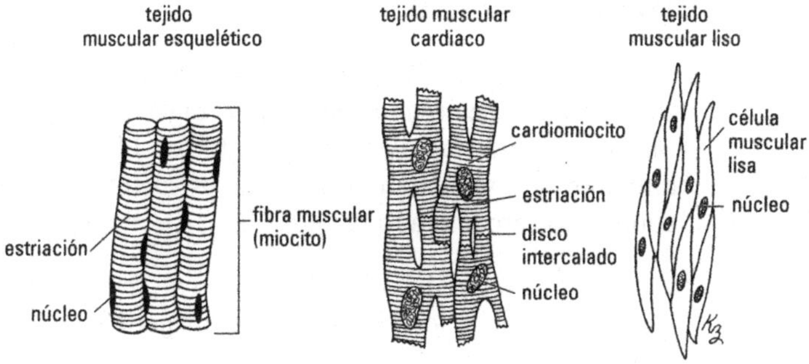

FIGURA 6-1: Tipos de tejidos de miocitos

Músculo esquelético

Como todo el material fibroso, debe su fuerza a la unión de fibras individuales. Tiene dos características: está hecho de proteína y se renueva y repara constantemente. Además, está conectado al sistema nervioso. Las neuronas motoras transmiten impulsos para hacer que un miocito se contraiga.

Las células del músculo esquelético, que los fisiólogos llaman *fibras*, son cilindros que suelen ir a lo largo del músculo. Cada fibra tiene varios núcleos.

En las fibras musculares están las *miofibrillas*, formadas por *sarcómeras*, las unidades anatómicas colocadas linealmente (de extremo a extremo) a lo largo de la miofibrilla. Una sarcómera es la unidad funcional de la contracción muscular.

Músculo cardiaco

El corazón tiene su propio tejido muscular, el *miocardio*. Sus células (fibras) tienen un solo núcleo y son cilíndricas. Al contrario de lo que sucede en el músculo esquelético, las fibras del miocardio están entretejidas, lo que favorece la rápida transmisión del impulso de contracción. Las células del miocardio son estriadas, como las del músculo esquelético. La contracción es *involuntaria*, como en el músculo liso, y autónoma, lo que significa que se produce sin el estímulo de un nervio. Entre cada contracción, las fibras se relajan por completo.

Músculo liso

Se encuentra en las paredes de los órganos y las estructuras de muchos sistemas de órganos, incluido el digestivo, el urinario, el respiratorio, el cardiovascular y el reproductor. El tejido muscular liso es diferente de los dos anteriores por estructura celular y funciones, aunque las sarcómeras son parecidas.

Las fibras (células) del músculo liso son *fusiformes* (gruesas en el centro y estrechas en los extremos) y se disponen para formar capas de tejido; no son estriadas.

La contracción del músculo liso suele ser lenta, fuerte y duradera; de hecho, algunos músculos lisos, en especial los esfínteres, están en una contracción constante. El parto es una de las pocas ocasiones de la vida en la que se experimenta conscientemente la contracción de un músculo liso, aunque no se pueda controlar.

Mueve el esqueleto

Los músculos esqueléticos que se contraen simultáneamente para mover un miembro son sinérgicos. El músculo que hace la mayor parte es el principal. Los que se relajan son los antagonistas. Por ejemplo, al doblar el brazo para tocarte el hombro, el bíceps se contrae mientras que el tríceps se relaja. Las acciones son opuestas, pero las necesitas ambas para doblar el brazo.

Nombres de los músculos esqueléticos

Prepárate, te vamos a decir los nombres de los músculos de los pies a la cabeza, literalmente. Consulta la lámina a color titulada "Sistema muscular" (parte central del libro) mientras lees esta sección.

Desde la coronilla

En la cabeza tienes músculos que realizan tres funciones básicas: masticar, gesticular y mover el cuello. Mover las orejas no cuenta.

Para masticar utilizas los músculos *masticadores*. El *masetero*, que va del *hueso cigomático* (el pómulo) hasta el maxilar (*mandíbula*) inferior, es el principal músculo masticador. El *músculo temporal*, con forma de abanico, ayuda al masetero a cerrar la mandíbula. Se apoya en la parte superior del hueso temporal del cráneo (figura 6-2).

Para sonreír, fruncir el ceño o hacer muecas usas varios músculos. El *frontal* y el *corrugador superciliar* te hacen alzar las cejas y que parezcas preocupado o enfadado (como si tu frente pareciera cartón corrugado). El *músculo orbicular* de los párpados rodea el ojo (el término latino *orbit* significa 'rodear'), te permite parpadear y es el culpable de las patas de gallo que aparecen cuando sonríes. El *orbicular* de la boca es el que utilizas para dar un beso (figura 6-3).

Si tocas la flauta o cualquier instrumento de viento sabrás lo que puede hacer el *buccinador* que tienes en la mejilla, pues te permite silbar y mantiene la comida en contacto con los dientes mientras masticas. ¿Recuerdas el hueso cigomático? Bueno, pues el *músculo cigomático* recorre las mejillas hasta las comisuras de los labios y te ayuda a sonreír.

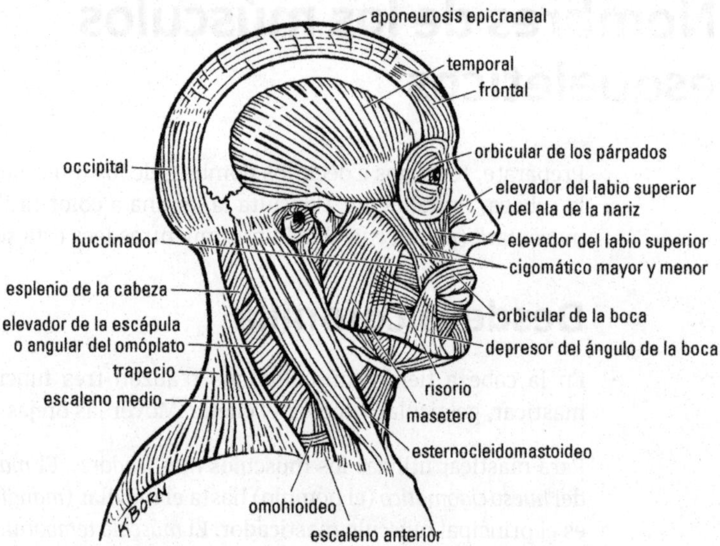

FIGURA 6-2: Músculos de la cabeza y el cuello

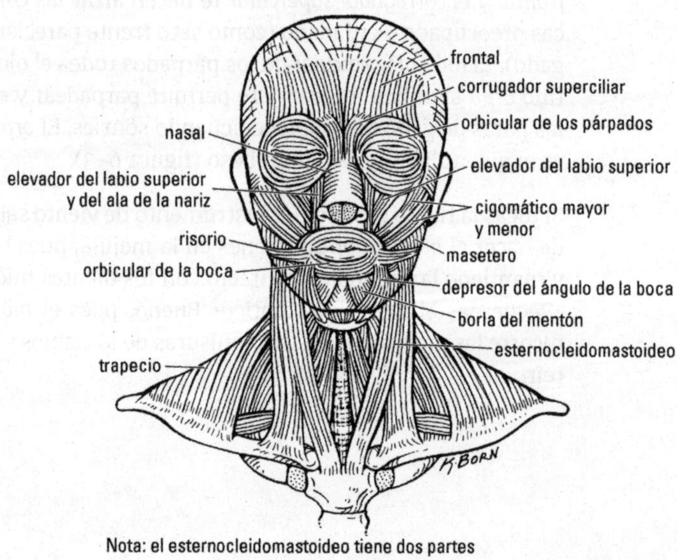

Nota: el esternocleidomastoideo tiene dos partes

FIGURA 6-3: Músculos de la cara

Cuando mueves la cabeza para decir "sí" o "no", el *esternocleidomastoideo* (ECM) entra en acción. Tienes dos, uno a cada lado del cuello. Sí, es un nombre largo y feo, pero indica a dónde se une: al esternón, las clavículas y la apófisis mastoidea del hueso temporal del cráneo. Si se contraen ambos músculos, puedes tocar el esternón con el mentón. Si contraes solo uno, inclinas la cabeza hacia el mismo lado o la giras hacia el lado opuesto.

Si inclinas la cabeza para mirar al cielo o si te encoges de hombros, estás usando el *trapecio*. Es un músculo antagonista del ECM. Como indica su nombre, tiene forma de trapecio, va desde la base del cráneo hasta las *vértebras torácicas* y está unido a los omóplatos. Así, trapecio y ECM unen la cabeza al tronco. Puedes ver el trapecio en la figura 6-5.

Tronco

RECUERDA

Los músculos del tronco tienen importantes funciones. No solo sujetan el cuerpo, sino que también están conectados con las extremidades para que te puedas mover, te permiten inhalar y exhalar y protegen tus órganos internos.

En el pecho (ver parte anterior o ventral en la figura 6-4), el *músculo pectoral mayor* conecta el tronco por el esternón y las clavículas al brazo por el húmero. Los pectorales también protegen las costillas, el corazón y los pulmones. Los *músculos intercostales internos*, situados entre y alrededor de las costillas, ayudan a mover la caja torácica para respirar. Pero los mayores músculos del tronco son los abdominales.

CONSEJO

Los *abdominales* forman la parte central del cuerpo. Si son débiles, la espalda también lo será, ya que ayudan a flexionar la columna vertebral. Si la columna no se dobla fácilmente, los músculos unidos a ella pueden sobrecargarse y debilitarse. Los músculos del abdomen y la espalda están unidos a las extremidades superiores e inferiores, por lo que, si el abdomen y la espalda son débiles, las extremidades pueden tener problemas.

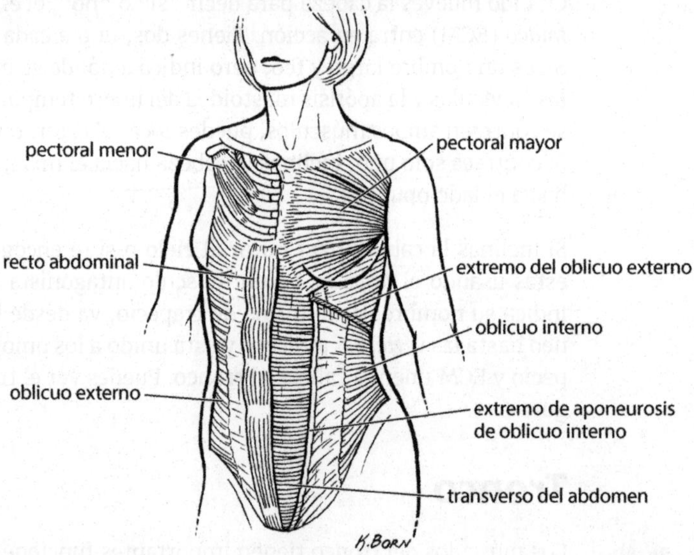

FIGURA 6-4: Músculos del pecho y abdomen

Los músculos del abdomen son finos, pero el hecho de que sus fibras se orienten en diferentes direcciones aumenta su fuerza. Este efecto entretejido hace que los tejidos sean más resistentes que si estuvieran todos en la misma dirección. Lo mismo ocurre con los bloques de construcción de juguete: si una capa es perpendicular a la que se encuentra por debajo, la estructura es más resistente.

La "tableta de chocolate" del abdomen, el *recto abdominal*, forma la capa frontal de los músculos abdominales y va desde el hueso púbico hasta las costillas y el esternón. Su función es sujetar los órganos de la cavidad abdominopélvica y permitir que la columna vertebral se flexione.

Otras capas de músculos abdominales también sujetan los órganos por el lateral del abdomen y confieren robustez a la parte central del cuerpo. Los *músculos oblicuos externos* están unidos a las ocho costillas inferiores y descienden hacia el centro de la pelvis. Los *oblicuos internos* se encuentran justo por debajo en ángulo recto con los externos; van desde la cresta ilíaca en la parte superior de la cadera hasta las costillas inferiores.

Los músculos oblicuos internos y externos forman una X que sujeta el abdomen. El músculo más interno, el *transverso*, está situado en horizontal a través del abdomen y su función es sujetar la pared abdominal, empujar el diafragma hacia arriba para respirar y ayudar a que el cuerpo se incline hacia delante. Está conectado a las costillas inferiores y las vértebras lumbares y envuelve la cresta púbica y la *línea alba*, una banda de tejido conjuntivo que va en vertical desde la apófisis xifoides en la parte inferior del esternón hasta la *sínfisis púbica* (una tira de tejido conjuntivo que une los huesos ilíacos).

Los músculos de la espalda (figura 6-5) dan fuerza, unen el tronco a las extremidades superiores e inferiores y protegen los órganos que se encuentran en la parte posterior del tronco (como los riñones). El *músculo deltoides* une el hombro a la clavícula, el omóplato y el húmero. Tiene la forma de un triángulo (como la letra griega delta: Δ) y te ayuda a levantar el brazo lateralmente. El *músculo dorsal ancho* es otro músculo ancho en forma de triángulo que empieza en la parte inferior de la columna (vértebras torácicas y lumbares) y llega hasta una cresta del húmero. Te permite bajar el brazo si lo tienes levantado, nadar y escalar.

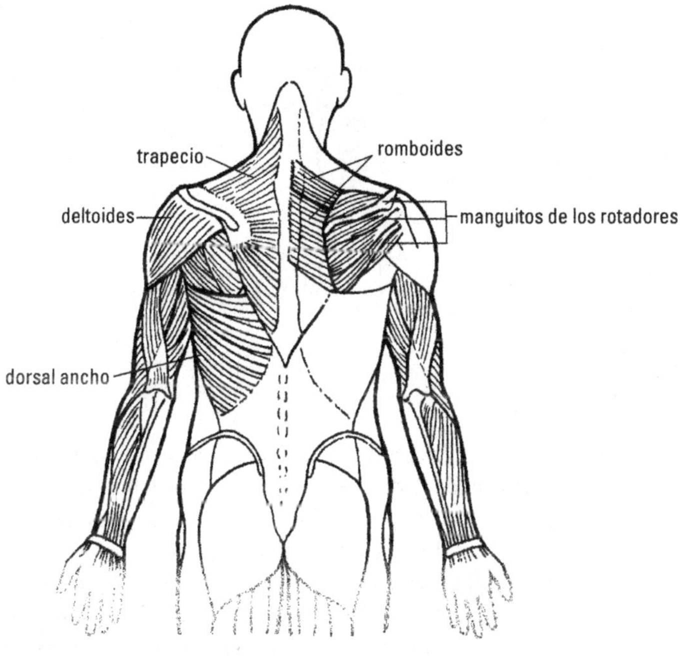

FIGURA 6-5. Vista posterior de los músculos del cuello y torso

Brazos

Uno de los músculos que une las extremidades superiores al tronco es el serrato anterior, situado justo debajo del sobaco (cuyo término anatómico es *axila*) y a un lado del pecho. Conecta el omóplato y las costillas superiores, y lo utilizas al empujar algo o al subir al brazo por encima de la horizontal. Tira del omóplato hacia abajo y hacia delante.

Aunque el *bíceps* y el *tríceps* son músculos situados en la parte superior (anterior) del brazo, su acción permite mover el antebrazo. La figura 6-6a muestra una vista anterior de la extremidad superior. El *bíceps* se llama así por unirse al omóplato en dos puntos; luego llega hasta el radio. El tríceps es el único músculo de la parte posterior del brazo (figura 6-6b); se llama así porque tiene tres puntos de unión: uno en el omóplato y dos en el húmero. Llega hasta el cúbito. En el brazo tienes otros músculos: el *braquiorradial*, que te ayuda a doblar el brazo por el codo, y el *supinador*, que gira el brazo para que tengas la palma de la mano hacia arriba o hacia abajo.

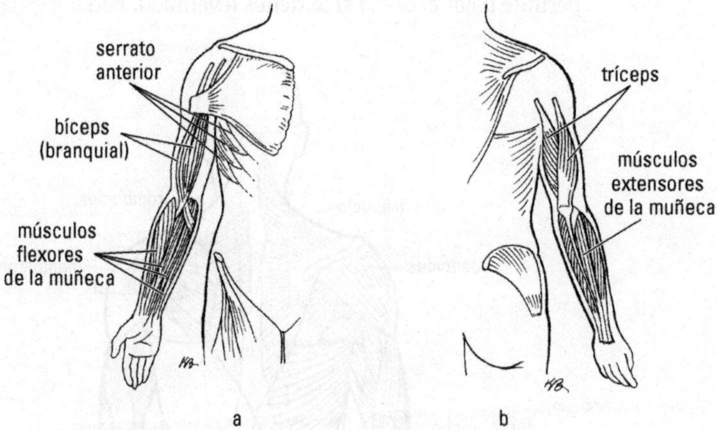

FIGURA 6-6: Músculos de la extremidad superior: anterior (a) y posterior (b)

En el antebrazo tienes músculos que controlan los movimientos precisos de los dedos: al escribir en el ordenador o al tocar el piano utilizas los músculos extensor y flexor comunes de los dedos para subirlos y bajarlos. El *flexor radial* y el *flexor cubital* del carpo (el primero unido al radio y el segundo al cúbito) te permiten flexionar la muñeca hacia delante o hacia atrás. El *extensor radial largo del carpo* (que pasa por los huesos carpianos) y el *corto*, así como el *extensor cubital del carpo*, doblan la muñeca hacia arriba.

RECUERDA

Los músculos del brazo mueven el antebrazo, y los músculos del antebrazo mueven la muñeca, manos y dedos. En los dedos no tienes músculos, solo tendones.

Piernas

Las extremidades inferiores se unen a los glúteos, y estos a las caderas. El iliopsoas une la extremidad inferior al tronco y consiste en dos músculos más pequeños: *psoas menor*, que une el muslo a la columna vertebral, y el *ilíaco*, que une el ilion de la cadera al fémur. El *sartorio*, por su parte, une la espina ilíaca y se une a la superficie interior de la tibia, por lo que va desde la cadera hasta la parte interior de la rodilla (figura 6-7a). Estos músculos estabilizan las extremidades inferiores y les aportan la fuerza necesaria para soportar el peso de tu cuerpo y hacer frente a la gravedad.

Algunos músculos de la extremidad inferior permiten mover el muslo en una gran variedad de posiciones. Con los músculos de las nalgas puedes estirar la pierna y mover la cadera para andar, escalar o saltar. El *glúteo mayor* es el mayor músculo de la nalga y también del cuerpo (figura 6-7a). Se opone al *iliopsoas*. El *glúteo medio*, que se encuentra detrás del mayor, te permite levantar la pierna lateralmente en un ángulo de 90º (*abducción* del muslo). Varios músculos sirven como *aductores*, es decir, mueven el muslo abducido de vuelta al plano medio. Entre estos músculos están el *pectíneo* y el *aductor largo*, que se lesionan si te da un tirón en un músculo de la ingle, así como el *aductor mayor* y el *grácil*, situados en la parte interior del muslo.

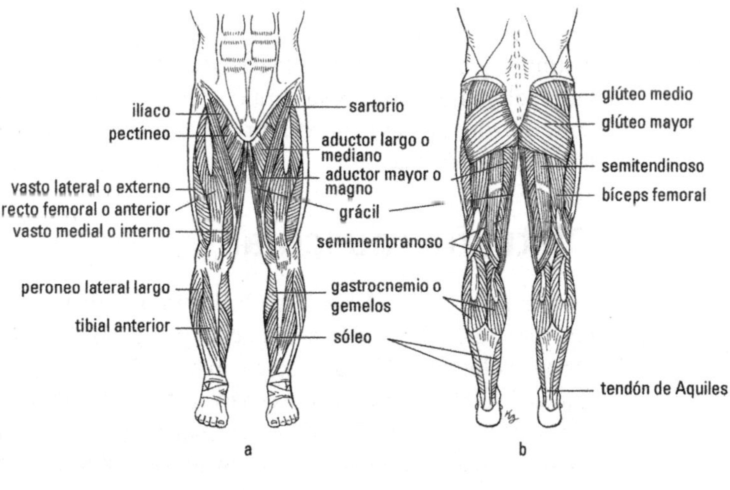

FIGURA 6-7: Músculos de la extremidad inferior: anterior (a) y posterior (b)

Otros cuatro músculos del muslo sirven para mover la parte inferior de la pierna: el *recto femoral*, el *vasto lateral*, el *vasto medial* y el *vasto intermedio*. Se les conoce como *cuádriceps* (femoral) (figura 6-7a).

Los *isquiotibiales* son los músculos opuestos al cuádriceps: el *bíceps femoral*, el *semitendinoso* y el *semimembranoso* están en la parte trasera del muslo (figura 6-7b) y te permiten doblar la parte inferior de la pierna y extender la cadera. Se insertan en la tuberosidad isquiática y en la tibia. Puedes sentir los tendones isquiotibiales por detrás de la rodilla.

Los músculos de la espinilla y la pantorrilla mueven el tobillo y el pie. Los músculos *gastrocnemios* o gemelos se originan en el fémur y se insertan en el *tendón de Aquiles*, por detrás del talón. Puedes sentir cómo se contraen si te pones de puntillas. El antagonista es el *tibial anterior*, que comienza en la tibia y se conecta en los metatarsianos del tobillo. Puedes sentir cómo se contrae si levantas los dedos del pie, con el talón en el suelo. Los *peroneos laterales largo* y *corto* están en la parte externa de la pierna y unen el peroné a los huesos del tobillo. Te ayudan a mover el pie. El *músculo extensor largo* de los dedos y el *flexor largo* de los dedos unen el peroné al pie y te permiten extender y flexionar los dedos del pie.

Fisiopatología del sistema muscular

Tenemos tanto tejido muscular esquelético que realiza funciones tan distintas que es normal que se desgaste. Las agujetas y roturas fibrilares solo requieren reposo para que el músculo se repare. Pero muchos trastornos graves pueden provocar dolor, discapacidad y reducir la esperanza de vida.

Distrofia muscular

Las distrofias musculares (DM) incluyen más de treinta enfermedades caracterizadas por la debilitación y degeneración progresivas de los músculos esqueléticos. Todas son hereditarias, pero varían en términos de difusión y alcance, la edad de inicio de los síntomas y el ritmo de avance. El pronóstico varía según el tipo de trastorno y su evolución. Algunos casos son leves y avanzan lentamente, mientras que otros producen una debilitación importante de los músculos y discapacidad funcional desde muy temprana edad. Algunos niños con DM mueren durante la infancia, mientras que otros llegan a la edad adulta con una incapacidad moderada.

Piel (corte transversal)

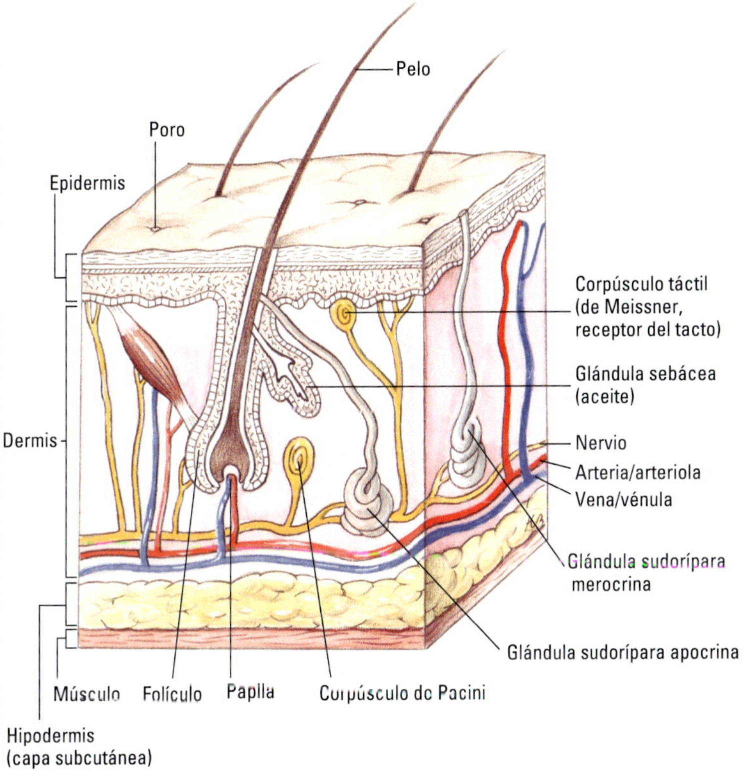

Las principales capas de la piel protegen al cuerpo del entorno (Capítulo 4).

Principales huesos del esqueleto

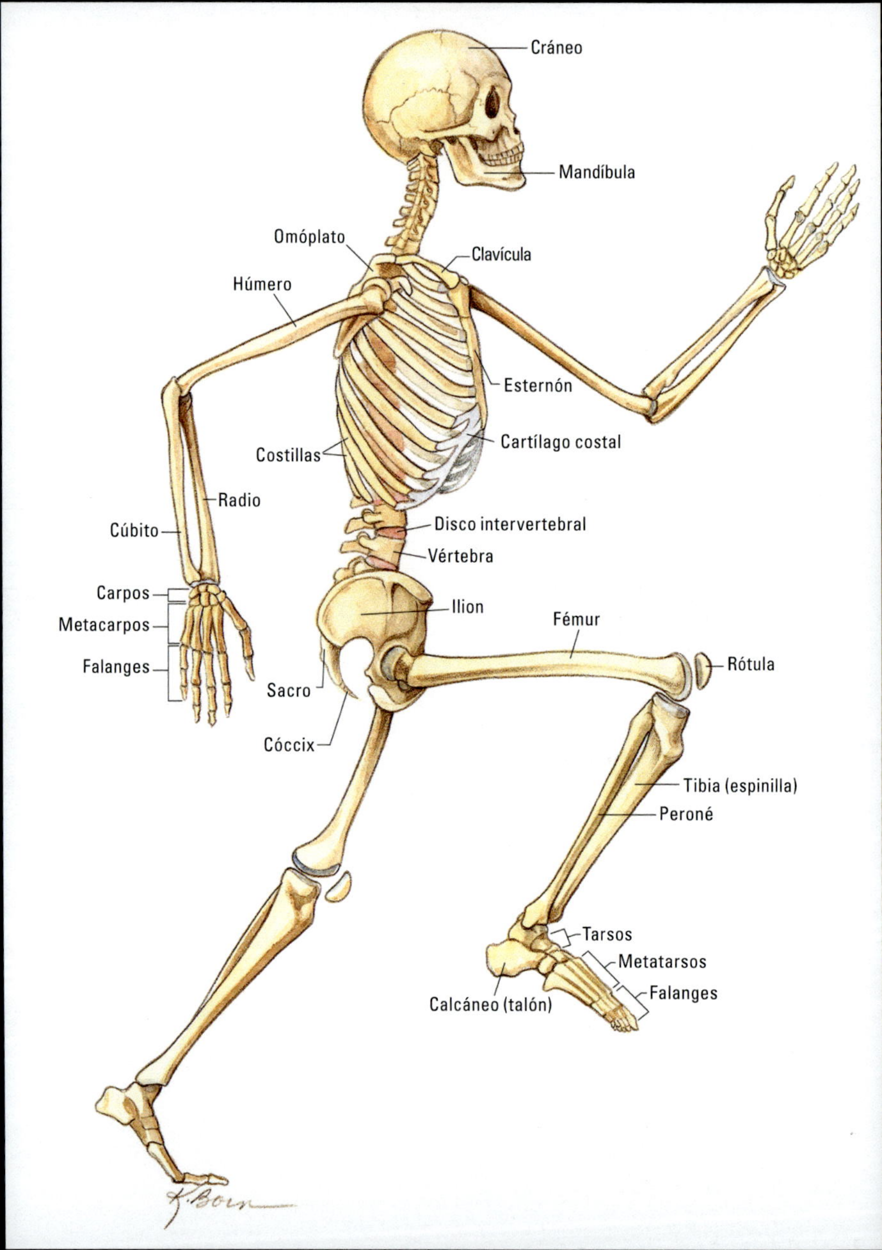

El esqueleto incluye los huesos y las articulaciones que los unen (Capítulo 5)

Sistema muscular

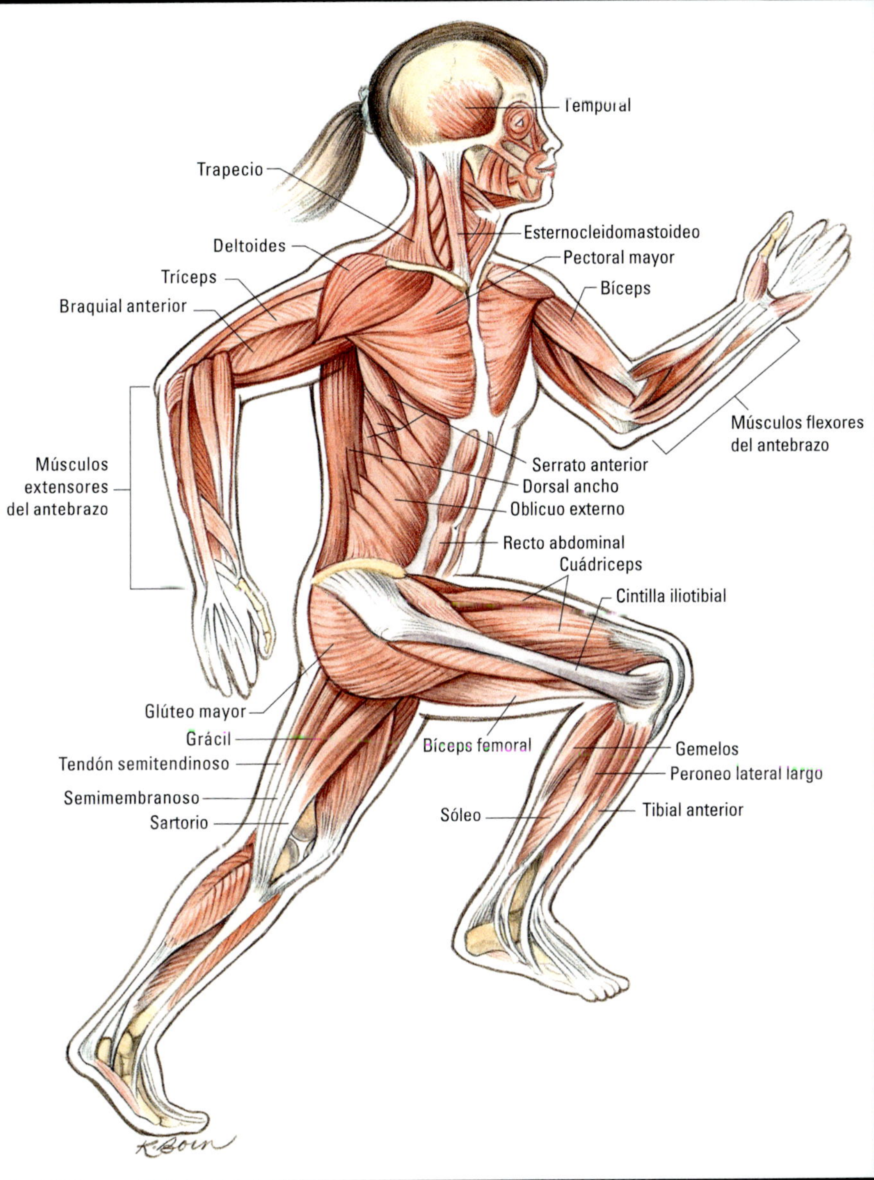

El sistema muscular, el esqueleto y el aparato nervioso mueven el cuerpo tanto en el espacio como por dentro (Capítulo 6).

Sistema nervioso

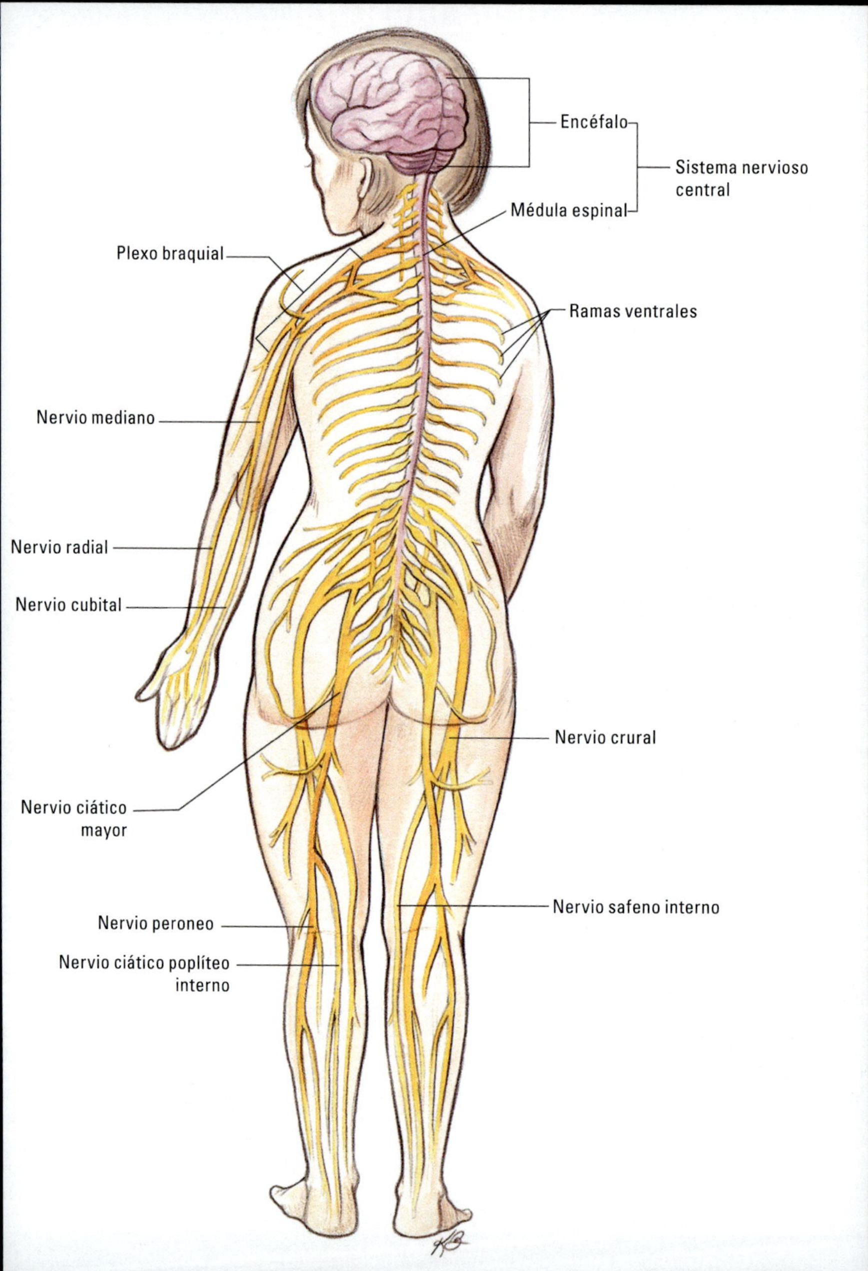

El sistema nervioso está compuesto por el sistema nervioso central y el periférico (Capítulo 7).

Glándulas del sistema endocrino

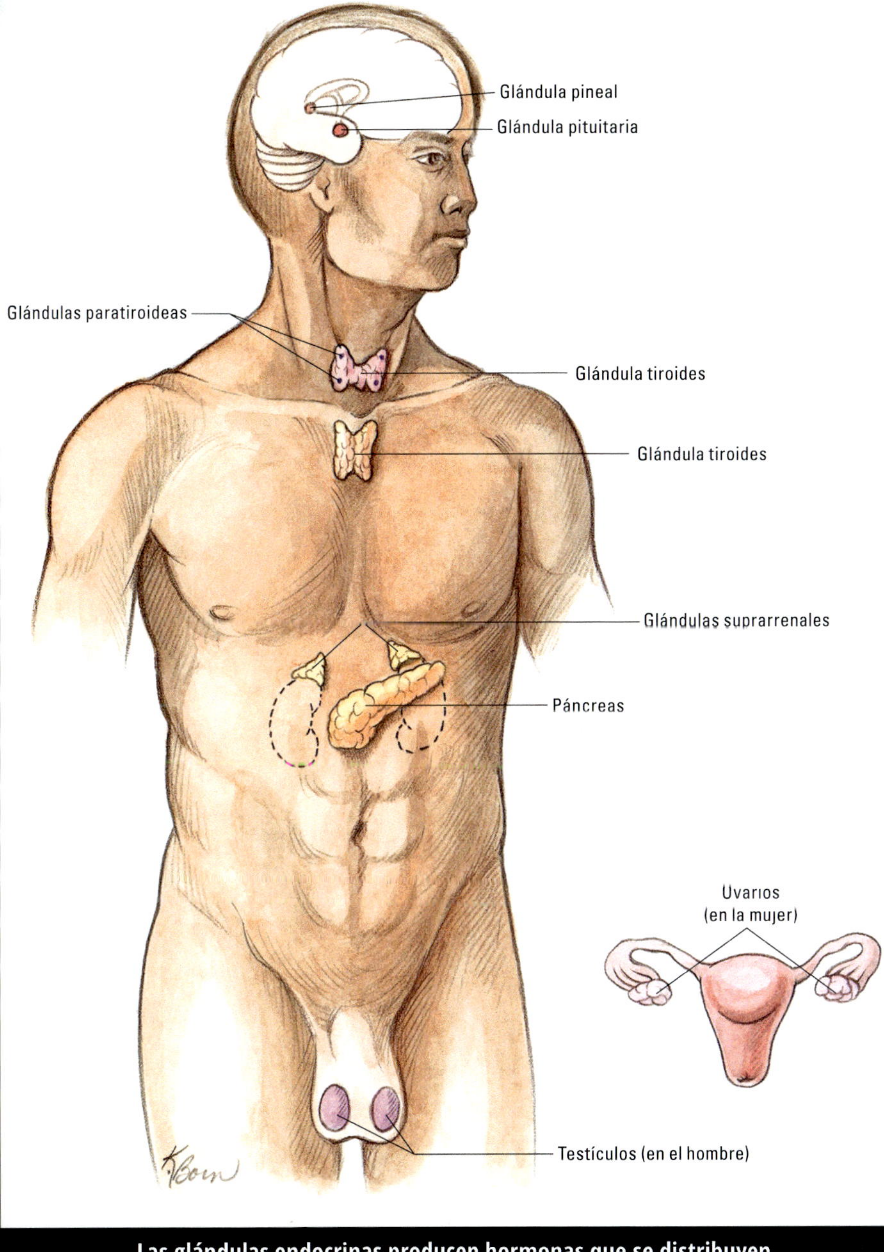

Las glándulas endocrinas producen hormonas que se distribuyen por todo el cuerpo a través de la sangre (Capítulo 8).

Corazón

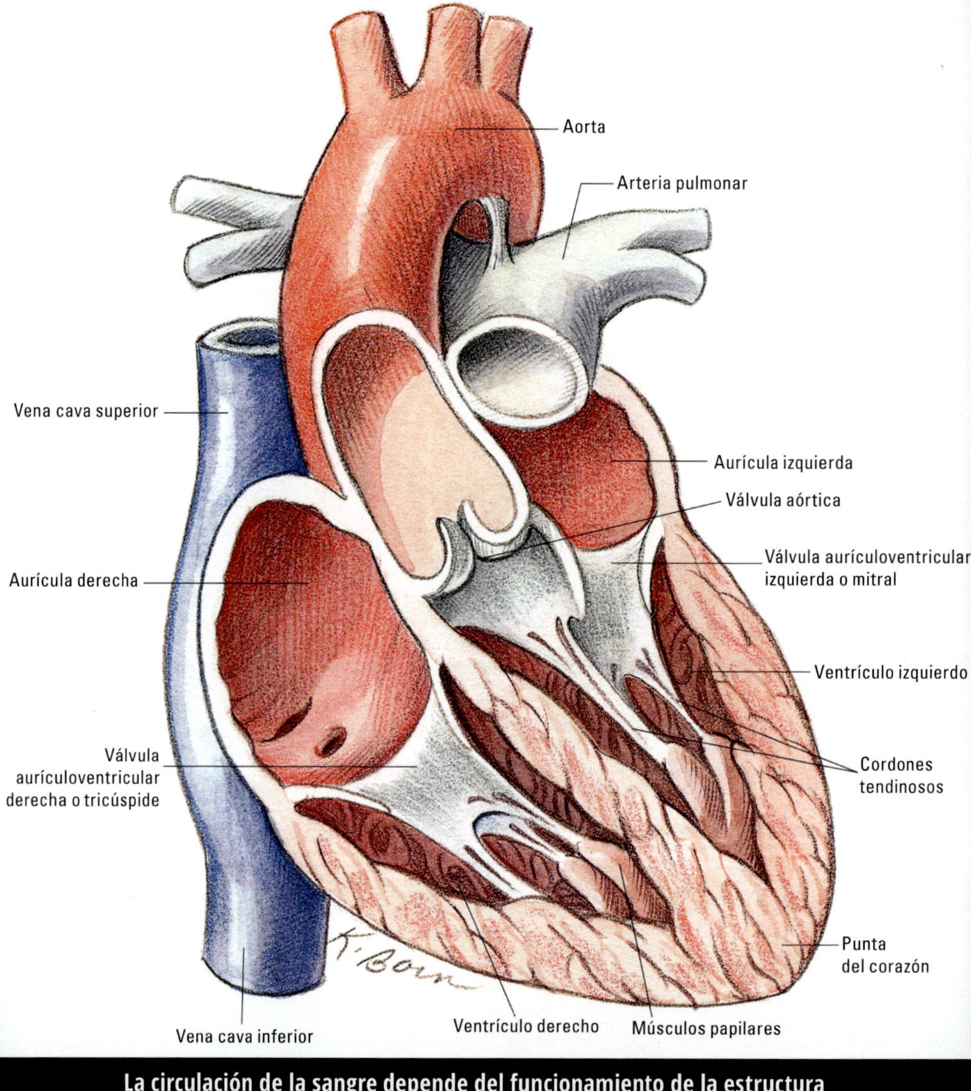

La circulación de la sangre depende del funcionamiento de la estructura interna del corazón, así como de las capas musculares externas (Capítulo 9).

Arterias del sistema cardiovascular

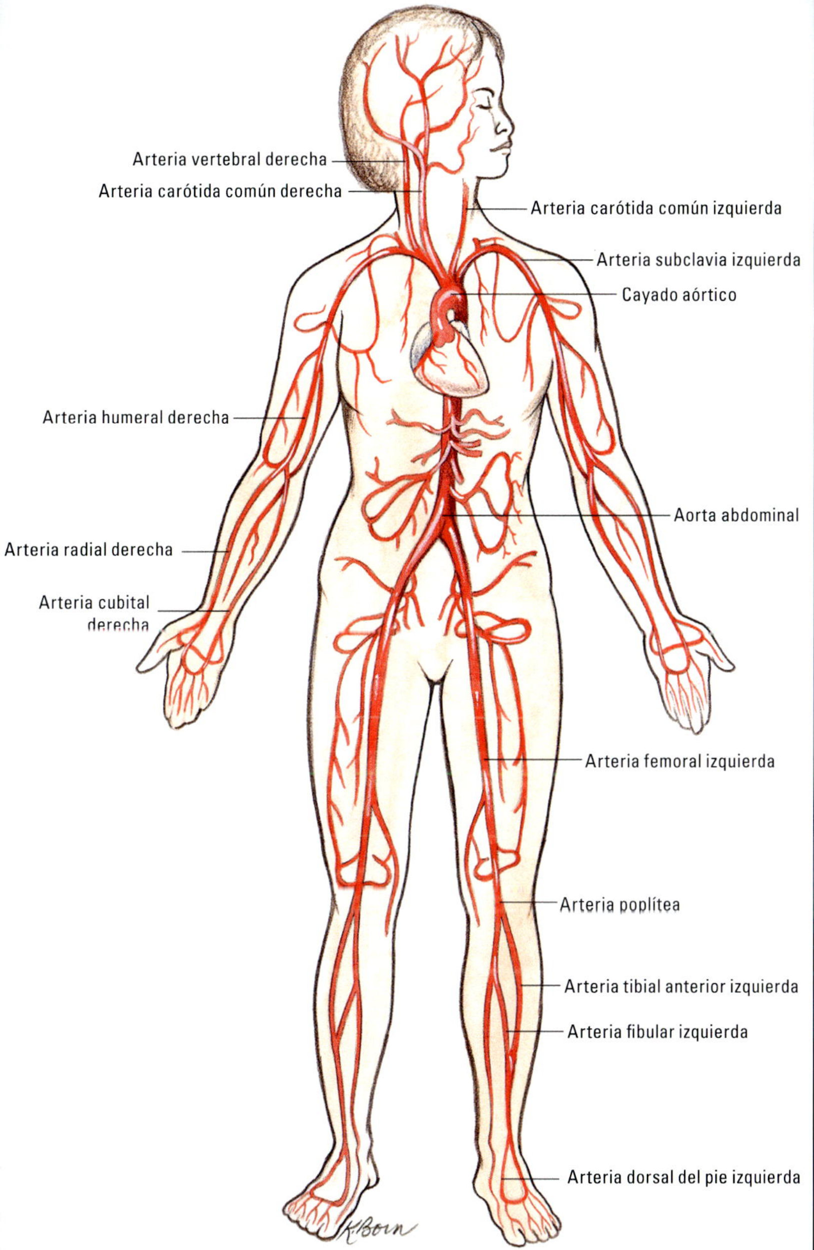

Las arterias transportan sangre con oxígeno del corazón a todas las partes del cuerpo. La sangre sin oxígeno vuelve al corazón a través de las venas (no se muestran) (Capítulo 9).

Aparato respiratorio

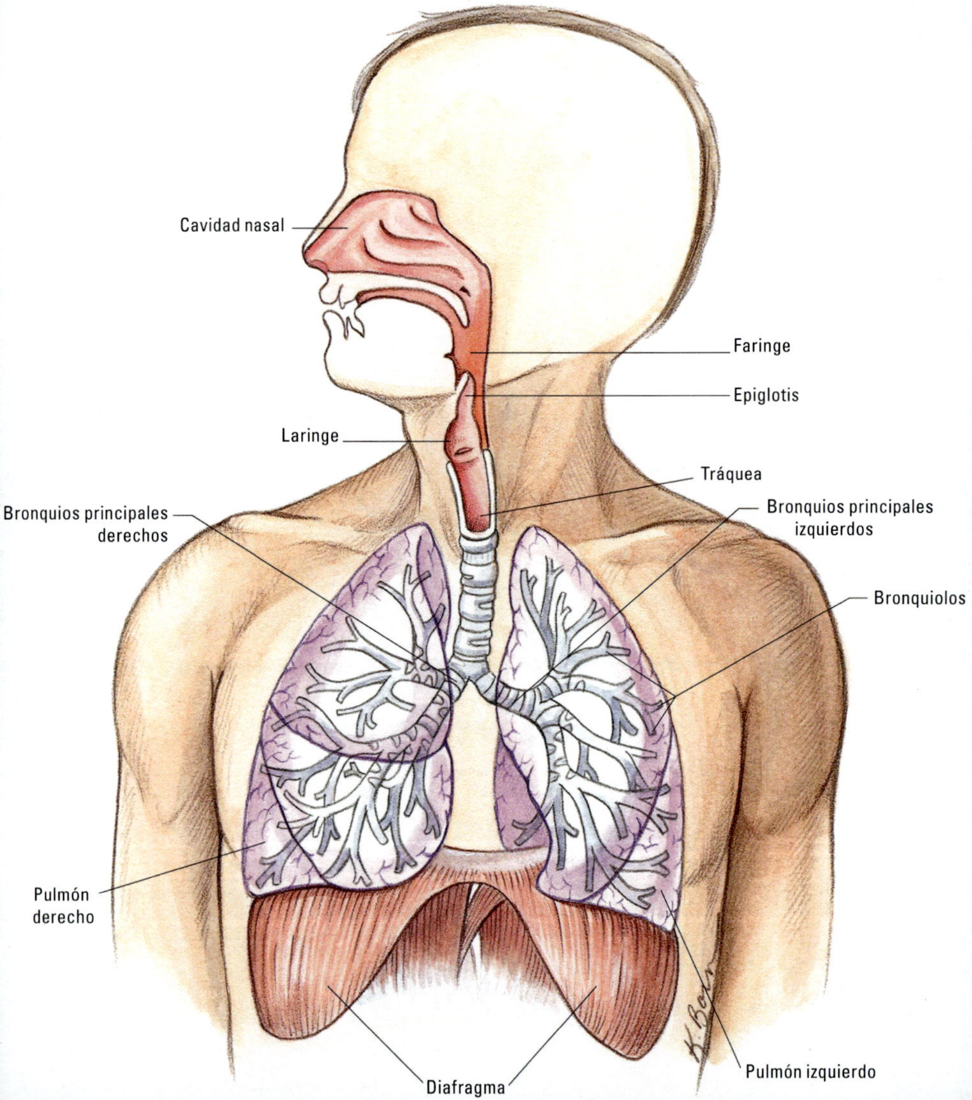

La contracción y relajación del diafragma hace que aumente y disminuya la presión de aire en los pulmones. El aire entra y sale por las vías respiratorias (Capítulo 10).

Estructuras de la membrana respiratoria

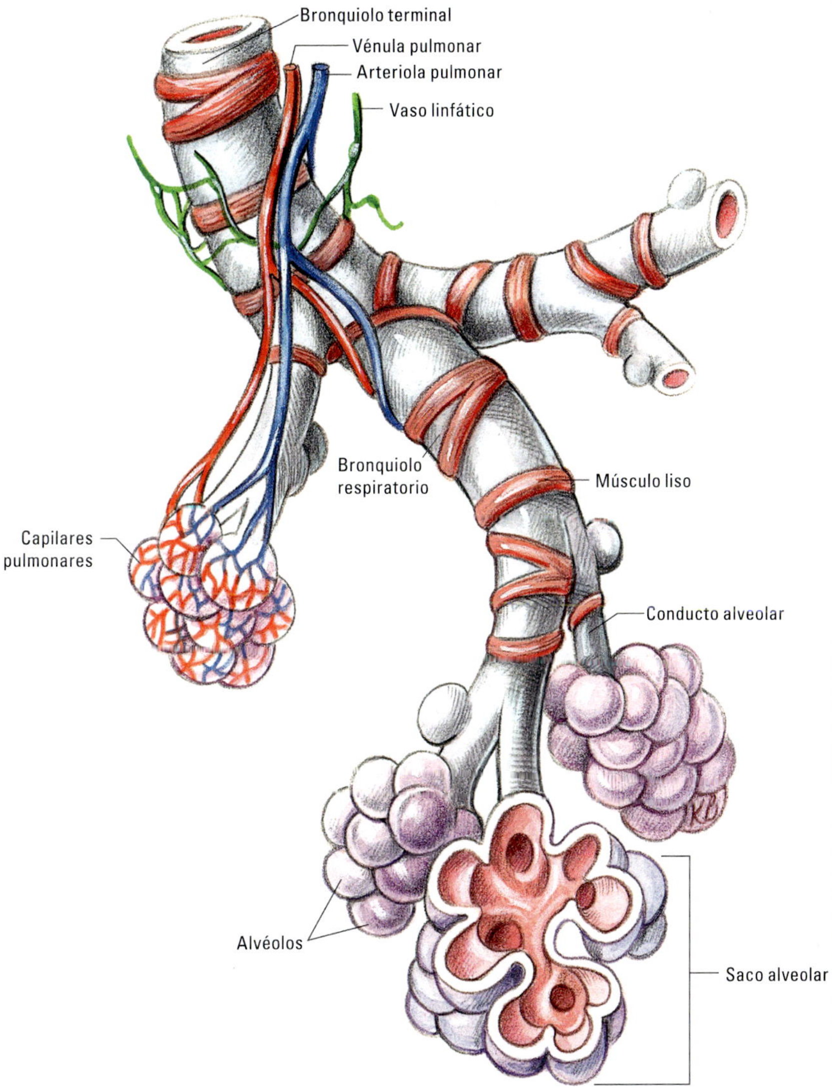

El intercambio de gases se produce en los capilares pulmonares (Capítulo 10).

Aparato digestivo

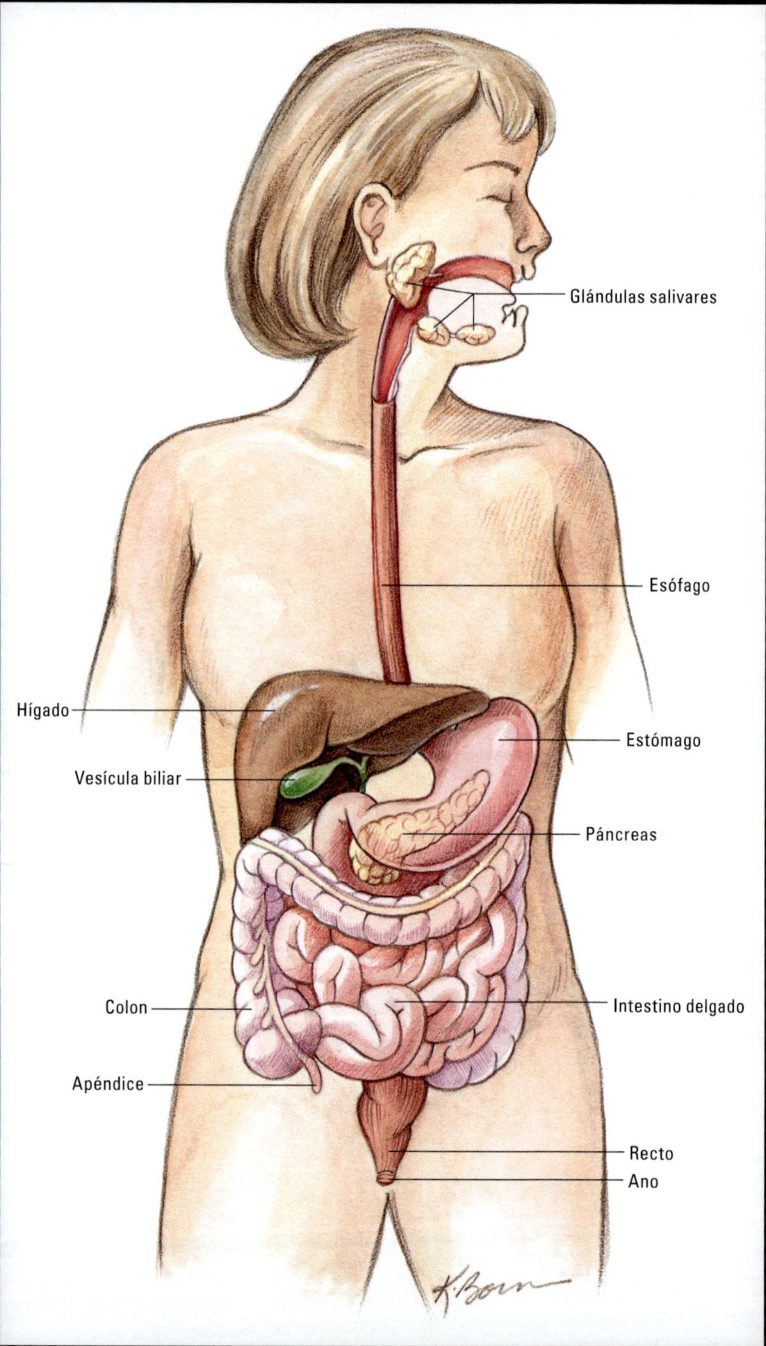

Son muchos los órganos que se encargan de convertir los alimentos en nutrientes (Capítulo 11).

Estómago

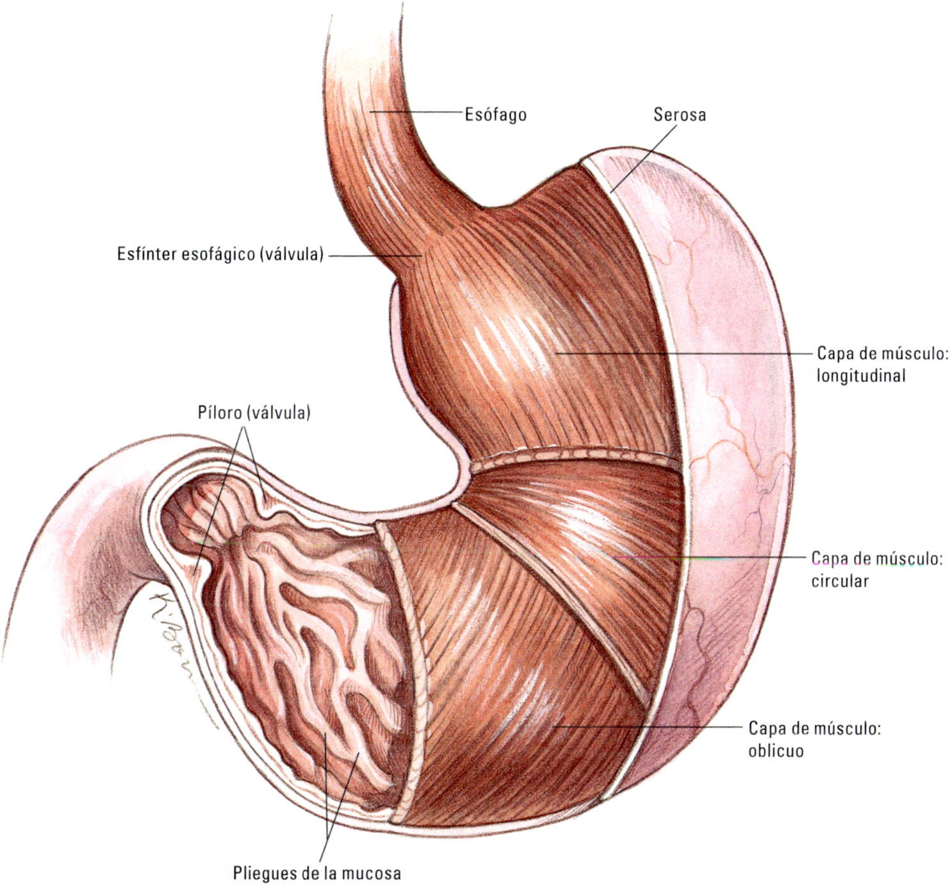

Las capas de tejido del estómago son una variación de un patrón que se repite por todo el tubo digestivo: tejido conjuntivo, capas de músculo liso y mucosa (Capítulo 11).

Aparato urinario

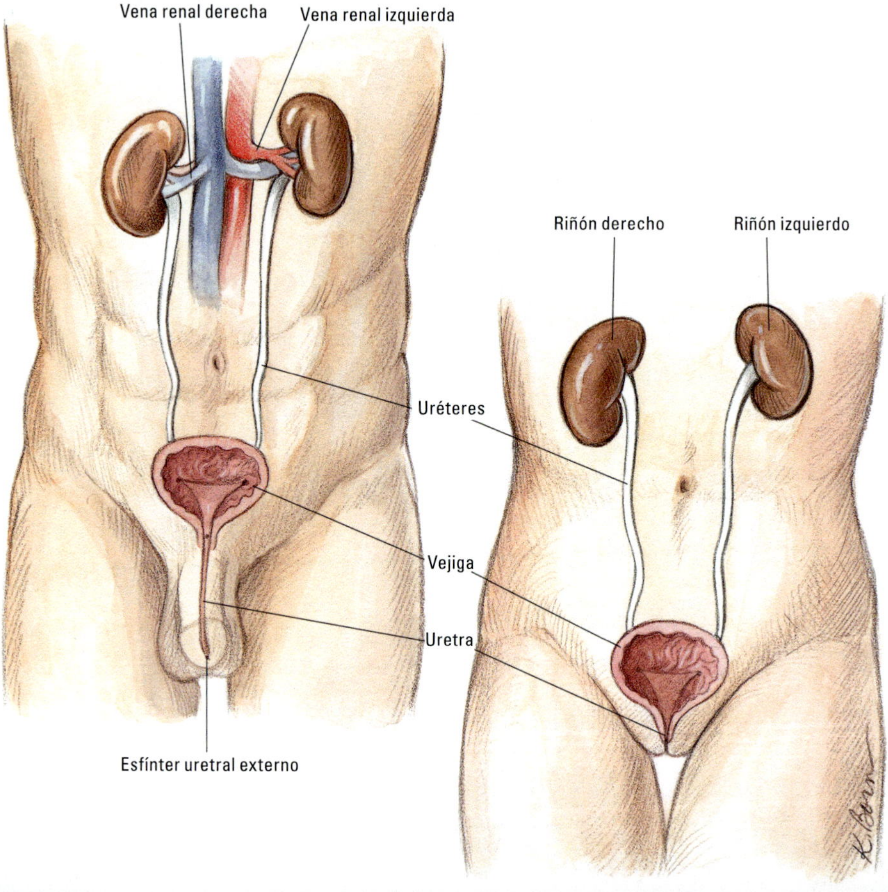

El aparato urinario se encarga de la eliminación de residuos y toxinas. Su órgano más complejo, el riñón, también realiza importantes funciones homeostáticas (Capítulo 12).

Riñón y nefrona

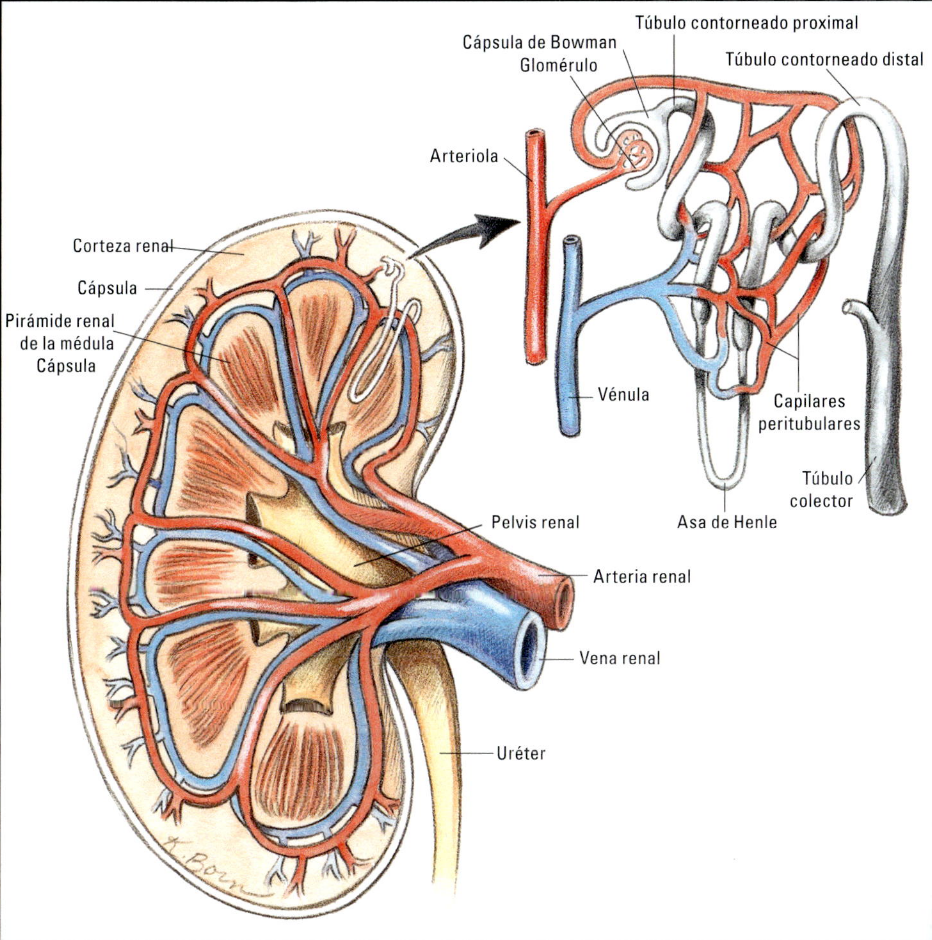

El riñón se encarga del procesamiento, distribución y eliminación de sustancias químicas. La nefrona es la unidad de filtrado (Capítulo 12).

Sistema linfático

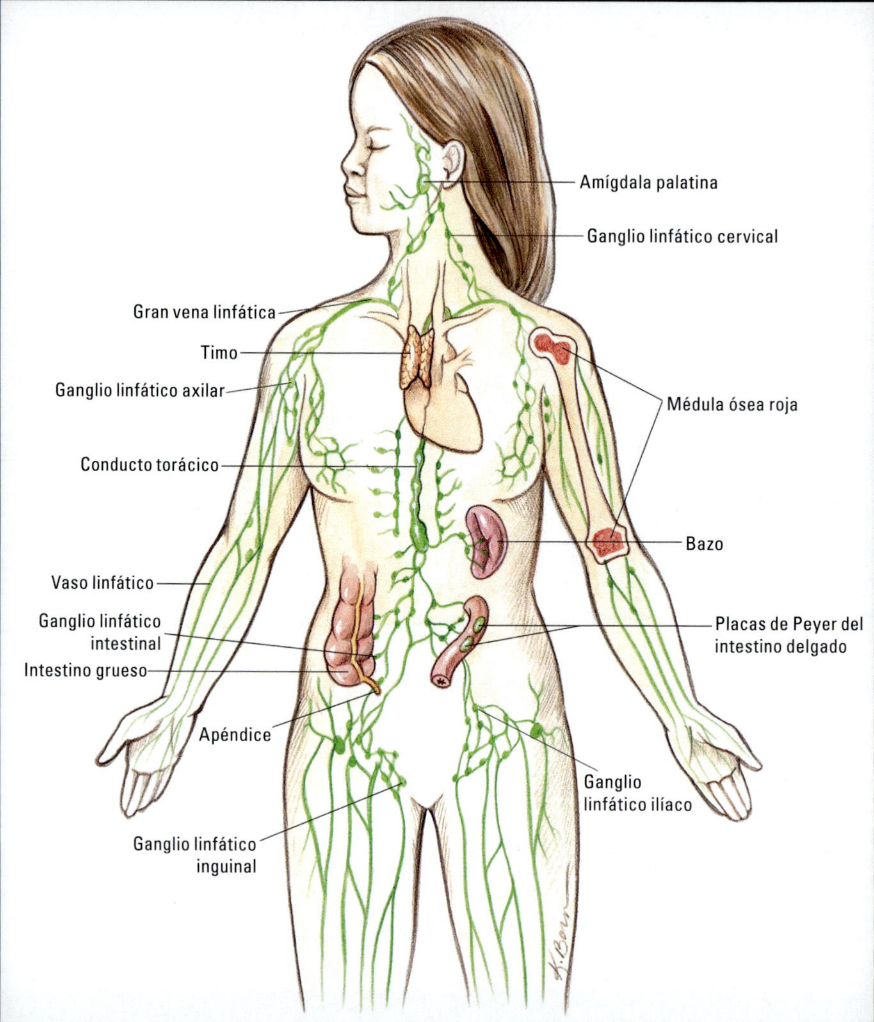

El aparato linfático forma la infraestructura del sistema inmunitario (Capítulo 13).

Aparato reproductor (femenino y masculino)

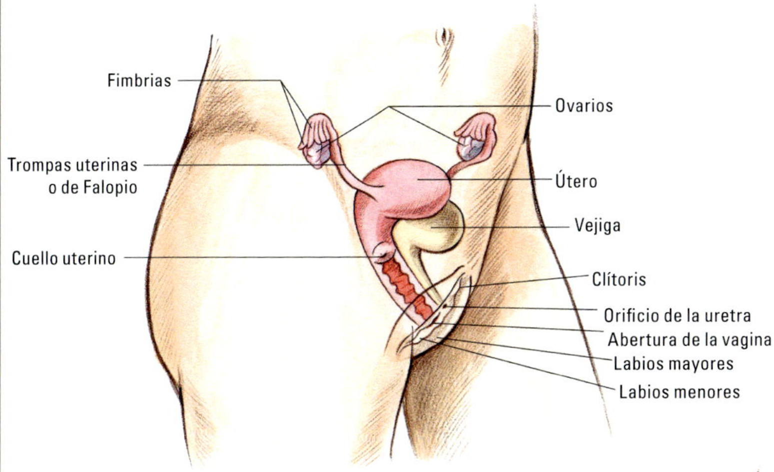

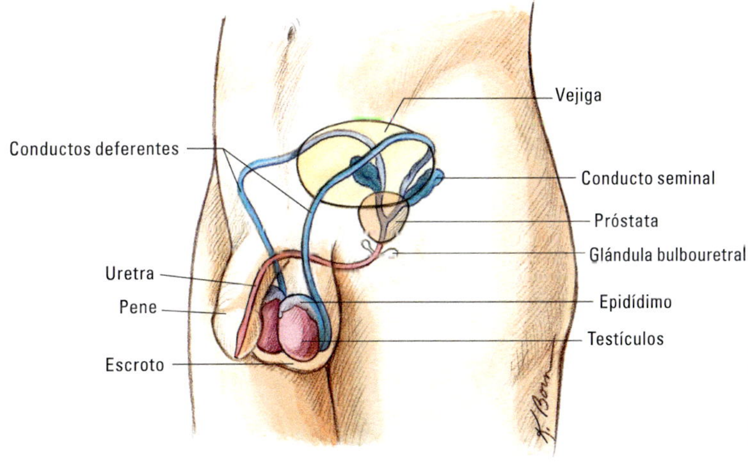

Los aparatos reproductores masculino y femenino se complementan para llevar a cabo la reproducción (Capítulo 14).

Desarrollo prenatal

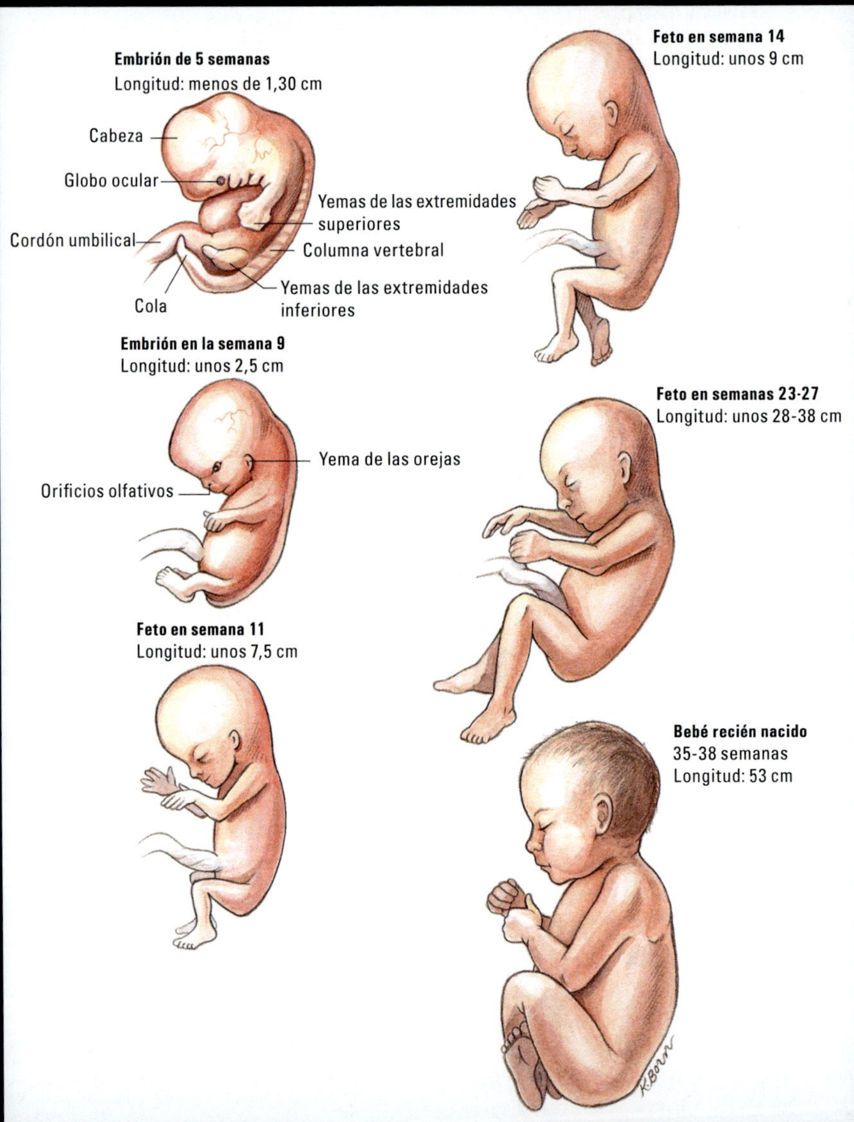

Gracias a los nutrientes que recibe a través de la placenta, el feto crece rápidamente (Capítulo 15).

La forma más habitual es la *distrofia muscular de Duchenne* (DMD). Como la mutación se produce en el cromosoma X, es más común en hombres, pues las mujeres tienen dos cromosomas X, así que tienen más posibilidades de contar con un cromosoma X sano. Los síntomas suelen ser evidentes antes de que el niño cumpla los tres años. Lentamente, los músculos se debilitan, se acortan y se degeneran. El tejido muscular se sustituye por tejido adiposo y conjuntivo, lo que deriva en problemas en corazón y pulmones. Los pacientes de DMD suelen estar en silla de ruedas en torno a los doce años y mueren en la adolescencia. Algunas mujeres portadoras del gen de DMD sufren síntomas, pero más leves.

La *distrofia miotónica* afecta a hombres y mujeres, y la aparición de los síntomas puede darse a cualquier edad. La debilitación y rigidez progresivas de los músculos se suele manifestar primero en los de la cara y cuello. Con el tiempo, los afectados tienen problemas con acciones como tragar, ya que los músculos no se relajan tras haberse contraído. Luego afecta a brazos y piernas. A la larga, el paciente necesitará una silla de ruedas o incluso terminará encamado.

No hay un tratamiento específico para detener o invertir el curso de la enfermedad. El tratamiento para los síntomas puede incluir fármacos, fisioterapia, fisioterapia respiratoria, logopedia, aparatos ortopédicos y cirugía ortopédica correctora. Algunos pacientes necesitan ventilación mecánica y un marcapasos.

Espasmo muscular

Un *espasmo muscular* o calambre es una contracción repentina, fuerte e involuntaria que puede provocar dolor intenso. Cualquier músculo puede sufrir calambres y los efectos varían según el lugar y los nervios que lo rodean. Las causas más habituales son sobrecarga, falta de estiramiento y deshidratación. Son una causa común de dolor de espalda y cuello. Otro lugar habitual donde sufrirlos es en los gemelos.

No todos los calambres son dolorosos. El hipo, que es un espasmo del diafragma, no suele serlo, por molesto que sea. Lo mismo ocurre con los tics faciales, como cuando se te mueve el párpado.

Fibromialgia

Es un trastorno crónico doloroso, no una enfermedad muscular, pero uno de los principales síntomas es un dolor muscular intenso y generalizado. En realidad, es un *síndrome*, un grupo de síntomas que parecen estar vinculados, aunque se desconozca la causa subyacente. Investigaciones recientes sugieren que existe un componente genético, ya que el trastorno se presenta en familias.

El dolor muscular puede ser más o menos agudo, más o menos crónico y más o menos debilitante. Quienes sufren fibromialgia presentan un aumento en el líquido cefalorraquídeo de la *sustancia P*, un neurotransmisor que, según algunos facultativos, puede afectar a la percepción del dolor de la persona. Existen algunos fármacos, así como técnicas para controlar el dolor; también ayuda reducir la fuente de tensión. Se trata de un campo en el que se está investigando mucho.

3

¿Sabías que hablas solo?

EN ESTA PARTE . . .

Conocerás las estructuras anatómicas de los sistemas nervioso y endocrino.

Hablaremos sobre conciencia y control en el sistema nervioso.

Comprenderás los impulsos y la comunicación entre las células.

Entenderás las principales hormonas y sus funciones.

EN ESTE CAPÍTULO

Capítulo 7
Sistema nervioso

La conciencia que un organismo tiene de sí mismo y de su entorno depende de la comunicación entre una parte del cuerpo y otra. En biología, esos mensajes internos los realizan diferentes mecanismos. Los humanos, como el resto de mamíferos, utilizan mecanismos químicos y eléctricos. En este capítulo veremos los segundos.

El sistema nervioso es la red de comunicaciones del cuerpo que genera y transmite información por todo el cuerpo en forma de *impulsos eléctricos*. Una carga eléctrica crea energía eléctrica, que se mueve muy rápido mediante impulsos.

Las estructuras del sistema nervioso llegan a todos los órganos y, de una manera u otra, participan en casi todas las reacciones fisiológicas, desde apreciar la belleza hasta digerir el desayuno.

De hecho, el sistema nervioso es el rasgo más característico de la especie humana. El cerebro humano, que forma parte de dicho sistema, funciona distinto al de otras especies. Nos limitaremos a comprender su mecánica.

Recibir información y responder

El sistema nervioso desempeña tres funciones que se solapan:

» **Percepción sensorial.** Neuronas especializadas llamadas *receptores sensitivos* recogen información de todo el cuerpo, crean un impulso y lo transmiten a la médula espinal o al tronco encefálico, y luego al encéfalo.

» **Integración.** El *sistema nervioso central* (SNC) asimila la información recibida del cuerpo.

» **Movimiento.** Como respuesta a la integración de la percepción sensorial, se envían impulsos a través del *sistema nervioso periférico* (SNP) a los músculos, glándulas y otros órganos capaces de dar la respuesta adecuada.

RECUERDA

El SNP es la ruta de comunicación entre el encéfalo y la médula espinal (que constituyen el SNC) y el resto del cuerpo. Los mensajes de entrada y salida de información pasan a través de él.

Tejido nervioso

El tejido nervioso está compuesto por dos categorías de células: neuronas y neuroglía. La estructura y distribución de las células varía según los diferentes tejidos especializados del sistema nervioso.

Neuronas

Una neurona es una célula especializada, la unidad básica del sistema nervioso. Están altamente especializadas en la generación y transmisión de señales eléctricas (impulsos). En un instante, la neurona puede recibir estímulos de muchas otras células, procesar esta información entrante y decidir si generar su propia señal, que se envía a otras neuronas, músculos o glándulas.

Hay tres tipos de neuronas:

» **Sensitivas.** Llamadas también *aferentes* (*ad ferens* significa 'que lleva a'), responden a los estímulos sensoriales y transmiten los impulsos a la médula espinal y al encéfalo.

» **Motoras.** Llamadas también *eferentes* (del latín *ex ferens*, 'que lleva de'), transmiten impulsos del encéfalo y la médula a músculos y glándulas, desencadenando respuestas de estos órganos (contracción muscular o secreción de productos de las glándulas).

» **Interneuronas.** Llamadas también *de asociación*, conectan unas neuronas con otras de la misma región del encéfalo o la médula espinal.

Las neuronas de diferentes partes del sistema nervioso realizan diversas funciones y varían en forma, tamaño y propiedades electroquímicas. Su anatomía especial está adaptada a la rápida transmisión de una carga eléctrica. Como puedes ver en la figura 7-1, todas las neuronas tienen tres partes dentro de la membrana plasmática:

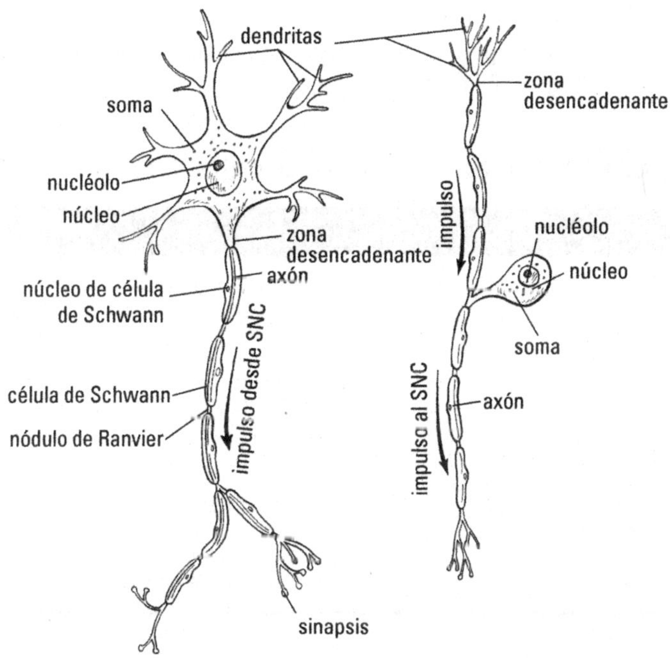

FIGURA 7-1: Neuronas motoras (a) y sensitivas (b); estructura y recorrido de los impulsos

» **Soma o pericarion.** El cuerpo de una neurona se parece al de una célula, con su núcleo, mitocondria y otros orgánulos.

» **Dendritas.** Extensiones que se ramifican desde un extremo del soma. Reciben información de otras neuronas y transmiten el estímulo al soma.

» **Axón o neurita.** Cada *axón* tiene una prolongación que puede medir de largo varias veces (diez, cientos o incluso miles) el diámetro del soma. Conduce el impulso nervioso del soma hacia la siguiente neurona en la cadena.

Las neuronas completamente diferenciadas no se suelen dividir y viven varios años, incluso toda la vida del organismo. Se está investigando sobre la creación de nuevas neuronas. La neurona más larga va desde la punta del dedo gordo del pie hasta la base de la médula, ¡unos 90 cm!

Neuroglía

Las numerosas células del tejido nervioso que no son neuronas se llaman, conjuntamente, *neuroglía*. Se comunican entre sí, pero carecen de axones y dendritas y no generan impulsos.

Hasta hace poco, los neurocientíficos pensaban que estas células solo eran estructuras de soporte para unir las neuronas (*glia* significa 'cola') pero ahora sabemos que hacen mucho más, como puedes ver en la tabla 7-1.

TABLA 7-1: Funciones de la neuroglía

Célula	Localización	Funciones
Astrocito	SNC	Regula los compuestos químicos en la sinapsis y crea nuevas conexiones neuronales.
Ependimocito	SNC	Secreta líquido cefalorraquídeo (LCR).
Microgliocito	SNC	Protege el sistema inmunitario del SNC por fagocitosis.
Oligodendrocito	SNC	Forma la vaina de mielina para acelerar la transmisión de impulsos.
Célula de Schwann	SNP	Acelera la transmisión de impulsos; facilita la regeneración de axones.

Nervios

Un nervio es un haz de axones periféricos. Un axón y su vaina de mielina son una *fibra nerviosa*. Los nervios transmiten los impulsos electroquímicos a través de los axones. Los nervios solo se encuentran en el SNP. Las fibras nerviosas pueden ser de dos tipos: motoras, que envían los impulsos desde el SNC, o *sensitivas*, que envían los impulsos hacia el SNC.

Ganglios y plexos nerviosos

Un *ganglio* es un conjunto de cuerpos de neuronas que ofrece puntos de transmisión entre las estructuras neurológicas del cuerpo, especialmente en la médula espinal, y sirve de unión entre el SNC y el SNP.

Los ganglios pueden conectarse formando una cadena. Por ejemplo, el sistema nervioso simpático contiene una cadena ganglionar llamada *ganglios paravertebrales* o *cadena simpática de ganglios* a lo largo de la médula espinal.

Plexo es un término genérico que designa una red de estructuras anatómicas, como los vasos linfáticos, nervios o venas. El término proviene del latín *plectere*, 'trenzar'. Un plexo nervioso es una red de nervios entrecruzados. El *plexo solar* corresponde a los órganos internos; el *plexo cervical*, a la cabeza, el cuello y los hombros; los *plexos lumbar*, *sacro* y *coxígeo*, a la parte inferior del cuerpo.

Redes integradas

El sistema nervioso consiste en dos redes físicamente separadas, pero con funciones integradas de tejido nervioso. Al interactuar, estas redes perciben y responden a estímulos internos y externos. En las siguientes secciones veremos de cerca los sistemas nerviosos central y periférico. Échele un vistazo a la lámina a color titulada "Sistema nervioso" (parte central del libro).

Sistema nervioso central

El *sistema nervioso central* (SNC), que está formado por el encéfalo y la médula espinal, es la parte más amplia del sistema nervioso. Integra la información que recibe de los receptores sensoriales y coordina la actividad de todas las partes del cuerpo.

Tanto el encéfalo como la médula son masas de tejido nervioso protegidas por estructuras óseas (el cráneo y la columna vertebral, respectivamente) y capas de membranas y fluidos especializados.

El encéfalo y la médula espinal están formados por dos tipos de tejido, llamados *sustancia gris* y *blanca*. La gris consiste en neuronas amielínicas, cuerpos de neuronas y células gliales. La sustancia blanca está formada por células gliales y axones mielínicos procedentes de los cuerpos de neuronas de la sustancia gris. La mielina tiene un alto contenido lipídico que da color a la sustancia blanca.

En el encéfalo, la *sustancia gris* forma una fina capa en el exterior (la corteza). La *sustancia blanca* se encuentra por debajo y forma las líneas de macrodatos del encéfalo, que llevan información de un lado a otro del mismo. En la médula espinal, el tejido está dispuesto en un largo cilindro en el que la sustancia gris forma la capa interior y la sustancia blanca, la exterior.

La médula espinal va desde la parte inferior del tronco encefálico hasta la parte inferior de la columna vertebral, dentro de una abertura cilíndrica creada por las vértebras y tres membranas resistentes con fluido que sirve de amortiguación entre ellas (figura 7-2). Las tres membranas que rodean la médula espinal, llamadas *meninges*, revisten también el encéfalo. La capa exterior es la *duramadre*, seguida por la *aracnoides*. Entre estas dos capas hay un fluido muy parecido al líquido intersticial. La membrana más interna, la piamadre, está en contacto con el tejido nervioso. Entre la aracnoides y la piamadre se encuentra el *líquido cefalorraquídeo* (LCR).

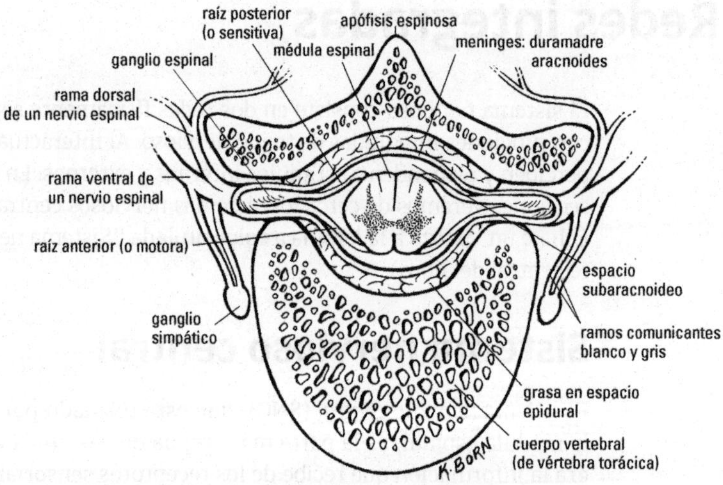

FIGURA 7-2: Corte transversal de la médula espinal

Sistema nervioso periférico

El *sistema nervioso periférico* (SNP) está formado por los nervios y ganglios que no pertenecen al encéfalo ni a la médula espinal. Al contrario que el SNC, el SNP no está protegido por huesos ni por la barrera hematoencefálica, por lo que se expone a toxinas y lesiones mecánicas. El SNP incluye:

- **Pares craneales.** Doce pares de nervios que surgen del encéfalo y del tronco encefálico. Cada par tiene una función: algunos llevan información desde los órganos sensores hasta el encéfalo, otros controlan los músculos, pero la mayoría tienen funciones tanto sensitivas como motoras. Algunos están conectados a glándulas u órganos internos como el corazón o los pulmones. Por ejemplo, el par más largo, llamado *nervio vago*, pasa por el cuello y el pecho hasta el abdomen. Transmite impulsos sensitivos de parte de la oreja, la lengua, la laringe y la faringe, así como impulsos motores a las cuerdas vocales e impulsos motores y secretores a algunos órganos abdominales y torácicos.
- **Nervios raquídeos.** Treinta y un pares de nervios que surgen de la médula espinal. Cada uno tiene miles de fibras *aferentes* (sensoriales) y *eferentes* (motoras).
- **Fibras nerviosas sensitivas.** Fibras nerviosas que envían impulsos al SNC a través de los pares craneales y nervios raquídeos.
- **Fibras nerviosas motoras.** Fibras nerviosas conectadas a músculos y glándulas que envían impulsos desde el SNC a través de los pares craneales y los nervios raquídeos.

El SNP se divide en el *sistema nervioso somático* (que regula actividades inconscientes; sus fibras motoras transmiten impulsos desde el SNC a los músculos esqueléticos para coordinar el movimiento) y el *sistema nervioso autónomo* o *neurovegetativo* (que transmite impulsos del SNC a las glándulas, el corazón y los músculos de los órganos para controlar sus funciones involuntarias e inconscientes, como la respiración, los latidos y la digestión).

El sistema autónomo está formado por:

- **Sistema nervioso simpático.** Nervios que se originan en las regiones torácicas y lumbares de la médula. Responde al estrés y es el encargado de la reacción de alarma, caracterizada por un aumento del pulso, de la presión sanguínea y de la adrenalina en el cuerpo.
- **Sistema nervioso parasimpático.** Nervios que surgen del tronco encefálico y de la zona sacra de la médula. Se encarga de contraer las pupilas, ralentizar el pulso y dilatar los vasos sanguíneos cuando estás en reposo o relajado, así como del estímulo de los sistemas digestivo y urinario.
- **Sistema nervioso entérico.** Gestiona todos los aspectos de la digestión, desde el esófago hasta el colon.

Encéfalo

Es uno de los órganos más grandes del cuerpo humano, por detrás de la piel y el hígado. Supone el 3 % del peso corporal, pero utiliza en torno al 20 % de la energía. Para administrar las tareas, las divide en diferentes compartimentos según sus funciones. Cada parte del encéfalo está en constante contacto con las demás, aunque cada una se encarga de sus propias funciones.

Las principales partes del encéfalo son el *cerebro*, el *cerebelo*, el *tronco encefálico* y el *diencéfalo*. Hay cuatro cavidades llamadas *ventrículos*, conectadas entre sí y llenas de líquido (figura 7-3).

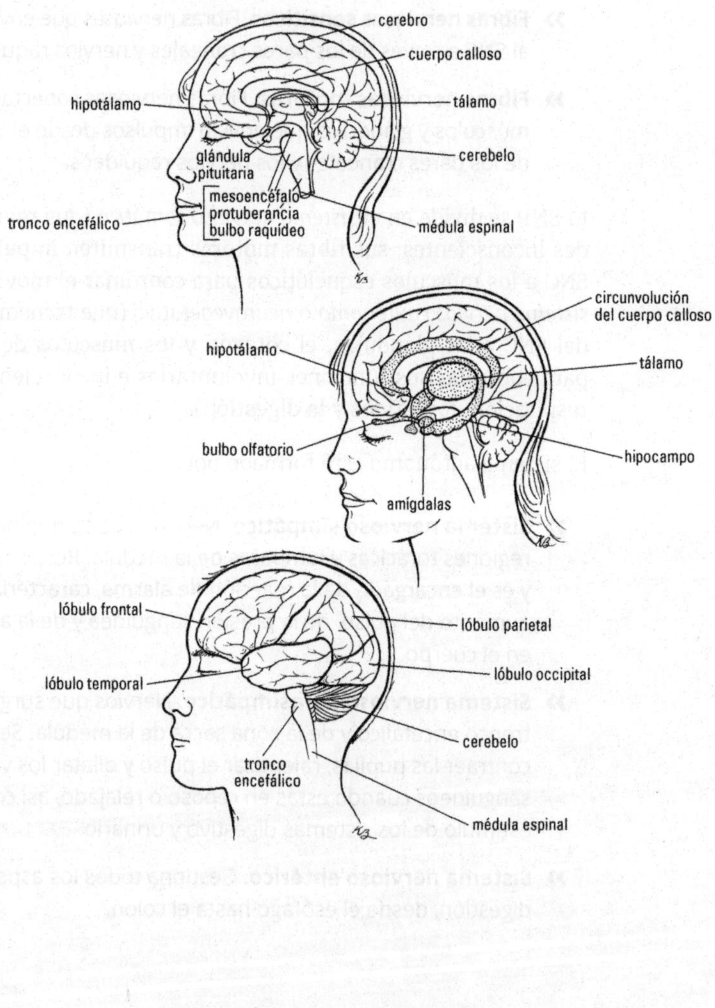

FIGURA 7-3: Anatomía básica del cerebro

Cerebro

Si estás consciente, estás usando el *cerebro*, la parte más grande del encéfalo. Se divide en dos mitades, *los hemisferios cerebrales izquierdo* y *derecho*, y cada mitad tiene cuatro lóbulos: *frontal*, *parietal*, *temporal* y *occipital*, cuyos nombres provienen de los huesos que los recubren (capítulo 5).

TABLA 7-2: Funciones de los lóbulos en los hemisferios cerebrales

Lóbulo	Funciones
Frontal	Habla, concentración, resolución de problemas, planificación y control voluntario muscular.
Parietal	Zona de interpretación general, comprensión del habla, capacidad de utilizar palabras y sensaciones como frío, calor, presión, tacto y dolor.
Temporal	Interpretación de sensaciones, memoria visual y auditiva, oído y aprendizaje.
Occipital	Visión, reconocer objetos visualmente y combinar imágenes con otros sentidos.

La *corteza cerebral* es la capa más externa de sustancia gris del encéfalo. Cubre toda la superficie del cerebro y recubre la sustancia blanca más profunda. Los salientes del cerebro son *circunvoluciones* y las *ranuras*, cisuras, escotaduras o surcos.

Si miras un cerebro desde arriba, verás un pliegue muy profundo que lo atraviesa por la mitad: se trata de la *cisura interhemisférica*, que lo divide en los hemisferios izquierdo y derecho. El *cuerpo calloso*, situado dentro del encéfalo, en la parte inferior de dicha cisura, contiene fibras mielínicas que conectan ambos hemisferios.

Cerebelo

El *cerebelo* se encuentra justo bajo la mitad posterior del cerebro. Un estrecho saliente (el *vermis*) conecta los hemisferios izquierdo y derecho. El exterior es sustancia gris y el interior, blanca.

El cerebelo coordina los movimientos de los músculos esqueléticos, para que sean suaves y fluidos; también mantiene el tono y la postura muscular normales gracias a información sensorial procedente de ojos, oído interno y músculos.

Tronco encefálico

El *tronco del encéfalo* está formado por el *mesencéfalo*, la *protuberancia* y el *bulbo raquídeo*, una continuación de la médula espinal tras atravesar el orificio óseo denominado *foramen magno*.

Dentro del encéfalo, justo ante el cerebelo, están el mesencéfalo y la protuberancia. El primero sirve como una central de información entre la médula y el cerebro o entre este y el cerebelo. Los impulsos pasan por el mesencéfalo y si ves, oyes o sientes algo que te asusta o te hace daño el mesencéfalo responde y envía impulsos que generan el grito, salto o exclamación adecuados.

Los *arcos reflejos* suelen crear respuestas inmediatas e inconscientes al tocar algo caliente o cortante. Las neuronas sensitivas detectan el dolor, la temperatura o la presión. Si las neuronas sensitivas detectan algo que pudiera dañarte, un impulso va desde el receptor de la piel hasta la médula y de ahí a las neuronas motoras, que hacen que un músculo se contraiga y evite ese riesgo.

Los reflejos se producen tan rápido que no tienes tiempo para pensar. Cuando el impulso llega al cerebro, la médula espinal ya se ha ocupado del problema. Normalmente, los impulsos llegan al cerebro para dar la respuesta adecuada; sin embargo, al utilizar la médula espinal para dar respuesta, los arcos reflejos ahorran tiempo y posibles consecuencias dañinas.

La protuberancia es el puente que une el cerebelo con los hemisferios izquierdo y derecho del cerebro. Haces de axones llenan la protuberancia y responden a la información que reciben a través de los ojos y los oídos.

El bulbo raquídeo, que acaba convirtiéndose en la médula espinal, se responsabiliza de muchas funciones importantes, como la respiración, los latidos del corazón y la regulación de la presión sanguínea. También contiene axones que envía las señales para toser, vomitar, estornudar y tragar según la información que recibe de los sistemas respiratorio o digestivo. Cuando vuelvas a tener hipo, ya sabes a qué echarle la culpa.

Diencéfalo

Aplastado entre el encéfalo, el *hipotálamo* y el *tálamo*, se forma el *diencéfalo*. El hipotálamo regula el sueño, el hambre, la sed, la temperatura corporal, la presión sanguínea y el nivel de fluidos para mantener la homeostasis.

El tálamo es la puerta al cerebro: todo impulso sensorial de cualquier parte del cuerpo (excepto la nariz, pues las sensaciones del olfato llegan al cerebro a través del nervio olfativo) pasa por él, y el tálamo lo envía al lugar adecuado en la corteza cerebral, que interpreta el mensaje. Es como el servidor de correo electrónico.

Ventrículos y fluido

Los *ventrículos* son cavidades conectadas llenas de líquido. Cada hemisferio cerebral tiene un ventrículo lateral (ventrículos uno y dos). El *tercer ventrículo* está en el centro del cerebro y el cuarto, encima del tronco encefálico. El *acueducto de Silvio* (o mesencefálico) conecta los ventrículos tres y cuatro. Desde la parte inferior del cuarto ventrículo, un estrecho canal llamado *conducto central* llega hasta la médula espinal.

CONSEJO

Al igual que los acueductos romanos, en el SNC los ventrículos y acueductos hacen circular el *líquido cefalorraquídeo* (LCR).

El LCR es un líquido claro presente en los cuatro ventrículos cerebrales, el *espacio subaracnoideo* (entre la aracnoides y la piamadre) y en el canal central de la médula espinal. Recoge los productos de desecho de las células del SNC y las lleva al torrente sanguíneo; además, junto con el cráneo y las vértebras, supone una capa protectora más en torno al encéfalo y la médula.

A través de una *punción lumbar* se extrae LCR del espacio subaracnoideo con una aguja para detectar la presencia de las bacterias causantes de meningitis o de proteínas que puedan indicar otras afecciones, como la enfermedad de Alzhéimer.

EL SISTEMA MÁS INTERESANTE DE TODOS

Si alguna vez te has enamorado, has disfrutado del sexo, has atesorado buenos recuerdos o te has enfurecido, has usado tu sistema límbico. No es una estructura anatómica sino una serie de zonas del encéfalo (del cerebro y del diencéfalo) que participan en las emociones. Estas zonas controlan tu libido, memoria, placer o dolor, así como sentimientos como felicidad, tristeza, miedo, afecto y rabia.

Barrera hematoencefálica

La sangre que llega al SNC ha de pasar por la *barrera hematoencefálica*, que limita la entrada de determinadas moléculas sanguíneas. Se trata de una serie de conexiones intercelulares, llamadas *unión hermética* que evitan la entrada de bacterias, toxinas, fármacos y otros patógenos habituales, protegiendo al encéfalo de infecciones. Permite la difusión de pequeñas moléculas hidrófobas (oxígeno, hormonas y dióxido de carbono), así como la difusión pasiva de otras moléculas como la glucosa. Esto se realiza junto con las meninges para controlar las partes de líquido que entran en contacto con el tejido nervioso de la médula y el encéfalo.

Transmisión de impulsos

Para que un mensaje de tu entorno (interno o externo), llegue a tu encéfalo o médula, por cada neurona debe pasar un impulso. A través de una cadena de acontecimientos químicos, las dendritas reciben el estímulo, que genera un impulso que viaja por la célula hasta el extremo de un axón, donde se libera un neurotransmisor que genera un impulso en la siguiente neurona. Todo el impulso atraviesa una neurona en unos siete milisegundos, más rápido que un rayo.

NEUROTRANSMISORES

Son sustancias químicas que, de ser liberadas desde el extremo del axón de una neurona, excitan o inhiben a la célula adyacente. Estos son algunos de los neurotransmisores más conocidos:

- **Acetilcolina.** Tiene muchas funciones, como la estimulación de los músculos, incluidos los músculos lisos del aparato digestivo y todos los esqueléticos. También se encuentra en las neuronas sensitivas y en el sistema nervioso autónomo, y desempeña una función al programar el sueño MOR (o REM).
- **Noradrenalina.** La segregan las glándulas suprarrenales junto con su familiar más cercano, la epinefrina o adrenalina. Estimula el sistema nervioso simpático, que nos pone en alerta y aumenta las pulsaciones y la presión sanguínea.

(continúa)

(continuación)

- **Dopamina.** Estrechamente relacionada con los mecanismos de recompensa del cerebro. Unos niveles muy bajos de dopamina en las zonas motoras del encéfalo provocan la enfermedad de Parkinson, que supone temblores incontrolables.
- **GABA (ácido γ-aminobutírico).** Un neurotransmisor inhibidor echa el freno al *neurotransmisor excitatorio* que lleva a la ansiedad. Las personas con escaso GABA suelen tener problemas de ansiedad, y fármacos como el Valium potencian los efectos del GABA. Si falta en determinadas partes del cerebro, se produce un ataque de epilepsia.
- **Glutamato.** Neurotransmisor más habitual en el SNC. Curiosamente, es tóxico para las neuronas y su exceso puede matarlas. El ELA se debe a un exceso de producción de glutamato. Muchos investigadores creen que su exceso también puede derivar en diferentes enfermedades del sistema nervioso.
- **Serotonina.** Neurotransmisor inhibidor íntimamente relacionado con las emociones y el humor; también juega un papel en la percepción. La falta de serotonina se relaciona con la depresión clínica, problemas con el control de la ira, trastorno obsesivo-compulsivo y suicidio. También se ha relacionado con las migrañas, el síndrome de colon irritable y la fibromialgia.
- **Endorfinas.** Estructuralmente parecidas a los opiáceos y tienen funciones similares. Son inhibidoras y están relacionadas con la reducción del dolor y el placer.

Sentidos

Hay quien considera el sistema sensorial parte del SNP, mientras que otros creen que es independiente. En cualquier caso, tenemos hasta veintiún sentidos, según cómo los agrupemos. En la tabla 7-3 puedes ver los sentidos agrupados por receptor.

TABLA 7-3: Tipos de receptores sensoriales

Receptor	Estímulo	Ejemplos
Quimiorreceptor	Cambio químico	Gusto y olfato, glucosa en la sangre, pH
Nocirreceptor	Daño en los tejidos	Piel y vísceras
Termorreceptor	Cambio térmico	En la piel (receptores independientes para el frío y el calor)
Fotorreceptor	Luz	Retina
Mecanorreceptor	Fuerza física	Receptores de tacto, presión sanguínea, estiramiento (en vejiga y pulmones)

El tacto, oído, vista, gusto y olfato son los *sentidos de percepción*. Los veremos a continuación.

Tacto

Los receptores sensoriales de toda la piel perciben al menos cinco tipos de sensaciones: dolor, calor, frío, tacto y presión. Los receptores varían en lo que a número y distribución se refiere: tenemos más receptores de dolor que de frío, y en la punta de los dedos hay más receptores del tacto que en la espalda.

Su estructura varía según la función. Hay *terminaciones nerviosas libres* (dendritas) responsables del picor y el dolor; los termorreceptores del frío y el calor también tienen dendritas. En otros receptores, las dendritas están recubiertas de fibras de tejido conjuntivo y forman mecanorreceptores, que pueden ser de dos tipos: los *corpúsculos de Meissner* responden al tacto ligero y los de *Pacini*, a una presión más fuerte.

Las fibras nerviosas unidas a los diferentes tipos de receptores de la piel continúan la descarga durante el estímulo o solo responden cuando este empieza y, a veces, cuando termina. Por eso eres consciente de los zapatos al calzártelos, pero el estímulo desaparece transcurridos uno o dos minutos.

Oído y equilibrio

La oreja convierte las ondas sonoras en impulsos nerviosos que se envían al cerebro. La oreja actúa como un embudo para canalizar las ondas hasta la *membrana del tímpano*, que vibra (la oreja no es necesaria para oír, pero ayuda). Los huesos del oído, o huesecillos, reciben y amplían la vibración y la transmiten al oído interno. Las vibraciones crean pequeñas ondas en el líquido del oído interno. Los túneles del caracol o *cóclea* están llenos de líquido y recubiertos con *células ciliadas*, mecanorreceptores que segregan un neurotransmisor al ser estimulados.

Los impulsos nerviosos van desde los oídos a través del 8.º par craneal, a ambos lados del tronco encefálico, hasta llegar al lóbulo temporal. Puedes ver la anatomía del oído en la figura 7-4.

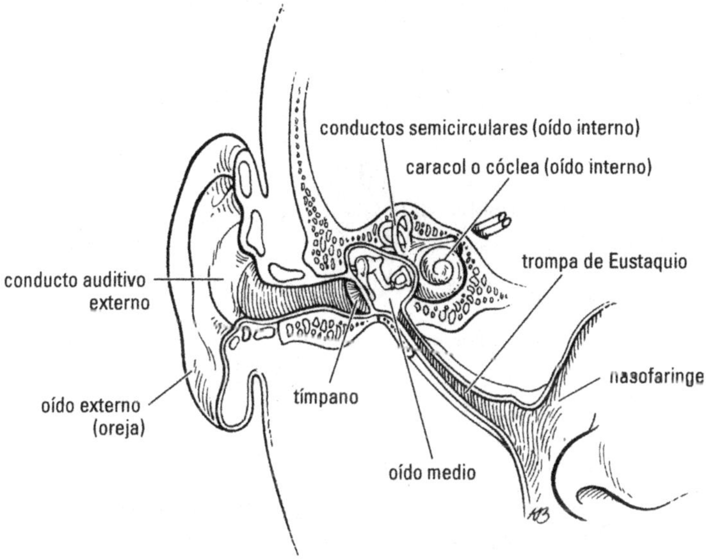

FIGURA 7-4: Anatomía del oído

El oído interno también transmite información al cerebro sobre la posición en la que tienes la cabeza, es decir, si estás en horizontal o en vertical, dando vueltas o quieto, caminando hacia delante o hacia atrás. Por eso el oído es el órgano principal del equilibrio. El proceso para transmitir esta información es parecido al del oído: cuando te mueves, también se mueve el líquido del oído interno y hace que las células ciliadas de los *conductos semicirculares* envíen impulsos al cerebro, que procesa la información de dónde te encuentras en el espacio e inicia los movimientos necesarios para que te mantengas en equilibrio.

Vista

Tal vez sea el más complejo de los sentidos. La *pupila* permite que entre la luz. El iris contiene músculo liso que controla el tamaño de la pupila: se contrae para dilatar la pupila y permitir que entre más luz si estás en un lugar oscuro. La *córnea* se encuentra por delante y se une a la esclerótica, que aparece en la parte exterior del ojo (puede parecer una zona más clara si miras un globo ocular desde el lateral). Ambas están cubiertas por la *membrana conjuntiva*. El *cristalino* está detrás del iris y la pupila (figura 7-5). Tanto la córnea como el cristalino refractan los rayos luminosos para enfocar.

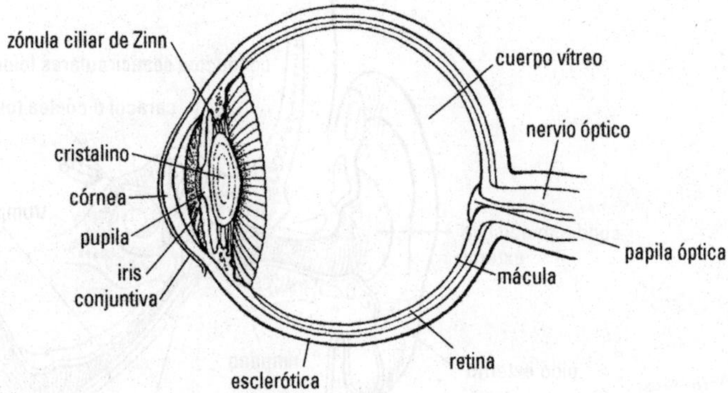

FIGURA 7-5: Anatomía del ojo

El *cuerpo vítreo* se encuentra detrás del cristalino y está lleno de un material gelatinoso que da al ojo su forma redondeada y permite que la luz pase hasta la parte de detrás del ojo.

La *retina* es la capa más interna del ojo. Contiene dos tipos de fotorreceptores: *bastones*, que detectan la luz tenue y son sensibles al movimiento, y conos, que detectan el color y los detalles. La *mácula* es la parte de la retina en la que hay una alta concentración de conos, por lo que la visión es más nítida.

Cuando la luz llega a los bastones y conos, se generan impulsos nerviosos que se envían al *nervio óptico*, conectado con el encéfalo, y que transmiten impulsos para que se interpreten en el lóbulo occipital.

La *papila óptica* es donde las fibras nerviosas de la retina se unen al nervio óptico; es decir, en este punto no hay fotorreceptores, por lo que se considera un punto ciego.

Olfato

Las *células olfativas* que revisten la parte superior de la cavidad nasal detectan las moléculas del aire al respirar. Cuando el aire entra por la nariz, las moléculas llegan hasta las células olfativas y se produce un impulso nervioso que va a través del *nervio olfativo* hasta el cerebro pasando por el *bulbo olfatorio*. El cerebro "sabe" de dónde proceden los olores y qué estás oliendo.

Gusto

Este sentido te permite decidir si vas a tragar o a escupir lo que tienes en la boca, una decisión muy importante. La lengua tiene quimiorreceptores que detectan diferentes aspectos de la comida, minerales y algunas toxinas, en especial el veneno que segregan algunas plantas para evitar que los animales se las coman.

La lengua humana tiene unas 10.000 papilas gustativas, cada una de ellas con entre 50 y 150 células quimiorreceptoras.

Las *células gustativas* de las papilas frenan impulsos nerviosos que se transmiten a través del nervio sensorial a la zona correspondiente del cerebro a través de los pares craneales 7.º, 9.º y 10.º. El cerebro interpreta el impulso y segrega las enzimas digestivas necesarias para descomponer el alimento. Así que el gusto vincula el sistema endocrino al digestivo.

Las papilas gustativas son receptores de los sabores dulce, amargo, ácido y salado, así como una quinta sensación, *umami*, 'sabroso' (el sabor asociado con la carne, champiñones y otros alimentos ricos en proteínas). Detectar los gustos salado y amargo es necesario para controlar el equilibrio de sales y ácidos. El reconocimiento de sabores ácidos nos avisa de alimentos tóxicos (muchos de los compuestos tóxicos que producen las plantas para defenderse son ácidos).

Cada célula receptora de una papila gustativa responde mejor a uno de los cinco sabores básicos, aunque puede responder a todos. Las papilas gustativas detectan solo aspectos poco sutiles; la nariz detecta sabores más complejos y sutiles. La mayoría de lo que percibimos como sabor proviene de la información olfativa, no gustativa.

Fisiopatología del sistema nervioso

En esta sección nos limitaremos a trastornos anatómicos de una categoría inferior; otros más complejos, como la esquizofrenia, se nos quedan demasiado grandes para este libro.

Dolor crónico

Es un trastorno del sistema nervioso y del órgano que provoca el dolor. Puede deberse a muchas causas (infección, trauma, etc.) pero, para que sea perceptible, la señal de dolor ha de llegar a la médula y hasta los receptores del dolor del cerebro. Los *analgésicos* bloquean dichos receptores. Otro enfoque que resulta eficaz consiste en emplear un instrumento para generar impulsos eléctricos directamente a la médula espinal e interrumpir o cancelar los impulsos de dolor en el lugar donde el nervio raquídeo (que transmite el dolor) se une a la médula espinal.

Esclerosis múltiple

Afecta a la vaina de mielina que recubre los axones mielínicos. Las lesiones en la vaina se inflaman e irritan; cuando se curan, el tejido cicatricial (esclerosis) de la vaina interfiere con la transmisión de impulsos a través del axón, por lo que bloquea el movimiento o la respuesta en el músculo. A medida que avanza la enfermedad, el movimiento es cada vez más difícil.

Degeneración macular

Es una enfermedad del ojo, principal causa de ceguera entre las personas ancianas. La *mácula lútea* (una pequeña zona de la retina con una alta concentración de conos que detectan el color y los detalles) se debilita y degenera, por lo que los objetos parecen menores o mayores de lo que son, además de descoloridos.

Otra causa es la proliferación de vasos sanguíneos en torno a la mácula lútea, lo cual no es bueno, aunque pueda parecer lo contrario. Como consecuencia, la mácula lútea se llena de sangre y sus delicados fotorreceptores quedan destrozados. También puede estar vinculada a una excesiva exposición al sol, especialmente en aquellas personas con ojos azules o verdes.

EN ESTE CAPÍTULO

- Qué hacen las hormonas y cómo lo hacen
- Las principales glándulas y sus funciones
- Problemas con las hormonas

Capítulo 8

Sistema endocrino

Las glándulas del sistema endocrino y las hormonas que segregan influyen en casi todas las células, órganos y funciones del cuerpo. El sistema endocrino es un instrumento que regula el humor, los tejidos, el metabolismo, el crecimiento y el desarrollo, así como la función sexual y los procesos reproductores.

Suele encargarse de procesos corporales lentos, como el crecimiento celular. El sistema nervioso controla procesos más rápidos, como la respiración y el movimiento, pero, como verás, ambos interactúan, pues el sistema nervioso decide si el endocrino debe segregar o no hormonas.

Hormonas

Una *hormona* es una *sustancia endógena* (que se produce en el cuerpo) que afecta a células específicas. Las hormonas son muchas y diferentes según su origen, naturaleza química y efectos, pero todas se caracterizan porque se sintetizan en un lugar (glándula o célula) y viajan por la sangre hasta llegar a la célula efectora, donde las fijan receptores específicos, lo que produce una respuesta en la célula.

De las glándulas, las más conocidas son la pituitaria, la tiroides y las suprarrenales; su única función es producir hormonas. No obstante, una serie de hormonas y tejidos endocrinos, menos conocidos, controlan funciones vitales del cuerpo. De hecho, todos los tejidos del cuerpo son, de alguna manera, tejido endocrino.

Las hormonas tienen un papel fundamental en la *homeostasis*. Cuando la sangre pasa por determinados puntos de control del sistema nervioso (como el hipotálamo), se miden los niveles de hormonas; así, si un determinado nivel es demasiado bajo o alto, se ordena a la glándula que produce esa hormona que segregue más o menos. La hormona procede del sistema endocrino, pero las órdenes las da el sistema nervioso.

Composición química

Químicamente hablando, las hormonas pueden clasificarse en:

- **Lipídicas.** Derivan de los ácidos grasos. Las más conocidas son los esteroides, como el estrógeno, la progesterona, la testosterona, la aldosterona y el cortisol, que se sintetizan a partir del colesterol. También las *prostaglandinas* son lipídicas.
- **Peptídicas.** Cadenas relativamente cortas de aminoácidos. Entre ellas están la vasopresina (hormona antidiurética, ADH), la tiroliberina (liberadora de TSH, TRH) y la oxitocina. Otras hormonas son *proteínas* (cadenas de péptidos), como la insulina, la hormona del crecimiento y la prolactina.
- **Glicoproteicas.** Hormonas proteicas más complejas con cadenas laterales de glúcidos. Entre ellas se encuentran la hormona foliculoestimulante (FSH), la luteinizante (LH) y la tirotropina (estimulante de la tiroides, TSH).
- **Aminas.** Derivados de aminoácidos como la tirosina y el triptófano. Algunos ejemplos son la tiroxina, la epinefrina y la noradrenalina.

Origen de las hormonas

A medida que los biólogos han identificado nuevas sustancias y formas de hormonas, se ha descubierto que no todas ellas proceden de glándulas endocrinas:

- **Glándulas endocrinas.** Una *glándula endocrina* es un órgano que sintetiza una hormona, y lo hace en un tipo de célula especializada, como la glándula pituitaria anterior. Las células especializadas en el timo sintetizan hormonas que controlan las células inmunitarias.
- **Diferentes órganos.** Una serie de órganos que no se solían incluir en el sistema endocrino tienen células y tejidos especializados en la producción de hormonas. Por ejemplo:
  - Mientras que parte del páncreas está ocupado segregando enzimas para la digestión de los alimentos, otras células especializadas producen insulina y, otras, glucagón.
  - El estómago y los intestinos sintetizan y segregan hormonas que controlan aspectos tanto físicos como químicos de la digestión.
  - Células especializadas de ovarios y testículos transforman las moléculas de colesterol en moléculas de estrógeno y testosterona respectivamente.
  - Incluso el corazón produce hormonas, cuya secreción tiene un intenso efecto inmediato en el volumen de la sangre.
- **Neuronas.** Fabrican hormonas que son neurotransmisores.

En la tabla 8-1 puedes ver un listado de las principales hormonas, su origen y sus funciones.

TABLA 8-1: Hormonas importantes: origen y funciones

Hormona	Origen	Funciones
Corticotropina, hormona adrenocorticotrófica (ACTH)	Glándula pituitaria	Estimula la secreción de corticoesteroides por la corteza suprarrenal.
Vasopresina, hormona antidiurética (ADH)	Glándula pituitaria	Estimula los riñones para que reabsorban agua, evitando la deshidratación.
Calcitonina	Tiroides	Actúa sobre huesos, riñones e intestinos para reducir el nivel de calcio en la sangre.
Epinefrina (o adrenalina) Noradrenalina	Médula suprarrenal	Estimula el corazón y otros músculos durante la reacción de alarma; aumenta la cantidad de glucosa en la sangre.
Estrógeno	Ovarios	Estimula la secreción de óvulos; actúa sobre músculos, huesos y piel para desarrollar las características sexuales secundarias femeninas.

(continúa)

(continuación)

Hormona	Origen	Funciones
Glucagón	Páncreas	Hace que el hígado, los músculos y el tejido adiposo segreguen glucosa al torrente sanguíneo.
Glucocorticoide	Corteza suprarrenal	Estimula la formación de glucosa a partir de grasas y proteínas.
Gonadocorticoides	Corteza suprarrenal	Estimula la libido.
Somatotropina, hormona del crecimiento (GH)	Glándula pituitaria	Actúa sobre los huesos y tejidos blandos para impulsar la división celular y la síntesis de proteínas.
Insulina	Páncreas	Favorece la incorporación de glucosa en las células; permite que el hígado, los músculos y el tejido adiposo almacenen glucosa para reducir su nivel en la sangre.
Melatonina	Glándula pineal	Actúa sobre una variedad de tejidos para controlar los biorritmos.
Mineralocorticoide	Corteza suprarrenal	Actúa sobre las células de los riñones para reabsorber el sodio y excretar el potasio.
Oxitocina	Glándula pituitaria	Lazos sociales; estimula las contracciones uterinas durante el parto y las glándulas mamarias para la producción de leche.
Hormona paratiroidea	Glándulas paratiroideas	Estimula las células de huesos, riñones e intestinos para que segreguen calcio y aumentar así su nivel en la sangre.
Progesterona	Ovarios	Prepara el útero para la implantación del embrión y mantiene el embarazo.
Prolactina	Glándula pituitaria	Actúa sobre las glándulas mamarias para estimular la producción de leche.
Testosterona	Testículos	Estimula la producción de esperma; hace que la piel, los músculos y los huesos desarrollen las características sexuales masculinas.
Tirotropina, hormona estimulante del tiroides (TSH)	Glándula pituitaria	Estimula la glándula tiroides para producir calcitonina y tiroxina.
Tiroxina	Tiroides	Se distribuye todos los tejidos para aumentar el metabolismo; participa en la regulación del desarrollo y el crecimiento.

Receptores hormonales

Las hormonas suelen salir de la célula de origen por medio de la *excreción celular*. La molécula de la hormona segregada va directamente a la sangre y circula hasta que se fija con el receptor específico en la membrana plasmática. Como las hormonas tienen formas muy específicas, solo se fijan al receptor correspondiente; sin él, la hormona no tiene efecto alguno.

Glándulas

En general, una *glándula* es una estructura que sintetiza un producto procedente de las células. Las glándulas *endocrinas* (sin conducto) exportan las hormonas a través del torrente sanguíneo hasta las células efectoras, que pueden estar muy alejadas en el cuerpo. En la lámina a color titulada "Glándulas del sistema endocrino" (parte central del libro) puedes ver dónde están las glándulas.

Las *glándulas exocrinas* (con conducto) producen sustancias que se transportan a través de tubos a un órgano o a la superficie corporal. La mayoría no segregan hormonas (excepto el páncreas), como las *glándulas sebáceas* o las sudoríparas. En la lámina a color titulada "Piel (corte transversal)" (parte central del libro) puedes ver su posición y estructura.

Hipotálamo y pituitaria

Se encuentran en el diencéfalo y en ellas están los sistemas nervioso y endocrino. El hipotálamo actúa como un interruptor para la pituitaria, glándula maestra del sistema endocrino.

El hipotálamo contiene células especiales que actúan como sensores que analizan la composición de la sangre que pasa por él. También contiene otras células especializadas que generan mensajeros (hormonas) como respuesta a dicho análisis.

RECUERDA

Las hormonas producidas en el hipotálamo no tienen unas células efectoras específicas, sino que el hipotálamo sintetiza *hormonas liberadoras* o *inhibidoras* de la liberación y las segrega a pequeños vasos sanguíneos conectados con la glándula pituitaria anterior. Esta responde a las hormonas liberadoras sintetizando y segregando sus hormonas, que tienen células efectoras; frente a las hormonas inhibidoras de la liberación, detiene la secreción de las hormonas correspondientes.

Control del metabolismo

Glándula tiroides

Influye en casi todos los procesos fisiológicos corporales. Parece una mariposa montada a caballo de la *tráquea*. Las hormonas segregadas por la tiroides regulan las siguientes secciones fisiológicas:

- Controlan el *metabolismo basal* (la cantidad de energía necesaria para mantener las funciones corporales durante el descanso).
- Aumentan el ritmo al que las células utilizan la glucosa.
- Ayudan a mantener la temperatura corporal al aumentar o disminuir el metabolismo.
- Regulan el crecimiento y la diferenciación de los tejidos de niños y adolescentes.
- Aumentan la cantidad de determinadas enzimas en las mitocondrias que participan en las reacciones oxidativas.
- Influyen en la tasa de descomposición de proteínas, grasas, carbohidratos, vitaminas, minerales y agua.
- Estimulan los procesos mentales.
- Aumentan la tasa de síntesis de proteínas.

Glándulas suprarrenales

La raíz *renal* significa 'riñón' y *supra*, 'encima de', así que estas glándulas se encuentran sobre los riñones (consulta la figura 8-1 y la lámina a color "Glándulas del sistema endocrino"). Están recubiertas por una fina *cápsula*, y en su interior cada glándula tiene dos partes: la *corteza* (capa exterior) y la *médula*, con diferentes funciones.

La corteza segrega *corticoesteroides*, como *glucocorticoides*, *mineralocorticoides* (como la *aldosterona*, que controla el nivel de *electrólitos* en la sangre, como los iones de potasio (K+), sodio (Na+) y cloro (Cl-), fundamental para mantener el contenido de sales minerales en la sangre) y gonadocorticoides (como testosterona, estrógeno y progesterona).

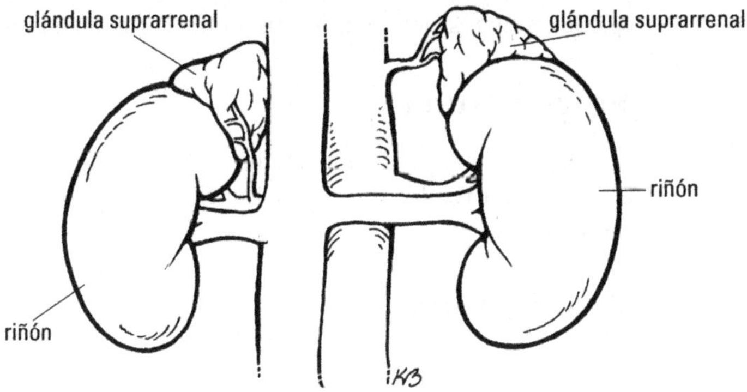

FIGURA 8-1: Situación de las glándulas suprarrenales

La médula se encarga de regular acciones de estructuras del sistema nervioso simpático, como una clase de hormonas entre las que se encuentran la *adrenalina* y la *noradrenalina*. La primera estimula la secreción de moléculas de ácidos grasos libres del tejido adiposo, utilizadas por los músculos (incluido el corazón y los músculos del aparato respiratorio) para transformarlos en energía, lo que ahorra glucosa para que la utilice el cerebro; al fin y al cabo, en una reacción de alarma también hay que pensar. Al contrario que la mayoría de las hormonas, su efecto es casi inmediato.

Por su parte, la noradrenalina provoca la *vasoconstricción* (los vasos sanguíneos se estrechan). Cuando el hipotálamo detecta *hipotensión* (baja presión sanguínea) y estrés, se segrega noradrenalina.

Gónadas

Las *gónadas* (ovarios o testículos) segregan *estrógenos* y *progesterona* en el caso de las mujeres y testosterona en el caso de los hombres. El cuerpo segrega hormonas sexuales durante toda la vida, pero a diferentes niveles. La producción aumenta durante la pubertad y disminuye con la edad.

Estrógeno

En las mujeres, la producción de estrógenos aumenta durante la pubertad e inicia el desarrollo de las características sexuales secundarias, como el aumento del pecho. También crece rápidamente el tejido óseo, pues los estrógenos permiten el transporte de calcio y fosfato en la sangre. El estrógeno también permite que los huesos pélvicos se ensanchen para permitir el paso del bebé durante el parto.

Además, aumenta la acumulación de grasa en torno al cuerpo, por lo que las mujeres tienen una forma más redondeada que los hombres.

Progesterona

La progesterona prepara el útero para la implantación del embrión y almacena nutrientes en el endometrio. También contribuye al desarrollo del pecho.

Testosterona

Se encarga del desarrollo de las características sexuales secundarias de los hombres. Cuando un niño alcanza la pubertad, los tejidos musculares comienzan a crecer, aumentan los órganos sexuales, aparece pelo en pecho y cara y el vello de brazos y piernas se hace más oscuro y grueso.

Estas hormonas también juegan un importante papel en el desarrollo de los *gametos* o células sexuales (óvulo y esperma).

Las mujeres tienen unos niveles bajos de testosterona en sangre, y lo mismo ocurre con los hombres y los estrógenos. Si la producción aumenta, se produce la afeminación en los hombres y la virilización en las mujeres.

Al envejecer, hombres y mujeres producimos menos hormonas sexuales. En un hombre, la disminución suele comenzar en la treintena y avanzan lentamente. Muchos hombres mantienen sus funciones sexuales y reproductoras en edad avanzada. En el caso de las mujeres, la disminución también comienza en la treintena, pero se precipita en torno a los cincuenta años de edad. Este periodo se conoce como *menopausia*.

Los efectos de la reducción de las hormonas sexuales se parecen en ambos sexos, pero son más repentinos en las mujeres. Uno de los primeros efectos es el cese de la función reproductora, por lo que el embarazo no es posible. La señalización defectuosa en el sistema nervioso parasimpático causa irritabilidad y altera la capacidad de monitorización de la temperatura del cuerpo, lo que causa sofocos. El metabolismo celular también se ralentiza. La remodelación ósea (la constante acumulación y ruptura del tejido óseo) se inclina hacia esta última. La sustitución de proteínas estructurales en la piel se hace más lenta.

Aparato digestivo

Gran parte de la función endocrina es intestinal.

El páncreas es un órgano fibroso, alargado y plano que se encuentra en el abdomen, cerca de los riñones, el estómago y el intestino delgado. Produce enzimas digestivas que segrega al intestino delgado, pero también hormonas como la insulina y el glucagón que segrega a la sangre. La glucosa se encuentra en la sangre, disponible como molécula energética para todas las células. Un exceso de glucosa en la sangre es dañino para los vasos sanguíneos pequeños, por lo que el cuerpo ha de mantener la concentración de glucosa en la sangre dentro de unos límites. La insulina estimula la absorción de glucosa por las células del hígado, los músculos y el tejido adiposo; así, disminuye el nivel de glucosa en la sangre. Sin insulina, la mayoría de las células no podrían absorber glucosa, necesaria para la respiración celular, por lo que no generarían suficiente ATP. Si en la sangre hay un nivel bajo de glucosa, el páncreas segrega glucagón, que extrae glucosa de las células donde está almacenada y lo libera en la sangre.

El estómago es un órgano vital para la digestión, pero segrega hormonas que se emplean en la digestión, por lo que también es una glándula. Las *gastrinas* son las responsables de segregar ácido gástrico y de controlar el músculo esfínter en la parte inferior del esófago para que la comida pase al estómago. Otras células del estómago producen *grelina*, que actúa sobre el cerebro para estimular el hambre.

El intestino delgado produce la hormona *secretina*, que estimula la liberación de sustancias neutralizantes, como bilis de la vesícula y bicarbonato pancreático. Otras células del intestino delgado producen *pancreocimina*, que activa la secreción de enzimas digestivas del páncreas y la vesícula.

Otras glándulas endocrinas

» **Glándulas paratiroideas.** Cuatro pequeñas glándulas situadas en la parte posterior de la tiroides que segregan la *hormona paratiroidea* (PTH), que eleva la concentración de calcio en la sangre para que esté disponible para miocitos y neuronas, ya que ayuda a que el sistema nervioso y el aparato locomotor funcionen correctamente: el calcio es el principal elemento que hace que los músculos se contraigan; los niveles de calcio son muy importantes para la comunicación neuronal.

- **Glándula pineal.** Pequeña glándula oval en el cerebro, considerada parte del epitálamo del diencéfalo. Segrega la hormona *melatonina*, que ayuda a regular el *ritmo circadiano* (la oscilación normal fisiológica en el ciclo día-noche).
- **Timo.** Glándula situada en la cavidad torácica, justo debajo de las clavículas y encima del corazón. Su principal función es madurar los linfocitos T de la médula ósea en células T. También produce *timosina*, que interviene en la diferenciación y estimulación de las células del sistema inmunitario.

Fisiopatología del sistema endocrino

Anomalías en el metabolismo de insulina

Las siguientes alteraciones en el metabolismo de insulina pueden provocar que aumente el nivel de glucosa en la sangre, lo que daña los vasos sanguíneos más pequeños, como los de la retina y el glomérulo renal.

Síndrome metabólico

A veces las células desarrollan una resistencia a los efectos de la insulina, por lo que se necesitan unos niveles mayores para producir los mismos resultados. Mientras el páncreas produzca suficiente insulina, los niveles de glucosa en la sangre estarán dentro de los límites homeostáticos. Puede ocurrir que no produzca suficiente insulina para hacer frente a la resistencia, al principio después de las comidas, cuando los niveles de glucosa son más altos. Se cree que la resistencia a la insulina contribuye a la acumulación de grasa abdominal y otros desarrollos que aumentan el riesgo de diabetes y enfermedades cardiovasculares.

Diabetes *mellitus* tipo 1

Es el resultado de la destrucción de las células pancreáticas que producen insulina, y sus consecuencias pueden llegar a ser mortales. El desarrollo de insulina intravenosa para su tratamiento fue uno de los grandes avances médicos del siglo pasado.

Diabetes *mellitus* tipo 2

Se debe a una concentración insuficiente de insulina en la sangre, ya sea porque la producción de insulina sea deficiente o porque se ha desarrollado resistencia a esta. Los altos niveles de glucosa en la sangre dañan lentamente los pequeños vasos sanguíneos, lo que conlleva disfunciones o el deterioro de varios órganos y sistemas.

Diabetes insípida

Se debe a la incapacidad del hipotálamo de producir la cantidad adecuada de vasopresina (hormona antidiurética, ADH), responsable de estimular los riñones para que devuelvan agua al torrente sanguíneo. Sin ADH, vuelve poca agua y aumenta la concentración de glucosa en la sangre, junto con la de otras sustancias. Grandes cantidades de orina acuosa suponen deshidratación y sed, y eliminan electrólitos. Esta afección se puede tratar administrando ADH.

Diabetes gestacional

Consiste en un alto contenido de glucosa en la sangre durante el embarazo en una mujer que no sufre diabetes. Las mujeres que sufren diabetes gestacional tienen un alto riesgo de padecer diabetes de tipo 2 y enfermedades cardiovasculares *a posteriori*.

Trastornos en la tiroides

Hipotiroidismo

El prefijo hipo- significa 'debajo de'. Unos niveles bajos de hormonas tiroideas suponen *hipotiroidismo*. Esto se puede deber a un defecto en la glándula tiroides (*hipotiroidismo primario*) o a que el hipotálamo o la glándula pituitaria no envían las hormonas adecuadas a la tiroides (*secundario*). Las personas que padecen hipotiroidismo primario pueden sufrir problemas inflamatorios parecidos a la artritis, o enfermedades crónicas, como *tiroiditis de Hashimoto* (una afección en la que el sistema inmunitario del cuerpo ataca las células de la tiroides). El hipotiroidismo secundario puede derivar de un déficit dietético de yodo o de la ingesta de medicamentos que afectan negativamente a la tiroides.

El hipotiroidismo tiene muchos síntomas, ya que las hormonas tiroideas tienen un efecto muy amplio. Casi todas las células del cuerpo están estimuladas por la *tiroxina*, que regula el metabolismo. En la tabla 8-2 se muestran los síntomas del hipotiroidismo.

TABLA 8-2: Síntomas del hipotiroidismo

Al principio		
Aumento de peso sin aumento de la ingesta de alimentos ni disminución del ejercicio	Cansancio	Estreñimiento
Problemas de memoria	Rostro hinchado y pálido	Sensibilidad al frío
Cuando avanza la enfermedad		
Articulaciones rígidas	Ausencia de sudoración	Calambres musculares
Entumecimiento	Problemas de memoria	Voz ronca y apagada
Sensibilidad al frío		
Colesterol alto, problemas de circulación o de corazón	Disminución de la fertilidad	Piel y cabellos secos, pérdida de cabello. Uñas quebradizas
Problemas de colon, obstrucción intestinal, anemia	Problemas psiquiátricos; cambios de comportamiento	Síndrome del túnel carpiano

La *mixedema* es una complicación del hipotiroidismo que puede poner en riesgo la vida del paciente. Al disminuir el metabolismo, se ralentiza el intercambio de gases. Al aumentar el nivel de dióxido de carbono en la sangre, el paciente puede entrar en coma, lo que puede llegar a ser mortal.

El hipotiroidismo se trata con la ingesta de por vida de una hormona tiroidea sintética. No obstante, la terapia tiene que iniciarse gradualmente para que no afecte al corazón.

Hipertiroidismo

También conocido como *enfermedad de Graves-Basedow*, supone unos niveles anormalmente altos de hormonas tiroides. Hace que la persona esté irritable, nerviosa y sea incapaz de dormir. Puede desarrollar bocio (aumento de la glándula tiroides) y la hinchazón de los músculos oculares puede hacer que los ojos sobresalgan. El tratamiento incluye medicación, una dosis única de yodo radiactivo o cirugía.

Insensibilidad a los andrógenos

Las personas que sufren el *síndrome de insensibilidad a los andrógenos* (SIA) tienen cromosomas XY pero fenotipos femeninos y son estériles. Supone la prevención del desarrollo completo o parcial de las características sexuales masculinas en el feto, a pesar de la presencia del cromosoma Y. Algunas personas desarrollan una anatomía sexual femenina externa, pero no interna; otras tienen genitales masculinos o femeninos alterados o ambiguos, y otras, genitales masculinos normales, senos y, probablemente, impotencia.

4

El funcionamiento interno del cuerpo

EN ESTA PARTE . . .

Conocerás la estructura anatómica de los aparatos circulatorio, respiratorio, digestivo, urinario y linfático.

Aprenderás cómo circula la sangre por el cuerpo y cómo entran y salen cosas de ella.

Te familiarizarás con la mecánica de la respiración y el intercambio de gases.

Comprenderás la importancia de los riñones para la formación de orina y el control de la presión sanguínea.

Sabrás más sobre la inmunidad y el flujo linfático.

EN ESTE CAPÍTULO

- La sangre y lo que hay en ella
- Arterias, venas y capilares
- Las partes del corazón
- El recorrido de la sangre por el cuerpo
- Algunos problemas del aparato circulatorio

Capítulo 9

Aparato cardiovascular: ¡a bombear sangre!

El aparato circulatorio está más presente en el lenguaje diario que cualquier otro sistema. *Corazón* es una palabra utilizada para referirnos a 'amor' o 'sentimientos'. Decimos que "casi me da un infarto" para expresar sorpresa o asombro. Llevamos cualidades abstractas pero distintivas "en la sangre", que además la podemos tener "fría" o "caliente", incluso nos puede llegar a "hervir". Científicamente hablando, las emociones están más relacionadas con las hormonas que con el miocardio, y nadie tiene la sangre más azul o roja que nadie. El corazón no es "blando" ni "duro", sino que es un músculo que bombea la sangre para que circule constantemente por una compleja red de vasos.

Mecanismo de transporte: la sangre y lo que contiene

La sangre, ese líquido de color rojo oscuro, tibio y de sabor metálico que fluye por tu cuerpo, es una sustancia de vital importancia que todos necesitamos. Un cuerpo adulto contiene unos cinco litros de este valioso fluido.

La sangre consiste en muchos tipos diferentes de células mezclados en una matriz llamada *plasma*, que hace que la sangre sea un tejido conjuntivo. Los diferentes tipos de células (*glóbulos rojos*, *blancos* y *plaquetas*) son *elementos sólidos* de la sangre. Suponen el 45 % del volumen de la sangre; el 55 % restante es plasma.

Plasma

El 92 % del plasma es agua. El 8 % restante son *proteínas de plasma*, iones salinos, gases de oxígeno y dióxido de carbono, nutrientes (glucosa, grasas y aminoácidos) de los alimentos, *urea* (producto de desecho) y otras sustancias como hormonas y enzimas.

Las proteínas del plasma se producen en el hígado, es decir, no se transportan. Sus funciones son:

- » **Albúmina.** La más pequeña y abundante, mantiene la *presión osmótica* (controla el nivel de agua) en la sangre dentro de los límites homeostáticos.
- » **Fibrinógeno.** Se convierte en tiras de *fibrina*, que forman una red que bloquea los GR para crear un coágulo.
- » **Inmunoglobulina.** Sinónimo de *anticuerpo*, es decir, proteínas que se crean como respuesta a un microbio que invade el cuerpo.

Glóbulos rojos

Los glóbulos rojos (GR) o *eritrocitos* (*erythro* significa 'rojo' en griego) son las células sanguíneas más numerosas. Aproximadamente un cuarto de los tres trillones de células que hay en el cuerpo son GR. Se regeneran y eliminan de forma constante; de hecho, ¡cada segundo produces y destrozas varios millones!

Su citoplasma está repleto de una biomolécula que contiene hierro, la *hemoglobina*, que se une al oxígeno en la membrana respiratoria y lo suelta en los capilares. Gracias a este mecanismo todas tus células y tejidos obtienen el oxígeno que necesitan para realizar el metabolismo. Los GR que contienen oxígeno son de color rojo brillante, el color de la sangre arterial que ves en las heridas. En las venas, tienen menos oxígeno y son de un color rojo oscuro.

INFORMACIÓN TÉCNICA

Los GR tienen mucha hemoglobina y poco más. Durante la diferenciación, pierden sus orgánulos e incluso el núcleo. Solo la membrana mantiene su función.

Un glóbulo rojo tiene un tiempo de vida de cuatro meses; después, un *fagocito* (célula de limpieza) lo destroza en el hígado o bazo. El hierro se lleva al hígado (para almacenarlo) o a la médula ósea (para producir nueva hemoglobina). El resto de los materiales se convierte en *bilirrubina* y se libera en el plasma (que por eso tiene un color pajizo). El hígado utiliza la bilirrubina para formar bilis, que ayuda en la digestión de las grasas.

Plaquetas

Son pequeños trozos de células procedentes de *megacariocitos*, células gigantes de la médula ósea roja. Su trabajo consiste en comenzar el proceso de coagulación y cerrar los vasos sanguíneos dañados. Se llaman también *trombocitos* (*thrombos* significa 'coágulo' en griego) y su ciclo de vida es muy corto, de unos diez días.

Glóbulos blancos

Los glóbulos blancos (GB) o leucocitos, derivan del mismo tipo de hemocitoblastos que los rojos. Salen de la médula ósea roja y entran en la circulación cuando están maduros.

SACAR SANGRE DE... UN HUESO

La *hematopoyesis* es el proceso de formación de las células sanguíneas. En los niños se produce en la médula ósea roja de huesos largos como el fémur y la tibia; en los adultos, en la de la pelvis, el cráneo, las vértebras y el esternón. Unas células especiales llamadas *hemocitoblastos* se dividen y diferencian hasta convertirse en células sanguíneas específicas. Cuando las células sanguíneas han madurado en la médula roja, entran en la circulación y van por todo el cuerpo.

Echar un vistazo a los vasos sanguíneos

No son tubos pasivos, sino órganos muy activos que, si funcionan correctamente, ayudan al corazón a hacer circular la sangre.

Los vasos que llevan la sangre desde el corazón son las *arterias* y *arteriolas*, mientras que los que la llevan de vuelta al corazón son las *venas* y *vénulas*. Normalmente, arterias y venas suelen estar unas cerca de las otras y a menudo tienen nombres parecidos. Arterias y arteriolas reducen su diámetro a medida que se alejan del corazón hasta convertirse en capilares, los minúsculos vasos que conectan los sistemas arterial y venoso y que se encuentran en lechos capilares. Las vénulas llevan sangre sin oxígeno de un capilar a una vena. Las venas más pequeñas convergen hacia otras más grandes y crecen hasta llegar al corazón.

Arterias

Aunque una arteria pueda parecer un sencillo tubo, su anatomía es compleja. Las arterias están formadas por tres capas concéntricas de tejido en torno a un espacio o luz por donde fluye la sangre (figura 9-1). La capa exterior, *túnica externa*, es una gruesa capa de tejido conjuntivo que protege a las demás capas. La siguiente, *túnica media*, es una gruesa capa de músculo liso y tejido elástico que se contrae y expande con cada latido. Esta capa controla la *vasoconstricción* (disminución del diámetro) y la *vasodilatación* (aumento del diámetro) de los vasos. La *túnica interna*, también llamada *endotelio vascular*, es una gruesa capa de epitelio simple pavimentoso que recubre la luz. Es muy activa metabólicamente y se especializa en transportar oxígeno, nutrientes y otras sustancias desde la sangre que fluye por la luz hacia la túnica media.

Capilares

Los *capilares* son los vasos sanguíneos más pequeños y están formados por una única y gruesa capa de epitelio. Carecen de la estructura y complejidad de las arterias y las venas, por lo que funcionan por difusión. Están en estrecho contacto con las células de los tejidos. En el lado de la arteriola, el oxígeno de los GR y las nutrientes moléculas del plasma pasan por la membrana capilar hasta el fluido del tejido. El oxígeno y los nutrientes disueltos en el fluido del tejido se difunden

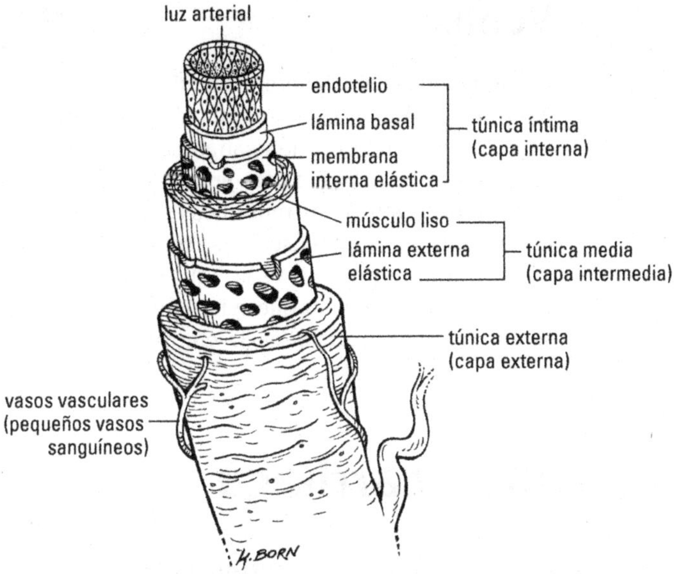

FIGURA 9-1: Anatomía de una arteria

por la membrana a las células adyacentes. En el lado de la vénula, el dióxido de carbono y otros materiales de desecho pasan del fluido del tejido por la membrana capilar hasta la sangre. La sangre continúa la circulación por las venas, y los residuos se depositan en los lugares adecuados: el dióxido de carbono se expulsa por los pulmones, mientras que otros desechos metabólicos se filtran por los riñones.

RECUERDA

Tienes lechos capilares en todas partes del cuerpo; por eso sangras al más mínimo corte.

Los capilares tienen otras dos funciones importantes:

- **Termorregulación.** En un entorno frío, los esfínteres precapilares se contraen para evitar la pérdida de calor de la sangre a través de la superficie de la piel. Cuando estás en un entorno caliente o produces calor al realizar un esfuerzo, los esfínteres precapilares se relajan y abren el lecho capilar para que la sangre fluya y disperse el calor.
- **Regulación de la presión sanguínea (volumen de la sangre).** Si es baja, las hormonas que la regulan estimulan los esfínteres precapilares para que se contraigan, lo que reduce temporalmente el volumen total del sistema circulatorio y aumenta la presión. Si la presión es alta, las hormonas hacen que los esfínteres se relajen, lo que amplía el volumen total del sistema y reduce la presión.

Venas

Las venas tienen una anatomía similar a las arterias, aunque tienden a ser más anchas y, sus paredes, más finas y menos elásticas. Las venas casi no tienen presión sanguínea, por lo que no necesitan una gruesa capa de músculo para empujar la sangre, sino que dependen de la contracción de los músculos esqueléticos. Al mover el tronco y las extremidades, los músculos se contraen y esos movimientos "masajean" la sangre por las venas, que se mueve lentamente. Las venas grandes tienen válvulas que evitan que la sangre vuelva. Las válvulas se abren en la dirección en la que se mueve la sangre y se cierran cuando ya ha pasado.

Anatomía cardiaca

El *aparato cardiovascular* consiste en el corazón y los vasos sanguíneos. El bombeo del corazón expulsa sangre del mismo y la presión que genera empuja la sangre por los vasos sanguíneos. El sistema nervioso autónomo controla el ritmo de los latidos.

Estructura del corazón

El corazón tiene una forma cónica y mide casi un puño de ancho y dos de largo. Se encuentra entre los pulmones, justo detrás del esternón, un poco a la izquierda del centro del pecho, y el extremo del cono apunta hacia abajo y a la izquierda (figura 9-2).

Los cuatro espacios huecos del corazón se llaman *cavidades*. El corazón está dividido anatómica y funcionalmente en los lados izquierdo y derecho. Cada lado tiene una *aurícula* y un *ventrículo* con sus propias funciones. El *tabique interauricular* es grueso y musculoso, y separa las aurículas y, el *tabique interventricular*, los ventrículos. La contracción del músculo cardiaco bombea sangre hacia dentro y fuera de las cuatro cavidades de manera rítmica.

Entre las cavidades hay válvulas que mantienen el flujo de la cantidad adecuada de sangre en la dirección correcta. El nombre de las válvulas nos indica su ubicación anatómica o características. Las *válvulas auriculoventriculares* se encuentran entre la aurícula y el ventrículo de cada lado; la *válvula bicúspide* o *mitral* tiene dos membranas y, la *tricúspide*, tres. En la figura 9-3, las flechas indican la dirección del flujo de sangre.

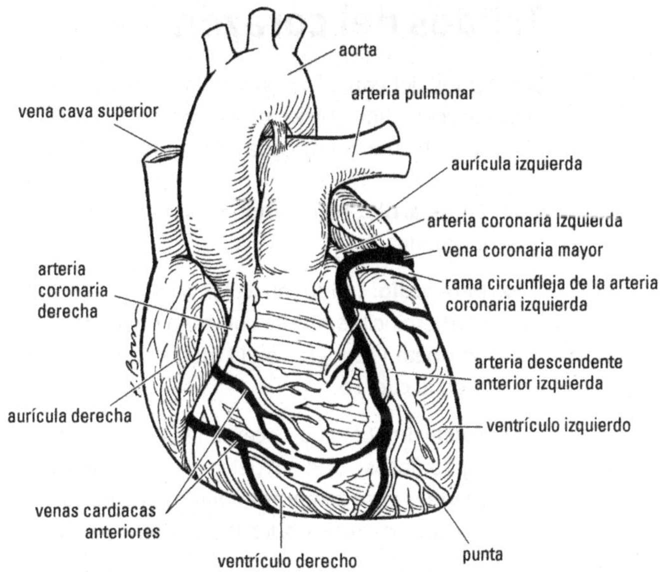

FIGURA 9-2: Anatomía del corazón

Durante un latido, la sangre entra en la aurícula derecha procedente de las venas cavas inferior y superior. Luego pasa por la válvula tricúspide y llena el ventrículo derecho. De ahí pasa por la válvula pulmonar hasta la arteria pulmonar. Al mismo tiempo, la aurícula izquierda se llena con sangre que procede de las arterias pulmonares. La sangre pasa por la válvula mitral hasta el ventrículo izquierdo y sale por la válvula aórtica hacia la arteria aorta.

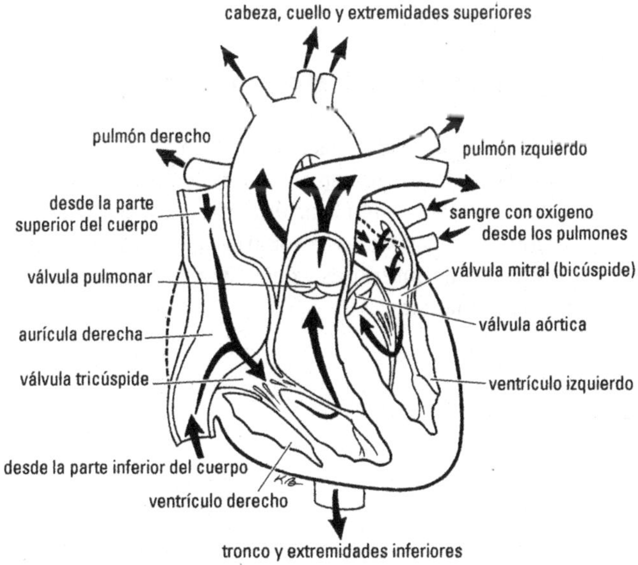

FIGURA 9-3: Válvulas del corazón y flujo sanguíneo

Tejidos del corazón

Los tejidos del corazón realizan las funciones necesarias para que el latido sea constante y eficiente. Al igual que otros órganos huecos, el corazón está formado por capas de tejido endotelial y conjuntivo.

- **Endocardio.** Tejido endotelial que reviste el interior de las cavidades.
- **Miocardio.** Tejido muscular grueso. Está compuesto por cardiomiocitos que se contraen de manera coordinada para bombear la sangre con la fuerza suficiente para llevarla por todo el cuerpo.
- **Epicardio.** Lámina visceral del *pericardio*. Es un saco cónico de tejido fibroso que envuelve el miocardio y las raíces de los grandes vasos. Segrega *líquido pericárdico* en la cavidad pericárdica, que lubrica los tejidos durante los latidos.
- **Cavidad pericárdica.** Espacio lleno de fluido entre el epicardio y la lámina parietal del pericardio seroso. El fluido reduce la fricción de las membranas pericárdicas.
- **Lámina parietal del pericardio seroso.** Membrana serosa unida a la capa más externa del corazón, el *pericardio fibroso*, que consiste en una gruesa capa blanca de tejido conjuntivo fibroso que fija el corazón y los principales vasos sanguíneos, incluida la aorta, al esternón y al diafragma (no flota en el pecho). También segrega líquido pericárdico en la cavidad pericárdica.

Suministro de sangre

Las arterias coronarias suministran al corazón sangre con oxígeno y nutrientes. Se originan en la aorta y llevan sangre a los lados izquierdo y derecho: de ahí la arteria coronaria derecha y la arteria coronaria izquierda. Las venas coronarias izquierda y derecha se encuentran cerca de las anteriores y devuelven la sangre sin oxígeno a la circulación pulmonar.

Ciclo cardiaco

Para que la sangre fluya sin problemas por todo el cuerpo, las contracciones del corazón deben estar sincronizadas. Ambas aurículas deben contraerse al mismo tiempo, seguidas por los ventrículos poco después, por lo que, en realidad, un único latido consiste en dos contracciones. El *ciclo cardiaco* es la serie de eventos necesarios para que se produzca un solo latido.

Algunas estructuras del corazón, llamadas conjuntamente *sistema de conducción cardiaca*, están especializadas en generar y enviar impulsos eléctricos que provocan el latido, para que sean regulares y fuertes en todo el corazón.

El sistema de conducción cardiaca es responsable de que se produzca el ciclo cardiaco, ya que, si este se detiene durante mucho tiempo, podrías sufrir graves consecuencias. También se encarga de sincronizar el ciclo, y la apertura y cierre de las válvulas han de estar sincronizados.

Al comienzo del ciclo cardiaco, todas las cavidades están relajadas y todas las válvulas, cerradas. Cuando una cavidad está relajada, está en *diástole*; la fase de contracción es la *sístole*. La secuencia de eventos es la siguiente:

1. **La sangre comienza a llenar las aurículas y la presión en la válvula que conecta la aurícula derecha con el ventrículo derecho hace que se abra.** Ambas cavidades están aún en diástole.
2. **La sangre fluye a los ventrículos para igualar la presión en las dos cavidades.** La sangre deja de fluir cuando un 70 % del volumen está en el ventrículo.
3. **Las aurículas se contraen y el resto de la sangre pasa a los ventrículos.**
4. **Las aurículas se relajan, los ventrículos se contraen y las válvulas auriculoventriculares se cierran.** La caída de presión en las aurículas crea un vacío que hace que se cierren las membranas de las válvulas AV.
5. **Los ventrículos continúan contraídos y todas las válvulas están cerradas.**
6. **La sístole ventricular aumenta la presión en el interior de los ventrículos, lo que hace que se abran las válvulas aórticas.** La sangre sale hacia las arterias pulmonares y la aorta.

7. **Los ventrículos se relajan, disminuye la presión y las válvulas aórticas se cierran.**

RECUERDA

El movimiento de la sangre por el corazón es más el resultado de cambios de presión que de las contracciones. La compleja sincronización del sistema de conducción provoca las contracciones, que a su vez producen los cambios de presión que abren las válvulas para que salga la sangre, y las cierra para evitar que fluya de vuelta.

Electrocardiograma

Las señales eléctricas del corazón se pueden medir y registrar digitalmente para producir una figura llamada *electrocardiograma* (ECG o EKG). En un ECG aparecen tres ondas principales que muestran las señales eléctricas que pasan por el corazón (figura 9-4). La primera onda, la *onda P*, muestra la propagación del impulso eléctrico por las dos aurículas. La segunda onda y la más grande, la *QRS*, muestra la transmisión del impulso por los ventrículos. La tercera onda, la T, muestra la recuperación de los ventrículos.

RECUERDA

Las ondas en un ECG muestran la transmisión eléctrica en el corazón, no las contracciones. Las aurículas se contraen en el periodo de tiempo entre el final de la onda P y el inicio de la QRS, aproximadamente. Los ventrículos se contraen desde el final de la QRS hasta la onda T.

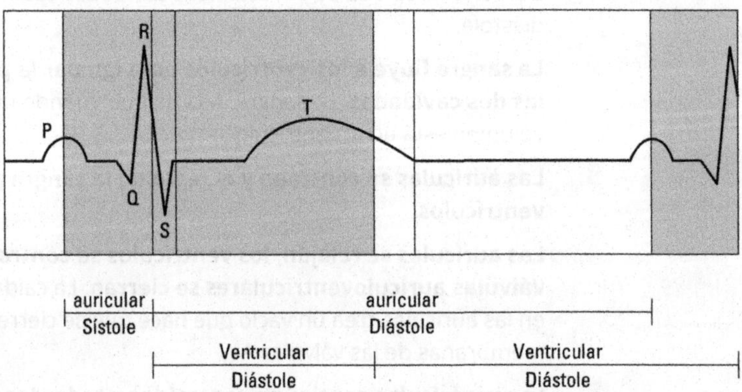

FIGURA 9-4: Un ECG normal

Fisiología de la circulación

Al latir, el corazón empuja la sangre por un doble circuito: sale por las arterias hasta llegar a los lechos capilares y de ahí pasa a las venas para volver al corazón. La sangre pasa por el corazón hacia los pulmones y vuelve al corazón y a las arterias. Cada circuito completo dura menos de un minuto.

RECUERDA

El corazón es una bomba doble, por lo que tiene dos circuitos: del corazón a los pulmones y vuelta al corazón, y del corazón al cuerpo y vuelta al corazón. Se trata de la *circulación pulmonar* y de la *circulación general* (figura 9-5). Aproximadamente, cada gota de sangre viaja por el doble circuito una vez por minuto.

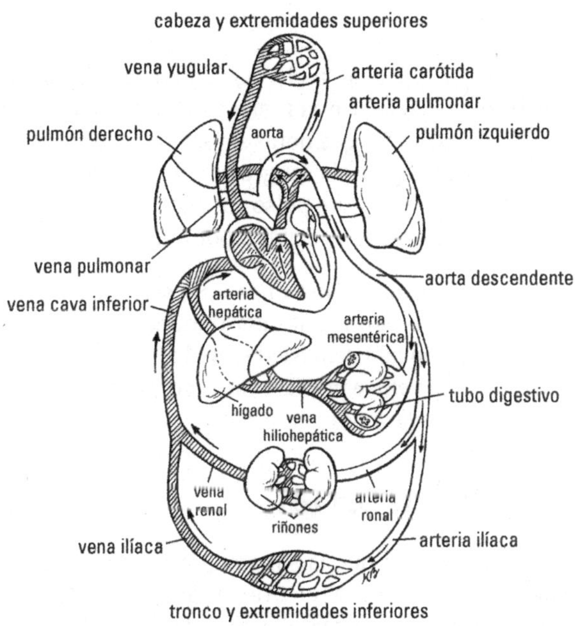

FIGURA 9-5: Circulación pulmonar y general a través de los sistemas arterial y venoso

Circulación pulmonar

La sangre sin oxígeno entra en la aurícula derecha procedente de las mayores venas del cuerpo, la vena cava superior e inferior. Cuando se contrae el ventrículo derecho, esta sangre se bombea a las arterias pulmonares, que la llevan a los pulmones para el intercambio de gases. Durante la fase de relajación de las aurículas, en la aurícula izquierda entra nueva sangre con oxígeno procedente de los pulmones.

INFORMACIÓN TÉCNICA

Las arterias pulmonares son las únicas arterias que llevan sangre sin oxígeno, y las venas pulmonares son las únicas venas que llevan sangre con oxígeno.

Circulación general

La arteria principal, llamada *aorta*, surge del ventrículo izquierdo y enseguida se divide en el tronco braquiocefálico, la carótida común izquierda y la arteria subclavia izquierda. La aorta descendente, que llega a los órganos torácicos y abdominales y a las extremidades inferiores, también se ramifica en las arterias mesentéricas (las principales arterias del tracto digestivo) y las arterias ilíacas primitivas, que llegan a la pelvis y a las extremidades inferiores.

Pulso

Puedes sentir pulso de la circulación en algunos puntos del cuerpo, especialmente en la arteria radial, en el interior de la muñeca, o en la carótida de cuello. Lo que notas si tocas estos puntos es cómo la arteria se expande al pasar la sangre por ella y cómo de inmediato vuelve a su tamaño normal. Este pulso equivale a tu frecuencia cardiaca y se suele registrar como pulsaciones por minuto.

INFORMACIÓN TÉCNICA

Todo el ciclo cardiaco dura unos 0,86 segundos, teniendo en cuenta una media de 70 pulsaciones por minuto. Si tu ciclo cardiaco es más corto, el corazón late demasiado rápido (*taquicardia*); pero si pasa demasiado tiempo entre un ciclo cardiaco y otro, el corazón late demasiado lento (*bradicardia*).

Presión arterial

Es la fuerza con la que la sangre golpea la pared de una arteria. Se mide en milímetros de mercurio tanto en el punto alto (*sístole*, cuando el corazón está contraído) como en el bajo (*diástole*, con el corazón relajado) del ciclo cardiaco. La tensión arterial sistólica siempre es superior a la diastólica. Cuanto más altos sean los valores, mayor presión habrá en las paredes de las arterias. Hay dos factores que influyen en la tensión arterial: el *gasto cardiaco*, la cantidad (volumen) de sangre que bombea el corazón por unidad de tiempo, y la *resistencia vascular*, que consiste en el diámetro y la elasticidad de las paredes de los vasos.

El gasto cardiaco se determina por la frecuencia cardiaca y la volemia (volumen de sangre) que sale de un ventrículo durante un latido (l/min).

Si uno de estos dos valores aumenta, también lo hace la presión sanguínea. La frecuencia cardiaca aumenta con el esfuerzo físico, la secreción de epinefrina (o adrenalina, una hormona) y otros factores. La volemia se ve influida por la acción de la ADH (vasopresina) y por otros mecanismos de los riñones que le permiten controlar la cantidad de agua que se recoge de la orina y vuelve a la sangre.

El diámetro de las arterias cambia de forma local y continua. La presión del pulso aumenta la presión en el endotelio vascular, lo que libera moléculas, en especial óxido de nitrógeno (NO), que provocan la relajación de la túnica media. La capacidad del endotelio para responder a la presión del pulso es extremadamente importante para la salud vascular. La incapacidad de las arterias para expandirse ante el paso de la sangre aumenta la tensión arterial.

Como parte de la homeostasis, unos receptores en las arterias llamados *barorreceptores* miden la presión sanguínea. Si está por encima de los límites normales, el cerebro envía impulsos para que disminuya la frecuencia cardiaca y se dilaten las arteriolas, lo que reduce la tensión arterial.

Coagulación

Otro aspecto increíble de la sangre es su capacidad para dejar de fluir. El término para ello es *hemostasia* (literalmente, 'detención de la sangre', que no debe confundirse con la *homeostasis*). Gracias a la hemostasia, si te cortas no te desangras. Si se rompe un vaso sanguíneo, sale sangre, pero solo un rato, lo suficiente para limpiar el corte. Después la hemorragia se detiene y se forma un tapón, llamado *coágulo*. Tras uno o dos días, el coágulo se seca y se forma una postilla, que acaba cayendo y dejando tras de sí una capa de piel nueva.

Un coágulo consiste en un tapón de plaquetas entretejidas en una red de moléculas de fibrina insoluble. La *cascada de la coagulación* es un proceso fisiológico en el que participan numerosos componentes de la sangre que interactúan para crear una barrera. Cada paso del proceso desencadena el siguiente. Cuando un vaso se daña, se envía una señal desde el endotelio vascular a las plaquetas, también llamadas *trombocitos* (*thrómbo* significa 'coágulo') para que acudan al lugar de la lesión. Las plaquetas se vuelven pegajosas y comienzan a unirse entre sí. Las proteínas del plasma, llamadas *factores de coagulación*, responden en una compleja cascada para formar hilos de fibrina, que refuerzan el tapón de plaquetas. En pocos minutos, tu sangre está sana y salva dentro del cuerpo, donde tiene que quedarse.

La formación de un coágulo en el lugar adecuado es algo por lo que hay que dar las gracias. Sin embargo, a veces la sangre empieza a coagular si no fluye fácilmente, y esto puede causar problemas en los vasos periféricos (arterias y venas de las piernas). También se forman coágulos en la pared interna de los vasos sanguíneos si el endotelio está dañado. Estos minúsculos coágulos se adhieren a la pared, lo que dificulta aún más el flujo y provoca más problemas y daños. En torno al coágulo se puede formar una placa ateroesclerótica. Lo peor, tal vez, es si el coágulo y la placa se separan de la pared y flotan libremente (más o menos) en el torrente circulatorio. Antes o después, este *émbolo* acaba en algún vaso, a veces con consecuencias repentinas y mortales, como un ictus.

Fisiopatología del aparato cardiovascular

El aparato circulatorio está expuesto a constante estrés mecánico, grandes y pequeños bloqueos físicos y otros ataques físicos y químicos. La sangre es un objetivo natural de patógenos y parásitos de todo tipo.

Enfermedades cardiacas

El miocardio puede sufrir averías en la transmisión de señales eléctricas y químicas que alteran su ritmo.

Arritmias

Una arritmia es una alternación del ritmo cardiaco, como que el corazón lata muy rápido (más de 100 pulsaciones por minuto, que se conoce como *taquicardia*), muy lento (menos de 50 pulsaciones por minuto, llamado *bradicardia*) o de manera irregular. Las *fibrilaciones* son otro tipo de arritmias en las que las paredes de las cavidades se contraen de forma espasmódica. La *fibrilación auricular* suele ser más leve porque el ventrículo sigue recibiendo sangre; la *fibrilación ventricular* puede provocar una parada del flujo o un paro cardiaco.

La arritmia, también llamada *disritmia*, puede producir una alternación de una de las estructuras del sistema circulatorio y puede afectar a cualquier parte del corazón. En general, las arritmias que comienzan en los ventrículos son más graves que las que empiezan en las aurículas.

Las arritmias transitorias pueden deberse a muchos factores, como la cafeína, un ejercicio intenso o estrés emocional. Algunas arritmias son afecciones crónicas que se tratan con un dispositivo médico llamado *marcapasos.* De todas las arritmias, la más grave es la fibrilación ventricular; su tratamiento suele implicar el uso de un *desfibrilador*, que provoca una descarga en el corazón para restablecer el ritmo habitual.

Infarto de miocardio

Un *infarto de miocardio* (o ataque al corazón) es un daño irreversible del tejido miocárdico producido por la obstrucción de una arteria coronaria. Las fibras que alimenta dicha arteria se ven privadas de oxígeno y mueren o sufren un daño irreversible (infarto). Dependiendo del tamaño del infarto y su localización, la gravedad de las consecuencias en el ritmo cardiaco y en la integridad del propio miocardio pude ir desde relativamente leve hasta mortal.

La obstrucción de la arteria coronaria se puede deber a un coágulo (trombosis coronaria) tras la rotura de una placa ateroesclerótica en el endotelio vascular.

Trastornos vasculares

Los siguientes ejemplos son trastornos en las arterias. Las venas, especialmente las profundas de las piernas, también están expuestas a daños y problemas.

Hipertensión y ateroesclerosis

La *hipertensión* o tensión arterial alta significa que la sangre ejerce mucha presión en las paredes de las arterias. Esto puede deberse a que el gasto cardiaco sea alto o porque las arterias hayan perdido la capacidad de adaptarse como respuesta al pulso.

El daño acumulado en las arterias puede derivar en muchos problemas: *isquemia* (disminución del riego sanguíneo a los tejidos u órganos); *angina* (dolor repentino al pasar la sangre por las arterias obstruidas); o *embolia* (un coágulo se separa de la pared arterial, lo que puede resultar mortal).

Las microlesiones en las paredes arteriales suponen la formación de *placa de ateroma.* Las grasas presentes en la sangre se acumulan en el epitelio. Luego se forman placas fibrosas en los depósitos de calcio y, a continuación, en dichas placas se enredan depósitos de calcio. La *ateroesclerosis* es el estrechamiento y rigidez de las arterias debido a la placa de ateroma. Aumenta el riesgo de sufrir coronariopatía (CAD) e infarto de miocardio (IM).

Derrame cerebral o ictus

Consiste en un daño en el cerebro debido a una *isquemia* (menor riego sanguíneo) o *hemorragia* (sangrado). Esta última se puede deber a la rotura de un vaso en el cerebro (*aneurisma*). Independientemente de la causa, algunos tejidos cerebrales mueren o sufren daños irreversibles.

La discapacidad tras un ictus puede ser leve. El paciente puede recuperarse por completo, ya que otras partes del cerebro pueden "sustituir" a las zonas dañadas y adquirir nuevas capacidades. Pero el daño también puede llevar a discapacidad tanto física como mental. A menudo, quienes sufren un ictus acaban padeciendo otros más de mayor gravedad. Es una causa habitual de muerte entre las personas ancianas.

Si el derrame conlleva una discapacidad, la naturaleza específica de esta depende de la parte del cerebro dañada. Puede haber problemas de habla, desde una leve mala pronunciación hasta una afasia (incapacidad de hablar) total si se dañan las zonas de control del habla en el lóbulo frontal izquierdo. Si la parte del cerebro dañada está en el centro, el paciente puede quedarse ciego. Daños en las zonas de control motor pueden provocar problemas que van desde *paresia* (limitaciones de movimiento) en un párpado hasta una grave parálisis que afecte a uno o ambos lados del cuerpo.

Problemas en la sangre

Cualquier cambio en la composición y química de la sangre es una enfermedad. Estos cambios pueden alterar el suministro de oxígeno que necesitan todas las células. Los parásitos pueden modificar los recursos sanguíneos para sus propios procesos.

Anemia

La *anemia*, la enfermedad sanguínea más frecuente, es una disfunción de los eritrocitos que produce unos bajos niveles de oxígeno en la sangre. Puede deberse a una de las siguientes causas:

- **»** Un bajo número de GR, que puede derivar de varias razones vinculadas con la diferenciación y maduración celular en la médula ósea o de algunos procesos por los que se pierden GR, como hemorragia interna crónica (*hemorragia oculta*) o *anemia hemolítica* (por la cual se destruyen más GR de los que se producen).

» Una baja cantidad de hemoglobina en los GR, lo que puede deberse a una deficiencia de hierro en la dieta.

» Una capacidad deteriorada de fijación del oxígeno en las moléculas de hemoglobina. Varias enfermedades, llamadas *hemoglobinopatías*, tienen este efecto.

Anemia drepanocítica

Es una *hemoglobinopatía*, una enfermedad hereditaria (genética) de la producción de moléculas de hemoglobina. Los GR que contienen hemoglobina anómala tienen un ciclo de vida aún menor que uno normal, y a menudo se rompen en la sangre. La hemoglobina libre en la sangre es tóxica para las células del endotelio vascular.

Malaria

La *malaria* es una enfermedad causada por la infección con un organismo parásito llamado *Plasmodium*. Se transmite por la picadura de una determinada especie de mosquito. Si el mosquito pica a una persona enferma, el parásito migra a la saliva del mosquito que, al picar a una persona sana, aunque sea una semana más tarde, hace que el parásito entre en el torrente sanguíneo del portador. El parásito se multiplica en los GR y experimenta ciclos de rotura en masa para invadir nuevos GR. Durante esos ciclos, el paciente sufre fiebre, escalofríos, náuseas y malestar.

Nadie sabe con seguridad desde cuándo la malaria es endémica en los seres humanos, pero ha sido el suficiente tiempo como para que el genoma humano desarrolle una respuesta genética en forma de moléculas de hemoglobina *alteradas* similares a las de la anemia drepanocítica. Si están presentes en la cantidad adecuada, estas hemoglobinas anómalas pueden ofrecer cierta protección frente a la malaria.

EN ESTE CAPÍTULO

Capítulo 10

Aparato respiratorio

El aire que respiramos más de 20.000 veces al día está formado principalmente por nitrógeno, pero también tiene un gas vital e irremplazable: el oxígeno. Sin él, nuestras células no pueden realizar la respiración celular de forma lo suficientemente eficaz para generar el ATP que necesitan. Necesitamos nitrógeno para construir proteínas, aunque no estamos equipados para obtener nitrógeno del aire que respiramos.

Funciones del aparato respiratorio

El aparato respiratorio gestiona el flujo de aire que entra y sale del cuerpo. También supervisa una serie de funciones vitales, como las siguientes:

- **Ventilación.** La respiración pulmonar, ventilación o intercambio de gases no es lo mismo que la respiración celular, cutánea, branquial o traqueal. No tienes que pensar para realizar ninguna de ellas, pero la ventilación implica el movimiento físico del diafragma, la caja torácica y los pulmones para que entre y salga aire.

» **Intercambio de gases.** El aparato respiratorio suministra oxígeno y remueve dióxido de carbono de la sangre que circula por el cuerpo. El intercambio de gases se produce en los pulmones, donde se encuentran los tejidos respiratorios y circulatorios.

» **Regular el pH de la sangre.** Mantener el pH de la sangre dentro de los límites homeostáticos requiere la coordinación entre los aparatos respiratorio y urinario, con ayuda de los aparatos endocrino y cardiovascular.

» **Producción del habla.** La capacidad que tenemos los seres humanos de controlar conscientemente la respiración nos permite hablar y cantar.

Anatomía del aparato respiratorio

El aire llega de la nariz a los pulmones a través de las vías respiratorias, que se dividen en *altas* (desde las narinas hasta la faringe) y *bajas* (desde la parte superior de la tráquea hasta el diafragma). En la lámina a color titulada "Aparato respiratorio" (parte central del libro) puedes hacerte una idea de las estructuras internas del aparato.

Las vías respiratorias son uno de los pocos lugares del cuerpo en el que las células se sustituyen constantemente.

Nariz

Mírate al espejo y echa la cabeza atrás (sí, tendrás que dejar de mirar el libro). ¿Ves dos aberturas? Son las *narinas*, por donde entra y sale el aire. ¿Ves los pelillos que tienen? Tienen su finalidad, pues atrapan suciedad, partículas de polvo y bacterias.

Detrás de las narinas, el *tabique nasal* separa las *fosas nasales*. En ellas hay tres minúsculos huesos de los *cornetes nasales*. Las células de la *mucosa respiratoria* que reviste el interior de las fosas nasales tienen pequeños *flagelos* que mueven el moco sucio hacia el exterior de las narinas.

Las *glándulas lagrimales* segregan lágrimas que se deslizan por la superficie del ojo y salen por los orificios en la esquina (*puntos lagrima-*

les) hacia los *conductos nasolagrimales* y las fosas nasales. Por eso, cuando lloras, te gotea la nariz.

Los senos son los espacios de aire en el cráneo que aligeran el peso de la cabeza. Comunican con las cavidades nasales y, al igual que ellas, están recubiertos con mucosa. También contribuyen al tono de la voz.

Faringe

De camino a los pulmones, el aire pasa por la *faringe* y por otras estructuras importantes, como la laringe y las amígdalas.

La faringe se divide en tres regiones según las estructuras con las que conecta.

INFORMACIÓN TÉCNICA

» **Nasofaringe.** Es la parte superior de la garganta que comunica con las fosas nasales. Si empujas la lengua hacia la parte superior de la boca tocarás la *bóveda del paladar*, que separa la boca (*cavidad oral*) de la nariz (*fosas nasales*). Si mueves la lengua hacia atrás, llegarás a un punto blando: el *velo del paladar*. Por detrás del velo, las fosas nasales comunican con la garganta en la *nasofaringe*. Al tragar, el velo del paladar se mueve hacia atrás para bloquear la nasofaringe y evitar que la comida suba a la nariz. Pero si te ríes mientras comes o bebes, el velo se puede liar, ya que al reírte se echa hacia delante, lo que permite que lo que tengas en la boca vaya a las fosas nasales y te acabe saliendo por la nariz, para deleite de todos.

» **Orofaringe.** La parte media de la garganta se extiende desde la *úvula* hasta la altura del *hueso hioides*. Allí se encuentra la *epiglotis*, un cartílago que hace que las cosas que llegan desde la boca pasen a la tráquea o al esófago, según corresponda.

» **Laringofaringe.** Es la parte inferior de la garganta adyacente a la laringe, que tiene forma triangular. En la parte superior está el *cartílago tiroides*, llamado también *nuez*. Si pudieras mirar la laringe desde la boca verías la *glotis*, la abertura por la que pasa el aire. Al tragar, la *epiglotis* cubre la glotis y evita que la comida entre en la laringe.

  Dentro de la laringe están las *cuerdas vocales*, unas membranas mucosas que cubren ligamentos. Cuando el aire pasa por ellas y vibran producen ondas sonoras. A más aire, mayor es la amplitud de vibración de las cuerdas y se produce un sonido más alto. Si tensas las cuerdas vocales, la glotis se estrecha y el tono es más alto.

MOCO: FEO PERO NECESARIO

¿Qué es el moco? ¿De dónde viene y para qué sirve?

La *mucosidad* o *moco* (adjetivo *mucoso*) es un fluido espeso formado por agua, sales (electrólitos), glucoproteínas llamadas *mucinas*, enzimas, células epiteliales y componentes del sistema inmunitario (SI), como *inmunoglobulinas* (anticuerpos) y *leucocitos* (GB). En los mamíferos, el moco reviste las vías respiratorias (nariz, tráquea, bronquios y bronquiolos), todo el tubo digestivo, los uréteres y la vejiga, así como el aparato genital tanto masculino como femenino.

El moco se produce en las *mucosas*, unas membranas cuyas células y glándulas segregan una media de un litro de moco al día.

En el aparato respiratorio se produce de forma continua. Los cilios de las células epiteliales de los bronquios y bronquiolos arrastran el moco hacia la garganta. En la nariz, el moco calienta y humedece el aire inhalado antes de que llegue a los delicados *alvéolos*. El moco envuelve los pelos de la nariz y atrapa el polvo y las sustancias irritantes. El movimiento continuo del moco respiratorio hacia la orofaringe evita que entren objetos extraños en los pulmones. La secreción excesiva de moco es un síntoma común de alteraciones en las vías respiratorias, como catarros, gripe, alergias, asma y bronquitis crónicas. Los estornudos expulsan el moco de las vías respiratorias altas, mientras que la tos hace lo propio en las bajas.

El aparato digestivo está recubierto por una mucosa que humedece y ablanda el material en digestión y facilita su paso. Una gruesa capa de mucosa protege el estómago de las condiciones extremadamente ácidas que hay en él. La mucosidad no se digiere en el tubo digestivo, por lo que puede aparecer en las heces.

En el aparato reproductor femenino, la mucosa cervical evita infecciones. En el masculino, el semen contiene moco. Durante el coito, ambos sexos segregan fluidos lubricantes que contienen moco. En otros sistemas de órganos, el moco sirve para proteger y lubricar las superficies.

Tráquea

La *tráquea* es un tubo que va desde la laringe hasta justo encima de los pulmones. Situada detrás del esternón, se dividen en dos grandes ramificaciones llamadas *bronquios*, que entran en cada pulmón.

La tráquea y los bronquios están formados por tejido epitelial, así como músculo liso y cartílago, lo que permite a las vías respiratorias contraerse y expandirse.

Pulmones

Son dos órganos situados en la cavidad pectoral, uno a cada lado del corazón. Son esponjosos y, como el corazón, están protegidos por la caja torácica. Se sitúan encima del *diafragma*, un potente músculo unido a las costillas inferiores, el esternón y las vértebras lumbares.

El pulmón izquierdo es más pequeño que el derecho, pues debe dejar sitio al corazón. Ambos pulmones están divididos en *lóbulos* (tres en el derecho y dos en el izquierdo), que a su vez se dividen en segmentos y en lobulillos, la división más pequeña visible al ojo.

Pleura

Se parece al pericardio pues también está formada por dos membranas: la pleura *parietal*, unida a la pared torácica, y la pleura *visceral*, unida a la superficie del pulmón; están separadas por la cavidad pleural, que contiene un lubricante llamado *líquido pleural*. Este líquido rodea por completo a los pulmones y mantiene las membranas pleurales húmedas y lubricadas. Gracias a este líquido, la cavidad pleural tiene una presión negativa (inferior a la presión atmosférica), lo que mantiene inflados los pulmones.

Bronquios

Cuando los bronquios entran en cada pulmón, se dividen en otras ramificaciones llamadas *bronquiolos*, que transportan aire a los lóbulos. En el extremo de los bronquiolos más pequeños hay pequeñas estructuras que parecen un racimo de uvas: son los *sacos alveolares*, y cada uva, los *alvéolos*. Aquí se produce el intercambio de gases con la sangre.

INFORMACIÓN TÉCNICA

Los pulmones tienen un gran volumen de reserva con relación al intercambio de oxígeno que necesitan realizar si estamos en reposo; por eso se puede vivir muchos años con un solo pulmón.

Diafragma

El *diafragma* es un músculo que separa la base de los pulmones del hígado y, a la izquierda, del estómago y del bazo. El diafragma empuja hacia arriba y abajo para que los pulmones se contraigan y expandan durante la ventilación. Las fibras motoras de los *nervios diafragmáticos* le indican al diafragma cuándo contraerse y cuándo relajarse. El diafragma también puede ejercer presión en la cavidad abdominal, lo que ayuda a expulsar vómito, heces u orina.

Respiración

Cuando duermes, estás tranquilamente sentado o realizas tareas normales, tu respiración es involuntaria, por lo que nunca te olvidas de respirar. En muchos casos, la respiración continúa incluso cuando se está en coma. El sistema autónomo del tronco encefálico controla el ritmo de los impulsos que se envían a los nervios diafragmáticos, que mueven el diafragma.

INFORMACIÓN TÉCNICA

También puedes controlar la respiración voluntariamente. En este caso, la orden que llega al diafragma para que se contraiga procede de la corteza del encéfalo.

La *inspiración* o inhalación es el resultado de la contracción del diafragma. Cuando el diafragma se contrae, desciende y deja más espacio a la cavidad torácica. Los *músculos intercostales* (entre las costillas) también permiten que los pulmones se expandan aún más. El aire entra por las vías respiratorias (por la nariz o la boca) para ocupar el espacio que ha quedado en los alvéolos.

La *espiración* o exhalación (¡no expiración!) es un proceso pasivo para el que no se necesitan energía ni órdenes. El encéfalo deja de enviar impulsos al diafragma y este se relaja. Al volver a su posición original, el volumen de la cavidad torácica disminuye y el tejido elástico de los pulmones retrocede. Esto aumenta la presión en los pulmones y hace que salga aire por las vías respiratorias (figura 10-1).

Respirar durante un esfuerzo

El esfuerzo aumenta el metabolismo, pues se consume más oxígeno y se produce más dióxido de carbono. Un aumento en el dióxido de carbono disminuye el pH, lo que activa las *células quimiorreceptoras* en las arterias carótidas y aorta. Sorprendentemente, la cantidad de oxígeno en la sangre no influye en el centro respiratorio.

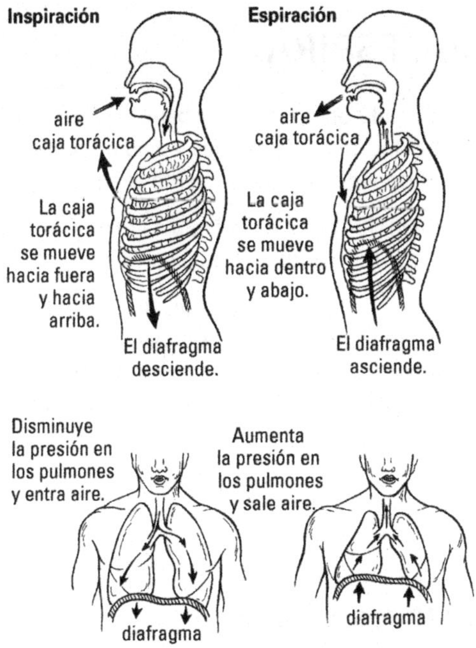

FIGURA 10-1: Procesos de inspiración y espiración

Cuando el centro respiratorio se pone en alerta, la respiración se convierte en un proceso activo, y se vuelve más profunda y frecuente. Los músculos intercostales se contraen de forma más enérgica y los músculos *pectorales* y *esternocleidomastoideos* también pueden ayudar en el proceso. Esto hace que la presión disminuya aún más y entre mayor cantidad de aire. Durante la exhalación, los músculos abdominales se contraen y fuerzan al diafragma a subir y expulsar más aire (para que entre aún más en la siguiente inspiración). Estos procesos restablecen la homeostasis y apoyan al metabolismo superior.

INFORMACIÓN TÉCNICA

Al toser o estornudar, los músculos abdominales se contraen de forma repentina, lo que aumenta la presión abdominal. Esto hace que el diafragma empuje la cavidad pleural y fuerce la salida de aire de los pulmones.

Respiración controlada

Hasta donde se sabe, los seres humanos son los únicos animales que pueden controlar la respiración conscientemente, lo que nos permite hablar y cantar. Al hablar, exhalas aire más lentamente; al cantar, el control de la respiración es aún mayor.

INSPIRA, ESPIRA

Para saber si tus pulmones funcionan bien, el médico puede medir la cantidad de aire que inhalas y exhalas, así como cuánto aire queda en los pulmones después de espirar y cuánto aire puedes retener.

El *volumen corriente* (VC) es la cantidad de aire que inhalas o exhalas durante una respiración normal y relajada. Suele ser medio litro.

Obviamente, si respiras profundamente, puedes inhalar o exhalar más. El volumen máximo que puedes movilizar en una respiración es tu *capacidad vital* (CV), y se determina respirando lo más profundamente posible y midiendo cuánto aire puedes expulsar después. Se puede llegar hasta los 4,5 l.

Aguanta la respiración

Cuando quieres aguantar la respiración un rato (porque huele mal o estás bajo el agua), la corteza cerebral manda señales a los músculos intercostales y el diafragma para que estos ignoren, temporalmente, las señales del centro respiratorio. El metabolismo y el intercambio de gases continúan mientras no respiras. La concentración de dióxido de carbono aumenta en la sangre. Llega un momento en que los quimiorreceptores que funcionan con el centro respiratorio ignoran la señal que envía la corteza cerebral. Puedes llegar a perder el conocimiento, pero acabas exhalando y respirando con normalidad. Por tanto, aguantar la respiración no puede llegar a dañar el cerebro por falta de oxígeno.

Ansiedad

La relación entre el sistema nervioso autónomo y el sistema respiratorio es bidireccional. Por ejemplo, la ansiedad puede hacer que hiperventiles, lo que a su vez produce síntomas de ansiedad. Si controlas la velocidad y profundidad de la respiración (siendo consciente del diafragma y controlándolo), disminuirás la ansiedad.

Intercambio de gases

Ya tenemos aire en los pulmones. Y ahora, ¿cómo pasa el oxígeno a la sangre? A través de un proceso llamado intercambio de gases que se produce en los alvéolos.

Membrana respiratoria

Cada uno de los 300 millones de alvéolos que tienes está envuelto con capilares, cuyas paredes, al igual que las de los alvéolos, contienen epitelio simple pavimentoso. Como cada pared solo tiene una capa de células, este tejido es adecuado para el intercambio de materiales. La superficie de contacto entre el epitelio simple pavimentoso de un alvéolo y el de un capilar pulmonar (junto con su tejido conjuntivo) es la *membrana respiratoria*, y es donde se produce el intercambio de gases. Échale un vistazo a la lámina a color titulada "Estructuras de la membrana respiratoria" (parte central del libro). El proceso es casi el mismo que se produce en los capilares, pero al revés. Hay más oxígeno en los alvéolos que en la sangre, y como prácticamente solo hay dos capas de células entre ellos, el oxígeno se difunde con facilidad.

RECUERDA

Aunque pensamos en el aparato respiratorio como la forma de obtener oxígeno, es importante recordar que también tiene una función de tratamiento de residuos. El dióxido de carbono que se produce durante la respiración celular se transporta en el torrente sanguíneo y se difunde en los alvéolos al entrar el aire. Al exhalar, el aire de los pulmones lleva este residuo.

Fisiopatología del aparato respiratorio

Las vías respiratorias y la membrana respiratoria están en contacto constante con el aire, con sus amenazas de temperaturas extremas, sequedad, sustancias químicas, partículas dañinas y patógenos.

Hipoxemia

Las fluctuaciones en la concentración de oxígeno en los tejidos forman parte de la fisiología normal, como en momentos de ejercicio extenuante o de estrés emocional. En un cuerpo sano, los mecanismos homeostáticos entran en acción si los niveles de oxígeno caen por debajo de los límites normales.

La *hipoxemia* (baja concentración de oxígeno en la sangre arterial) es un trastorno del aparato respiratorio que se produce si hay problemas en el intercambio de gases en la membrana respiratoria. Como todas las células y tejidos necesitan un suministro adecuado de oxígeno para funcionar correctamente, la hipoxemia daña a las personas.

Mayor es la complicación que se produce cuando, al haber un nivel bajo de oxígeno en la sangre, se estimula la producción de glóbulos rojos. Sin embargo, si la dieta aporta poco hierro (algo común hoy día en todo el mundo), el cuerpo no puede fabricar suficiente hemoglobina para todos estos GR y muchos serán disfuncionales; se produce entonces la *policitemia*: la sangre tiene un bajo nivel de oxígeno a pesar de tener muchos GR.

Además, los niveles de dióxido de carbono en la sangre suben, lo que la acidifica y evita su funcionamiento normal. Muchas enzimas son sensibles al pH.

Nota: no confundas hipoxemia con *hipoxia*. La primera es un bajo contenido de oxígeno en la sangre y la hipoxia, en los tejidos. La hipoxemia puede producir hipoxia, pero no son lo mismo.

Trastornos de las vías respiratorias

Asma

Se trata de una enfermedad crónica que puede llegar a ser mortal; las vías respiratorias (bronquios y bronquiolos) se inflaman o comprimen como reacción a determinados desencadenantes, se pueden sufrir broncoespasmos, la mucosa que reviste las vías puede segregar moco excesivo o muy espeso y se dificulta la respiración. El tratamiento conlleva el uso de un inhalador con un *broncodilatador* que disminuye la inflamación.

El asma a menudo se desarrolla y diagnostica durante la infancia. Entre los síntomas se encuentran ataques de tos, ahogo o sibilancia. Estos síntomas suelen aparecer al practicar deporte, pero no siempre. El asma moderada presenta episodios más frecuentes y graves de disnea, dificultad para respirar también en reposo y una frecuencia respiratoria mayor, que a veces puede durar varios días. En casos graves, puede producir hipoxemia.

Clínicamente, el asma puede ser *intrínseca* (desencadenada por factores del propio cuerpo) o *extrínseca* (por factores externos al cuerpo), y el tratamiento varía según el caso. El asma intrínseca puede aparecer tras una infección grave de las vías respiratorias, cambios hormonales, estrés emocional y fatiga. Los desencadenantes más habituales del asma extrínseca son los agentes irritantes y los alérgenos.

Bronquitis

Se trata de una inflamación de los bronquios. La *bronquitis aguda* puede darse tras una infección respiratoria o exposición a sustancias irritantes o a temperaturas frías. Como resultado, el cuerpo produce moco abundante, lo que causa una tos persistente.

La *bronquitis crónica* se produce por una exposición larga a sustancias irritantes, como productos químicos o tabaco. Los cilios de las células de la mucosa respiratoria se dañan y son menos eficaces a la hora de limpiar el moco y la suciedad retenida. La tos se produce para ayudar en la excreción de moco, pero irrita aún más los bronquios.

Pulmones

A pesar de todas las defensas, los patógenos, sustancias químicas y partículas inhaladas llegan hasta los pulmones, y, una vez allí, echarlas puede ser misión imposible.

Neumonía

Los pulmones son un medio muy propicio para las bacterias, virus y hongos. La *neumonía* es una infección patógena del aparato respiratorio inferior que hace que se acumulen moco y pus en las vías respiratorias.

Los patógenos entran fácilmente a través del aire inhalado. En un cuerpo sano, los macrófagos patrullan por los alvéolos en busca de patógenos que se hayan saltado las trampas de moco y los eliminan. Con la edad, el tejido respiratorio y el sistema inmunitario se deterioran. Antes de que existieran los antibióticos, las neumonías era una causa común de muerte entre los ancianos.

Tuberculosis

Es una enfermedad infecciosa de los pulmones provocada por la bacteria *Mycobacterium tuberculosis* o bacilo de Koch, que infecta al pulmón sin síntomas durante un periodo que va desde varios meses hasta años. La infección se puede extender a los huesos y otros órganos. El largo periodo asintomático, durante el que la persona infectada puede infectar a otros al respirar, es lo que hace que sea un serio problema para la salud pública.

Zonas del tejido bronquial y pulmonar se inflaman y mueren, lo que causa un orificio en el tejido por el que se cuela el aire; esto puede hacer que falle el pulmón.

Debido a su estructura, la *Mycobacterium tuberculosis* puede evadir los esfuerzos del sistema inmunitario para eliminarla. El SI responde ante ella como frente a cualquier otra infección: los GB y los macrófagos acuden al lugar de la infección, y los macrófagos engullen las células bacterianas y las transportan a los ganglios linfáticos. Pero luego los macrófagos se comportan de forma extraña y forman *tubérculos*. Allí donde estos se alojan, muere el tejido circundante y se forman cicatrices en torno al tubérculo. Con el tiempo, los ganglios linfáticos se inflaman y pueden romperse, lo que permite que las bacterias se extiendan al tejido adyacente. Como hay ganglios linfáticos en todo el cuerpo, la enfermedad se puede extender desde los pulmones a otras zonas.

Enfisema

Se trata de una *enfermedad pulmonar obstructiva crónica* (EPOC). Aunque afecta a fumadores, también puede darse en personas prolongadamente expuestas a agentes irritantes de los pulmones, como productos químicos, amianto o carbón. A la larga, el daño acumulado en los bronquiolos hace que estos fallen y retengan el aire en su interior. La presión del aire bloqueado puede romper los minúsculos alvéolos y destrozar la membrana respiratoria de esa zona. El tejido destrozado puede sustituirse con tejido cicatrizal no elástico (*fibrosis*). La elasticidad de los pulmones disminuye, por lo que a la persona le cuesta respirar (*disnea*). A medida que avanza la enfermedad, el suministro de oxígeno a la sangre disminuye, lo que deriva en hipoxemia.

EN ESTE CAPÍTULO

Qué hace el aparato digestivo

El hígado, el páncreas y los jugos gástricos

Algunas enfermedades del sistema

Capítulo 11

Aparato digestivo

¿Cómo se convierte ese filete con patatas y ensalada del plato en tejido para tu cuerpo? El aparato digestivo hace una parte, y el cardiovascular, gran parte del resto.

Los organismos vivos intercambian energía constantemente. Los procesos fisiológicos (anabólicos, catabólicos y homeostáticos) requieren energía; los humanos obtenemos esa energía de la materia biológica que consumimos. El aparato digestivo separa esta materia biológica y la transforma en algo que las células humanas pueden utilizar.

Funciones del aparato digestivo

La digestión en sí es el paso intermedio. Antes y después, este sistema también se encarga de:

- **Ingerir.** Aunque todos los animales *ingieren*, solo los humanos —y tal vez algunos de los grandes simios— parecen disfrutar con la comida.
- **Digerir.** El aparato digestivo es un tubo muscular cubierto de fábricas químicas que extraen el combustible, las moléculas biológicas y los micronutrientes de lo que comes.
- **Exportar nutrientes al cuerpo.** Los productos finales de la digestión son moléculas biológicas, como la glucosa, que se

absorben a través de la membrana digestiva y pasan a la sangre para ser distribuidas a todo el cuerpo.

» **Eliminar.** La eliminación de los productos de desecho forma parte de la digestión.

Partes del tubo digestivo

Consiste en un tubo a través del cual se empujan las sustancias ingeridas y se someten a procesos físicos y químicos. Las paredes del tubo están formadas por una capa externa fibrosa, otra muscular, una capa de tejido conjuntivo y una capa interna (que contiene epitelio), llamada *mucosa digestiva*. Todas varían en grosor de un lado a otro del tubo digestivo; el espacio dentro del tubo es la luz, y también varía en tamaño.

El cuerpo utiliza mecanismos tanto mecánicos como químicos para descomponer los alimentos y exportar productos al resto del organismo. Mientras lees esta sección, consulta la lámina a color titulada "Aparato digestivo" (parte central del libro) para ver dónde se encuentran los órganos.

Paredes

El tercio superior del esófago contiene músculo esquelético. Desde el tercio intermedio del esófago y hasta el esfínter anal, el tubo digestivo está formado por capas de músculo liso que se contrae para empujar el contenido de la luz en una sola dirección. Estas contracciones constantes son el *peristaltismo*.

Una membrana mucosa reviste el tubo digestivo desde la boca hasta el recto. Las células más internas de la membrana (cerca de la luz) son unas de las células que constantemente se sustituyen. El moco que segrega la mucosa mantiene el tubo digestivo húmedo, suave y resbaladizo para proteger a la membrana y las estructuras subyacentes de la abrasión y corrosión. La mucosa contiene tejidos y células que también segregan otras sustancias, como ácido gástrico, hormonas, neurotransmisores y enzimas. Además, contiene una extensa red de tejido linfático.

La mucosa digestiva tiene un papel importante en la fase final de la digestión, ya que, a través de ella, se produce el paso de los productos de la digestión procedentes de los intestinos delgado y grueso a la sangre para distribuirlos por todo el cuerpo.

INFORMACIÓN TÉCNICA

La mucosa varía en su estructura a lo largo del tubo digestivo. En el esófago es lisa, ya que su papel principal es el transporte; en el intestino delgado, es ondulada y forma vellosidades para aumentar la superficie, lo que supone más posibilidades de absorción en el torrente sanguíneo a pesar del limitado espacio con el que cuenta.

Boca

Aquí empieza el aparato digestivo y cumple funciones muy importantes.

Dientes y encías

Los seres humanos tenemos 32 dientes: 16 arriba y 16 abajo. Estos comienzan la digestión mecánica al romper y desgarrar los alimentos en trozos lo suficientemente pequeños para tragarlos. Hay cuatro tipos básicos de dientes: incisivos para morder, caninos para desgarrar y premolares y molares para moler.

Las encías mantienen los dientes en su sitio, y un material de unión llamado *cemento* une la raíz del diente a la mandíbula. Los vasos sanguíneos que pasan por la mandíbula y llegan hasta la pulpa del diente le suministran sangre. La *dentina*, un material parecido al hueso, recubre la pulpa, y un esmalte protector extremadamente duro cubre la dentina.

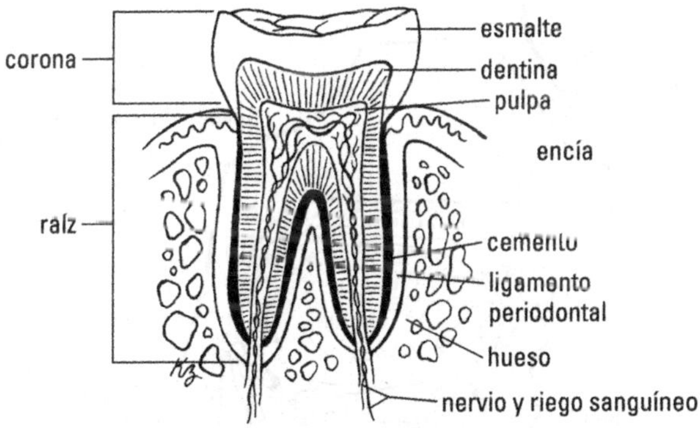

FIGURA 11-1: Estructura de un diente

Lengua

Consiste principalmente en músculo esquelético, recubierto en la superficie por una membrana mucosa en la que se encuentran las papilas gustativas. El músculo mueve la comida por la boca para ayudarte a masticar. El moco humedece y lubrica el *bolo alimenticio*, término técnico equivalente a bocado.

La lengua se une al cráneo por medio de músculos, y una membrana mucosa en la parte inferior de la lengua la une al suelo de la cavidad oral: es el *frenillo lingual.*

Membrana bucal

Es la parte de la mucosa digestiva que reviste el interior de la boca. Varias *glándulas salivales* tienen conductos que atraviesan la mucosa y segregan moco y *amilasa salival*, una enzima digestiva, en la cavidad oral. Estas glándulas suelen entrar en acción antes de que des el primer mordisco; un aroma delicioso o incluso la idea de que vas a comer algo que te gusta hace que salives.

INFORMACIÓN TÉCNICA

La amilasa salival convierte el almidón en azúcar mientras masticas, por lo que aquí comienza la digestión química.

Faringe y esófago

La *faringe*, más conocida como garganta, lleva al *esófago*, el tubo que va desde la boca hasta el estómago. Al tragar, el bolo rebota en un trozo de cartílago llamado *epiglotis* que evita que entre en la tráquea.

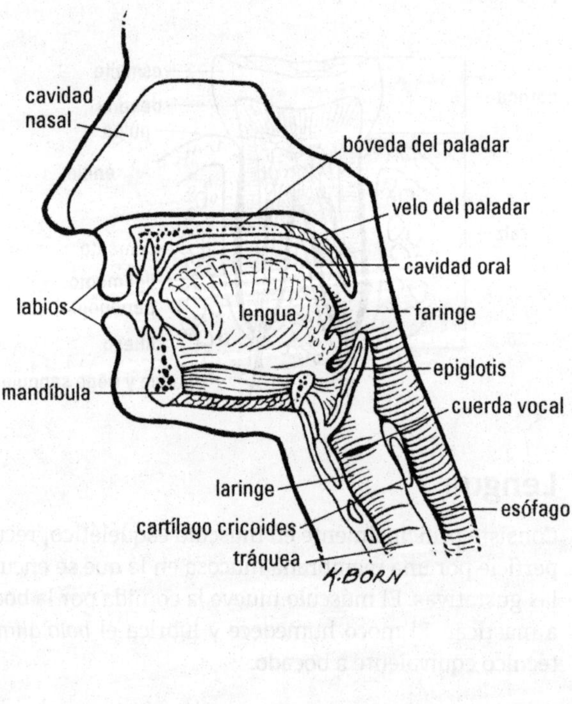

FIGURA 11-2: Estructura de la boca y la faringe

El esófago tiene dos esfínteres —uno en la parte superior y otro en la inferior— que controlan la entrada y la salida del bolo en el esófago. El *esfínter esofágico superior*, compuesto por músculo esquelético, suele estar contraído para evitar que entre aire en el tubo digestivo. Se abre para permitir la entrada del bolo, y el peristaltismo lo mueve hacia abajo. El esfínter esofágico inferior rodea el esófago al entrar en el estómago. También está cerrado la mayor parte del tiempo para evitar que regurgites lo que hay en tu estómago.

Estómago

El exterior del estómago está formado por una resistente capa de tejido conjuntivo llamada *serosa*. Por debajo de ella está la capa muscular con tres capas de *músculo liso* —oblicua, circular y longitudinal— que se contraen en diferentes direcciones. Los receptores de estiramiento de esta capa envían impulsos nerviosos al cerebro si el estómago está lleno.

Cuando el esfínter esofágico inferior se relaja, el bolo alimenticio cae en el estómago. La comida permanece aquí entre dos y seis horas, durante las cuales se mezcla con una sustancia ácida que segrega el estómago llamada *jugo gástrico*. Las paredes musculares del estómago se contraen rítmicamente; el estómago es la única parte del tubo digestivo que tiene una tercera capa de músculo (oblicua) para facilitar la mezcla.

El revestimiento del estómago tiene dos capas: la *submucosa* y la *mucosa*. La primera contiene nervios y vasos sanguíneos para alimentar tanto las capas de músculo como de mucosa (esto es algo que se da en todo el tubo digestivo). Las glándulas gástricas de la mucosa segregan enzimas para descomponer grandes moléculas y prepararlas para la absorción (tabla 11-1), así como otros componentes del jugo gástrico. La mucosa es ondulada como el cartón, con *pliegues*, lo que aumenta la superficie de contacto. A medida que el estómago se llena, los pliegues se alisan, lo que permite que se expanda el estómago.

Al mezclar el bolo alimenticio con los ácidos gástricos, se obtiene una masa pastosa llamada *quimo*, que entra a chorros en el intestino delgado (en el duodeno) a través del *píloro*. Esto evita que entre demasiado quimo de una sola vez.

TABLA 11-1: Fragmentos técnicos de anatomía

Fuente	Enzima	Nutriente específico
Estómago	Pepsina	Proteínas
Estómago e intestino delgado	Lipasa	Grasas
Intestino delgado	Peptidasa	Péptidos
Intestino delgado	Sacarasa, maltasa, lactasa	Sacarosa, maltosa, lactosa (azúcares disacáridos)

Intestinos

El *intestino* es un largo tubo muscular (de hasta 8 m) que va desde el píloro hasta el esfínter anal. Se divide en intestino delgado (con una luz de 2,5 cm) y grueso (con una luz de 6,4 cm).

En general, el intestino se encarga de importar y exportar sustancias biológicas de muchos tipos, por lo que tiene estructuras que optimizan la superficie disponible para el intercambio.

Las paredes externas musculares del intestino se encuentran enrolladas en la cavidad abdominal, mantenidas en su sitio por las capas fibrosas del *peritoneo*. Con dos capas de tejido musculoso liso, longitudinal y circular, el intestino presenta un peristaltismo fuerte y constante. El tejido conjuntivo que se encuentra entre las curvas del intestino delgado, llamado *mesenterio*, evita que se retuerza y enrede.

La mucosa intestinal es una continuación de la mucosa digestiva. Tiene zonas especializadas que producen hormonas, neurotransmisores, enzimas y otras sustancias que forman parte del proceso digestivo.

Intestino delgado

La luz de todo el intestino delgado está recubierta de vellosidades especializadas en los procesos de importación y exportación. Se trata de proyecciones de la mucosa en forma de dedo que multiplican la superficie disponible para el intercambio, al igual que los muelles en un puerto. Cada vellosidad tiene sus propios capilares que le permiten absorber materiales del intestino a la sangre. Las microvellosidades son proyecciones aún más pequeñas de las células epiteliales de la mucosa.

El intestino delgado no es solo un órgano digestivo, sino también una glándula endocrina que produce y segrega hormonas que controlan la digestión. Las células de las paredes del intestino delgado segregan las hormonas.

Se divide en tres estructuras a lo largo de sus 6 m de longitud: *duodeno* (0,3 m), *yeyuno* (entre 1 y 2 m) e *íleon* (entre 2 y 4 m). En una autopsia puede llegar a medir casi un 50 % más por la pérdida del tono muscular.

El duodeno se encarga de completar la digestión química. Las *glándulas de Brunner* segregan moco y bicarbonato directamente a la luz para neutralizar el jugo gástrico en el quimo. Otras células segregan enzimas digestivas que, junto con la bilis y las enzimas pancreáticas, descomponen las grandes moléculas en otras más absorbibles. Los carbohidratos, proteínas y grasas se descomponen en moléculas como glucosa, aminoácidos, ácidos grasos y glicerol. Por efecto del peristaltismo, el quimo, casi digerido, pasa al yeyuno y al íleon, especializados en la absorción.

Cuando el quimo ya ha pasado por las tres partes del intestino delgado, los nutrientes que necesita el cuerpo ya han sido absorbidos y han pasado a la sangre.

Intestino grueso

El quimo pasa del intestino delgado al grueso (llamado también *colon*); a través del *orificio ileocólico* entra en el *ciego*, la primera parte del intestino grueso. El material ahora se denomina *heces*.

El intestino grueso mide unos 2 m y está anatómicamente colocado como un marco en torno al intestino delgado. Tras el ciego, encontramos el *colon ascendente*, el *colon transverso*, el *colon descendente* y, finalmente, el *colon sigmoideo*.

En el intestino grueso, el agua de las heces se reabsorbe a través de la pared intestinal a los capilares; también se absorben los electrólitos disueltos en el agua. Al eliminar el agua, el material que no se ha digerido se compacta y, al añadirle moco, se consigue la textura característica de las heces, que también contienen los restos de secreciones digestivas como la bilis. El color marrón de las heces se debe a la combinación de los pigmentos amarillo-verdosos de la bilis, la bilirrubina (también de la bilis) y bacterias.

En los intestinos tienes un número increíblemente alto de bacterias, cientos de especies de ellas. Trillones de minúsculas células (procariotas) ingieren parte del material de tus heces y producen moléculas cuyo olor todos conocemos. Algunas de estas bacterias producen sustancias beneficiosas, como la vitamina K, necesaria para la coagulación de la sangre. Estas sustancias se absorben a través de la pared intestinal y llegan a la sangre a través de los capilares.

Finalmente, las heces llegan al *recto*, situado en el extremo del colon. Los receptores de estiramiento del recto envían señales al cerebro de la necesidad de defecar (expulsar las heces) cuando el recto contiene entre 140 y 230 g. Empujadas por el peristaltismo, las heces pasan por el conducto anal y salen del cuerpo por el esfínter anal.

Órganos accesorios

El páncreas, el hígado y la vesícula no forman parte del tubo digestivo, nunca entran en contacto con el material ingerido ni participan en los aspectos mecánicos de la digestión. Sin embargo, fabrican algunas de las sustancias químicas y biológicas que ayudan en los aspectos químicos de la digestión.

Hígado

Es uno de los órganos más importantes, no solo para la digestión sino para muchas otras funciones. Por ejemplo, limpia la sangre, metaboliza fármacos y regula el suministro de numerosas moléculas en la sangre. De cara a la digestión, produce y transporta *bilis*.

CONSEJO

Muchos de los términos relacionados con las estructuras y funciones del hígado contienen el prefijo hepato-, 'hígado'.

Anatomía

El hígado es el mayor órgano interno y la mayor glándula del cuerpo humano. El hígado de un individuo adulto sano pesa entre 1,4 y 1,6 kg. Se encuentra bajo el diafragma, encima del estómago, en la parte derecha del abdomen (figura 11-3). Es blando, de un color marrón-amarillento y triangular, con cuatro lóbulos de diferentes tamaños y formas: *lóbulo izquierdo*, *lóbulo derecho*, *lóbulo caudado* y *lóbulo cuadrado*. Está recubierto por una cápsula de tejido conjuntivo que sirve como apoyo para los vasos sanguíneos aferentes, los vasos linfáticos y las vías biliares que atraviesan el hígado.

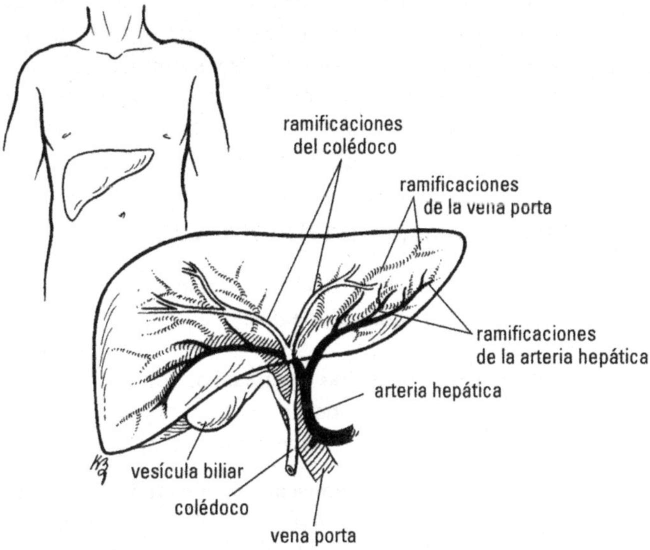

FIGURA 11-3:
El hígado

El hígado recibe sangre con oxígeno a través de la arteria hepática, que proviene de la *aorta*. Recibe sangre rica en nutrientes a través de la vena porta, que transporta sangre desde los capilares del tubo digestivo. Tres venas hepáticas drenan la sangre sin oxígeno del hígado hacia la *vena cava inferior*.

Regeneración hepática

El hígado posee la capacidad de regenerar y recuperar su tamaño, estructura y funciones originales después de una resección (extracción) parcial o un gran daño. El hígado humano se puede regenerar por completo a partir del 25 % de su tejido original, algo que ninguno de los otros grandes órganos puede hacer.

Desde 1989 se realizan trasplantes de hígado de donantes vivos: una persona sana dona una parte de su hígado a un paciente cuyo hígado falla. Normalmente, el hígado multiplica por dos su tamaño tanto en el donante como en el receptor en un plazo de solo tres o cuatro semanas.

Producción y transporte de bilis

El hígado produce bilis, una sustancia muy importante para la digestión de grasas y lípidos de todo tipo. La bilis se recoge en los *conductillos biliares*, los cuales se unen para formar las *vías biliares*, que a su vez llegan hasta el *conducto hepático común*.

La bilis puede llegar hasta el duodeno desde el hígado, pero a menudo se almacena en la *vesícula biliar*, un órgano en forma de pera cuya única función es almacenar bilis y suministrarla a demanda al intestino delgado. La bilis entra y sale de la vesícula biliar a través del *conducto cístico*, que se une al *conducto hepático común* para formar el colédoco, que lleva la bilis al duodeno.

Otras funciones del hígado

El hígado tiene otras funciones que afectan a otros sistemas de órganos; estas son algunas de ellas:

- **Procesa y elimina toxinas.** Los subproductos tóxicos de algunas drogas, incluido el alcohol y otras sustancias, llegan desde los órganos digestivos a través de la vena porta.
- **Procesa y elimina residuos metabólicos.** Elimina de la sangre los GR que ya no sirven y convierte la hemoglobina en *bilirrubina* y otros subproductos que se utilizan para formar bilis (el hierro se recicla).
- **Almacena glucosa en forma de *glucógeno*** y lo convierte si los niveles de glucosa en sangre son bajos. Para esta función se necesitan insulina y glucagón.
- **Almacena vitaminas y minerales.**
- **Produce muchos tipos de proteínas**, incluidas hormonas proteicas, proteínas plasmáticas y proteínas de la cascada de coagulación.

Páncreas

Se encuentra en la cavidad abdominal junto al duodeno y detrás del estómago. Produce *jugo pancreático*, que contiene enzimas pancreáticas (tabla 11-2) y pasa por el conducto pancreático o de Wirsung hasta el duodeno. Las células en los conductos internos del páncreas segregan bicarbonato (que es alcalino) como respuesta a la secretina (del intestino delgado) para neutralizar el ácido quimo.

TABLA 11-2: Enzimas pancreáticas

Enzima	Nutriente específico	Resultado de la descomposición
Tripsina	Proteínas	Péptidos (cadenas de aminoácidos)
Peptidasa	Péptidos	Aminoácidos individuales
Lipasa	Grasas	Ácidos grasos y glicerol
Nucleasa	Ácidos nucleicos (ADN, ARN)	Nucleótidos
Amilasa	Carbohidratos	Glucosa y fructosa

La descomposición

Cada parte del aparato digestivo tiene su propio fluido, que consiste en una compleja mezcla de agua, electrólitos y sustancias biológicas que tienen un papel específico en la digestión.

- **Moco.** Cada milímetro del tubo digestivo tiene unas glándulas que segregan mucosa para mantenerlo húmedo, suave y deslizante, además de proteger la mucosa contra la abrasión y la corrosión.
- **Saliva.** Es una solución clara y acuosa que producen constantemente las glándulas salivares en la boca. Cada día produces entre 1 y 2 l de saliva, que además es un componente del sentido del gusto: la comida se debe disolver en ella para que las señales químicas actúen en las papilas gustativas. Antes de tragar, las enzimas de la saliva comienzan la digestión. La combinación de masticar comida y cubrirla con saliva facilita a la lengua la tarea de tragar. La saliva también limpia el interior de la boca y los dientes; además, sus enzimas ayudan a combatir infecciones en la boca.
- **Enzimas.** En la digestión participan miles de enzimas especializadas en su función, ya que cada una cataliza una reacción específica o varias. Las enzimas digestivas se especializan en reacciones que descomponen determinadas moléculas en componentes químicos. A grandes rasgos, se pueden clasificar como *endopeptidasas*, *peptidasas*, *lipidasas* y otros tipos de enzimas que actúan sobre los *carbohidratos*. Forman parte del jugo gástrico y el pancreático.

RECUERDA

El sufijo -asa indica una enzima que descompone una molécula.

» **Jugo gástrico.** Lo segregan millones de minúsculas glándulas gástricas en la mucosa gástrica y entra en el estómago a través de las criptas gástricas de la superficie interna de la mucosa. El jugo gástrico contiene ácido clorhídrico (HCl), extremadamente ácido, y mata cualquier bacteria que pueda haber entrado en el cuerpo con la comida. También contiene endopeptidasa *pepsina*, que solo puede funcionar en este medio altamente ácido.

» **Jugo pancreático.** Contiene muchos tipos de enzimas digestivas (tabla 11-2).

» **Bilis.** Es muy alcalina y amarga, de color entre verde oscuro y marrón amarillento. La bilis puede quedarse en el hígado o ser transportada a la vesícula biliar para su almacenamiento antes de pasar al duodeno. La función fisiológica de la bilis es emulsionar las grasas. Su alta alcalinidad ayuda a neutralizar el quimo, altamente ácido, que entra en el duodeno procedente del estómago. También ayuda a absorber las vitaminas liposolubles K, D y A.

INFORMACIÓN TÉCNICA

El color de la bilis procede de las *bilirrubinas* y biliverdinas de los GR disueltos en el hígado. Estos pigmentos se depositan en la bilis para eliminarlos a través del tubo digestivo. No juegan un papel en la digestión química, aunque estudios recientes apuntan a su función como antioxidantes.

» **Hormonas.** La hormona *gastrina* regula la secreción de HCl, moco y pepsinógeno (que se convierte en pepsina). Mientras haya gastrina, el estómago segregará jugo gástrico.

Las células de las paredes del intestino delgado segregan las hormonas pancreocimina y secretina, que estimulan la secreción de bilis y jugo gástrico.

» **Estabilizadores.** Para reducir la acidez (aumentar el pH) del ácido gástrico y crear un entorno más acogedor para la mayoría de enzimas digestivas, el intestino delgado y el páncreas segregan *bicarbonato de sodio*, el mismo compuesto que utilizas para hacer bizcochos.

Fisiopatología del aparato digestivo

Enfermedades de la cavidad oral

En la boca siempre quedan restos de comida que favorecen el crecimiento de bacterias. Aquí se encuentran a sus anchas y segregan una masa gelatinosa llamada *placa* en los espacios que hay entre las *encías* y los dientes. En el plazo de un día, este material se endurece y forma el sarro. La acumulación de placa y el crecimiento excesivo de bacterias puede provocar *gingivitis* (inflamación de las encías), una de las principales causas de la pérdida de dientes. Muchas personas sanas viven con esta inflamación crónica, un factor de riesgo para enfermedades cardiovasculares, entre otras.

Con el tiempo, los subproductos ácidos del metabolismo de las bacterias erosionan el esmalte de los dientes y crean caries. Si la erosión continúa, estas bacterias patógenas pueden llegar hasta la pulpa del diente y producir *abscesos dentales*.

Trastornos del estómago y los intestinos

Estreñimiento

Se produce si el intestino grueso absorbe demasiada agua de las heces, que se vuelven duras, secas y difíciles de expulsar. Casi todos hemos sufrido estreñimiento en algún momento y hay quien lo sufre de manera crónica. Las causas subyacentes pueden estar relacionadas con la dieta (en general, poca fibra o agua), falta de ejercicio, determinados alimentos y bebidas, determinados fármacos o la ralentización de la actividad intestinal propia del envejecimiento. La causa más normal de estreñimiento es ignorar las señales del cuerpo para defecar: las heces permanecen en el colon demasiado tiempo y se absorbe demasiada agua, por lo que se secan.

Diarrea

Se produce si queda demasiada agua en las heces. Algo evita que el intestino grueso absorba la cantidad normal de agua y que esta pase a la sangre. Aunque un episodio de diarrea no es más que una molestia para los adultos en el mundo desarrollado, supone un problema sanitario importante en los países en vías de desarrollo, en especial en el caso de los niños. Cada año mueren por diarrea 1,5 millones de niños en todo el mundo y, según la Organización Mundial de la Salud, es una de las principales causas de muerte en niños menores de cinco años.

Otra posible causa de la diarrea son las bacterias patógenas que infectan el intestino grueso (y no las beneficiosas que suelen vivir en él) a través de comida contaminada. En un intento por eliminar rápidamente el patógeno, la tasa de peristaltismo aumenta y no se absorbe agua.

La diarrea también puede estar producida por el estrés, debido a los mecanismos hormonales que derivan de la reacción de alarma. El más importante de ellos es la adrenalina, la cual, entre otras cosas, estimula el peristaltismo. Si nos encontramos en situaciones que percibimos como de vida o muerte, el intestino grueso puede expulsar su contenido repentinamente, lo que nos permite soltar lastre inútil y correr más rápido o luchar mejor.

No obstante, el estrés crónico puede estimular la secreción crónica de adrenalina y hacer que las heces pasen por el intestino grueso demasiado rápido, lo que impide la reabsorción de agua y produce diarrea crónica.

Apendicitis

El *apéndice* es un pequeño saco adherido al ciego, al principio del intestino grueso. Cuando el quimo pasa del intestino delgado al grueso, parte del material puede entrar en el apéndice. Normalmente, el material sale, pero, si no lo hace (dependiendo del material y de cuánto tiempo se quede en el apéndice), este se puede inflamar o infectar por la presencia de bacterias. Por suerte, la *apendicitis* es tremendamente dolorosa; el tipo de dolor y su localización sirven de diagnóstico (por si acaso, está bien que sepas dónde está el apéndice, pues este trastorno puede ser mortal, es bastante frecuente y siempre requiere intervención médica).

En el peor de los casos, o si no se trata, el apéndice se hincha y explota. Si se perfora el peritoneo, se puede producir una peritonitis que puede ser mortal.

Úlceras gástricas y de duodeno

Son lesiones en la mucosa del estómago. La rotura de la gruesa capa de mucosa protectora permite que el jugo gástrico, altamente ácido, entre en contacto con las células de la mucosa, lo que causa dolor y daña los tejidos.

Durante años se consideró que el estrés emocional era la causa subyacente de las úlceras. A finales de la década de 1980, un grupo de médicos investigadores australianos demostró que las úlceras son el resultado de una infección bacterial. La especie *Helicobacter pyloris* (literalmente, 'destornillador en el estómago') es bastante infecciosa. Muchas personas la tienen, pero si se da un exceso de ácido, la bacteria penetra en la capa de mucosa, moviéndose por el moco y atornillándose en el epitelio; en la mayoría de los estómagos no pasan de la capa de mucosa. Para eliminar la infección, suele bastar con un tratamiento de antibióticos; la úlcera tiene cura, pues la mucosa se renueva constantemente.

Síndrome de colon irritable (SCI)

Consiste en la irritación de los tejidos, por lo que se produce un cambio en el peristaltismo: el ritmo de las contracciones se puede acelerar o ralentizar. El paciente sufre diarrea, estreñimiento o ambos. El tratamiento suele consistir en una reducción del estrés y una dieta rica en fibras. El SCI se considera no inflamatorio, pues no se producen autoinmunidad ni inflamación.

INFORMACIÓN TÉCNICA

Un síndrome es un conjunto de síntomas, no una enfermedad.

Enfermedad de Crohn

Es un trastorno inflamatorio del intestino. Puede afectar a la capa mucosa, a la capa muscular, a la serosa e incluso a los ganglios linfáticos y membranas que suministran sangre al intestino. Al inflamarse la mucosa intestinal se forman úlceras, *fisuras* (grietas) y *abscesos* (bolsas llenas de pus). Puede afectar a cualquier parte del tubo digestivo, pero es más frecuente en el íleon.

En las primeras fases de la enfermedad, el paciente sufre diarrea y dolor en la parte inferior derecha del abdomen. La inflamación se puede extender por las capas de la pared, lo que provoca estrecheces en el intestino.

El enfermo puede desarrollar deficiencias nutricionales debido a una escasa absorción de los nutrientes. Por lo general, se pierden algunas bacterias intestinales beneficiosas, como las que sintetizan la vitamina B12. Esta deficiencia crónica puede derivar en *anemia perniciosa*.

Por desgracia, la causa sigue siendo desconocida. El tratamiento de esta enfermedad incluye cambios en la dieta, descanso, reducción del estrés, complementos vitamínicos y medicación para reducir la inflamación y el dolor. A veces es necesario operar para eliminar las partes afectadas del intestino.

Colitis ulcerosa

Se trata de una inflamación bastante común de la mucosa del intestino. Aunque los síntomas son muy parecidos a la enfermedad de Crohn, la colitis ulcerosa se limita al colon (el término *colitis* significa 'inflamación del colon') y afecta solo a la mucosa. En la mucosa del intestino grueso se forman úlceras, y la inflamación resultante conlleva la producción de moco y pus. En la mucosa también se pueden formar abscesos, y el tejido que los rodea se puede irritar, dañar o morir. La colitis ulcerosa puede llegar a ser una afección potencialmente mortal.

Debido a todos estos daños, las heces suelen presentar sangre y moco. Si la pérdida de sangre es lo suficientemente importante, se puede desarrollar *anemia* (escasez relativa de GR). A medida que avanza la enfermedad, la mucosa del colon aumenta y presenta tejido cicatrizal, por lo que se reduce la absorción de agua y de electrólitos.

Se está investigando la causa de la colitis ulcerosa. Parece que un problema con los linfocitos T afecta negativamente el tejido epitelial del colon. A veces el proceso puede iniciarse por culpa de una infección; aunque el estrés no es la causa, puede desencadenar un ataque.

Enfermedades de los órganos accesorios

Los órganos que producen sustancias químicas digestivas pueden verse afectados por anomalías en las sustancias que ellos mismos producen, así como enfermedades infecciosas, deficiencias nutricionales y desequilibrios provenientes de otros órganos. Las alteraciones en cualquiera de estos órganos pueden tener efectos de gran alcance.

Hígado

Como el hígado cumple funciones tan importantes, una insuficiencia de este gran órgano puede presentarse como síntomas en otros.

Si el hígado falla, la bilirrubina procedente de GR viejos no se elimina correctamente y puede terminar en la piel, donde causa picor intenso. La *esclerótica* (el blanco) de los ojos también puede volverse amarilla como signo de enfermedad hepática; es la *ictericia*. La bilirrubina puede acabar en la orina a través del riñón; el color oscuro de la orina puede ser síntoma de problemas en el hígado. Las heces son blanquecinas porque no se produce el metabolito de la bilirrubina que aporta a las heces su característico color marrón, ni tampoco llega al intestino grueso.

Entre las proteínas que se producen en el hígado se encuentran la mayor parte de los componentes de la *cascada de coagulación* o de inflamación; la falta de dichas proteínas puede provocar hematomas y un sangrado excesivo. Una concentración menor de proteínas del plasma, especialmente *seroalbúmina*, se traduce en un edema en el abdomen, piernas y pies. Una pérdida general de nutrientes puede producir fatiga crónica.

Hepatitis vírica

La inflamación del hígado se denomina *hepatitis*. Unas de las causas más habituales son las infecciones víricas comúnmente llamadas de A a E. Hoy día se están investigando los virus que las causan, que no están relacionados entre sí, pero todos producen síntomas parecidos. En la *fase prodrómica* o inicial, el enfermo sufre malestar general y problemas del sistema nervioso, como alteración de los sentidos del gusto u olfato o sensibilidad a la luz. En las *fases clínicas*, el hígado se inflama y aumenta su volumen, lo que provoca dolor abdominal, dolor a la palpación, dispepsia y acumulación de bilirrubina.

El sistema inmunitario (SI) descubrió hace millones de años lo que la medicina sabe desde hace muy poco: todos los virus son diferentes. El SI produce *inmunoglobulinas* (anticuerpos) específicas para cada virus. Algunas herramientas de diagnóstico avanzado que se utilizan en los diagnósticos clínicos identifican los virus al reconocer qué anticuerpos están presentes en la sangre del paciente.

Algunos de los virus que afectan al hígado humano resisten los esfuerzos del SI por eliminarlos. La infección crónica puede poner en riesgo la vida del paciente.

Cálculos

Se trata de piedras que empiezan siendo pequeños cristales de colesterol o pigmentos de bilis que se forman en la vesícula y reducen su capacidad de almacenamiento. Lo malo es que pueden bloquear el colédoco y hacer que los pigmentos de bilis se acumulen en la sangre (*ictericia obstructiva*). Los cálculos se pueden eliminar por medio de una técnica láser laparoscópica denominada *litotricia*.

Pancreatitis

La inflamación del páncreas puede ser leve o grave, aguda o crónica. El dolor asociado con la pancreatitis leve se centra en torno al ombligo y no disminuye con el vómito. En casos graves, el dolor es constante e intenso en el centro del abdomen.

La pancreatitis aguda se puede convertir en una *pancreatitis edematosa* (acumulación de líquido) o *pancreatitis necrosante* (muerte de las células y tejidos del páncreas). La causa en ambos casos es la misma: las enzimas digestivas producidas en el páncreas no pueden salir al intestino por un bloqueo derivado de una inflamación en el conducto.

Sin las enzimas, la digestión puede ser lenta o incompleta, lo que puede dañar la capacidad del cuerpo para realizar la homeostasis, pero si el problema persiste, puede afectar a la capacidad del cuerpo para volver a producir enzimas digestivas y suministrarlas.

A veces, una crisis de pancreatitis impide la producción de insulina, lo que puede provocar diabetes.

EN ESTE CAPÍTULO

Capítulo 12

Aparato urinario

El aparato digestivo está preparado para deshacerse de los desechos de lo que consumimos. Pero ¿qué hay de los residuos de lo que crea el propio cuerpo? Aquí entra en juego el aparato urinario.

Funciones del aparato urinario

La mayor parte de los productos residuales del metabolismo celular y muchas otras sustancias salen del cuerpo a través del aparato urinario. La orina es el principal residuo del cuerpo, y orinar es el último paso del metabolismo.

» **El trabajo sucio**. Los residuos metabólicos son tóxicos y dañarían la célula si se acumularan en su interior. Así que las células excretan continuamente sus desechos al fluido que las rodea. Cuando este fluido extracelular es absorbido en los capilares, los productos de desecho pasan a la sangre. Mientras que el dióxido de carbono se expulsa con la respiración, otros productos del metabolismo celular permanecen en la sangre. Los riñones eliminan estos subproductos tóxicos de esta y los incorporan a la orina.

» **Producción y expulsión de orina.** La *orina* es una solución acuosa producida por los riñones, a través de la cual se eliminan los residuos del metabolismo de la sangre y del cuerpo. La orina también ayuda a mantener el equilibrio químico de la sangre, ya que a través de ella se evacúan sustancias dañinas. El líquido luego se acumula en la vejiga hasta que se expulsa.

» **Mantener el equilibrio del contenido de agua.** Casi la mitad de tu peso es agua, que se encuentra en el fluido intracelular y extracelular. Los riñones regulan la eliminación y retención de agua para mantener el volumen de la sangre y su composición química; es decir, mantienen la homeostasis de la sangre.

» **Realizar funciones endocrinas.** Las glándulas suprarrenales están encima de los riñones, pero son órganos independientes. Producen numerosas hormonas, algunas de las cuales influyen en los riñones:

- **Regular la producción de glóbulos rojos.** La hormona *eritropoyetina*, que estimula la producción de eritrocitos (*eritropoyesis*) se encuentra en la médula ósea y se produce en los riñones y en el hígado. También tiene otras funciones fisiológicas relacionadas con la curación de heridas.
- **Regular el crecimiento de los huesos.** El *calcitriol*, la forma activa de la vitamina D, se sintetiza en los riñones. Entre otras cosas, regula la concentración de calcio y fosfato en la sangre, lo que favorece el crecimiento sano y la remodelación de los huesos.

OTROS MECANISMOS DE EXCRECIÓN

Aunque la mayor parte de los desechos se expulsa a través del aparato urinario, otros sistemas también tienen su papel:

- Los pulmones expulsan dióxido de carbono, residuo de la respiración celular.
- La piel excreta agua, sales y grasas en forma de sudor.
- El hígado no expulsa los desechos directamente al entorno, pero tiene un importante papel a la hora de dividir las células muertas en sus componentes químicos. El hígado envía las diferentes sustancias para que se reciclen y se expulsen a través de los riñones o las envía a la bilis, que se elimina a través del intestino delgado.

- **Regular la presión sanguínea.** Los riñones también producen *renina*, una hormona que aumenta la tensión arterial.

Estructuras del aparato urinario

Se trata de un sistema bastante compacto ya que, a diferencia de otros, comienza y acaba en puntos bastante cercanos, como puedes ver en la lámina a color titulada "Aparato urinario" (parte central del libro).

Consiste en un sistema de conductos a través de los cuales pasa una sustancia que sufre una serie de procesos fisiológicos. Las capas de tejidos que ya conoces —un envoltorio externo fibroso, una capa musculosa y una mucosa en el interior— también se encuentran en todo el aparato, comenzando por el uréter. La mucosa protege los tejidos de la orina, que es algo ácida.

Riñones

El aparato urinario comienza en los *riñones*, un par de órganos del tamaño de un puño, de color marrón rojizo, situados justo por debajo de las costillas, en la espalda. Tienen una forma oval alargada, como si fueran un haba. Su curva interna se llama *hilio* y por ahí entran y salen un montón de conductos, como el uréter, la arteria y la vena renales, los vasos linfáticos y los nervios. Una membrana de tejido conjuntivo llamada *peritoneo*, así como el tejido adiposo (grasa), mantienen los riñones en la pared abdominal posterior.

Por debajo del peritoneo, una capa de colágeno llamada *cápsula* rodea el riñón. Las fibras de esta cápsula se prolongan hacia fuera para unir los riñones a las estructuras que los rodean. Los músculos de la espalda, a ambos lados de la columna vertebral, y las costillas inferiores protegen los riñones, pero un golpe fuerte puede dañarlos con facilidad.

Aporte de sangre

La *arteria renal* lleva sangre procedente de la aorta abdominal a los riñones para filtrarla. La vena renal extrae la sangre filtrada y la drena a la vena cava inferior. Los riñones reciben un 20 % de la sangre que bombea el corazón cada minuto.

Tejidos renales

Bajo la cápsula, los diferentes tejidos de los riñones están dispuestos en capas más o menos concéntricas. La capa más externa es la corteza, bajo la cual se encuentra la *médula*, una serie de estructuras en forma de abanico (llamadas *pirámides renales* o *de Malpighi*), que alternan con las *columnas renales* o de *Bertin*. Los espacios entre cada pirámide, las columnas, permiten que el riego sanguíneo llegue a la corteza. Las pirámides están formadas por tubos microscópicos que hacen gotear orina en estructuras en forma de saco, que se encuentran en la capa más interna del riñón, la pelvis renal, que canaliza la orina al uréter. Puedes ver todo esto en la lámina a color titulada "Riñón y nefrona".

Nefrona

De tamaño microscópico (en cada riñón hay casi un millón de ellas), la *nefrona* es la unidad de filtrado. Cada una tiene dos partes: el *corpúsculo renal* y el *túbulo renal.*

Las nefronas están rodeadas de capilares peritubulares que juegan un importante papel en la secreción directa, la reabsorción selectiva y la regulación de agua.

Vías urinarias

Por suerte, tenemos un depósito para la orina que podemos controlar. Cuando la orina sale de los riñones, se almacena hasta que decidimos evacuar. Las vías urinarias van desde la parte superior del uréter hasta la uretra.

Uréteres

Son tubos que transportan orina desde la pelvis renal del riñón hasta la vejiga. Las paredes del uréter son parecidas a las de los intestinos: la capa musculosa se contrae por *peristaltismo* para mover la orina.

Vejiga

Es un saco hueco en forma de embudo con una capacidad de algo más de medio litro. Se encuentra en la cavidad pélvica, justo detrás de los huesos púbicos y centrada por delante del recto. En las mujeres está delante del útero.

Está formada por una membrana protectora exterior, varias capas de músculo dispuestas en direcciones opuestas y una capa interior de mucosa. Los músculos se contraen para expulsar la orina y dejar que pase a la uretra. La mucosa es de un tipo especial de tejido epitelial llamado *epitelio de transición* en el que las células pueden cambiar de forma, de cúbica hasta pavimentosa, para contener grandes volúmenes de orina. Los receptores de estiramiento de la capa musculosa envían impulsos al encéfalo cuando la vejiga se está llenando.

Uretra

Es el tubo que transporta la orina desde la vejiga hasta un orificio en el cuerpo para su eliminación. La *mucosa* (epitelio) de la uretra está compuesta por células transicionales cuando sale de la vejiga. Más adelante son cilíndricas estratificadas y, después, pavimentosas estratificadas, ya cerca de la salida.

El esfínter de músculo liso que se encuentra en el lado proximal de la uretra (entre la vejiga y la uretra) mantiene la orina en el depósito. Se conoce como *esfínter uretral interno*, controlado por el sistema nervioso autónomo. Cuando la uretra atraviesa el suelo pélvico, hay otro esfínter de músculo esquelético, el *esfínter uretral externo*, que se controla de forma voluntaria.

La uretra del hombre y de la mujer están adaptadas para interactuar con los respectivos aparatos reproductores, por lo que difieren en algunos aspectos en su anatomía y fisiología. La de la mujer mide unos 3,8 cm de largo, pasa por la pared anterior de la vagina y desemboca entre el clítoris y el orificio vaginal. La del hombre mide unos 20 cm de largo y desemboca en la punta del pene. Pasa por la próstata y, durante el orgasmo, entran en ella el esperma y líquido prostático. Se divide en la *uretra prostática*, la *membranosa* y la *esponjosa*.

Orina

Es un fluido corporal con funciones específicas, al igual que la sangre y la linfa. Se diferencia de estos porque la orina la ves a diario. Aquí te explicamos cosas que siempre quisiste saber.

DE COLORES...

Una orina amarillo oscuro a menudo indica deshidratación.

Una orina amarillo muy claro indica hiperhidratación. El cuerpo se encarga de este exceso a través de mecanismos homeostáticos. La copiosa orina que se produce para eliminar el exceso de agua merma los electrólitos, lo que puede provocar problemas en varios órganos.

El consumo de espárragos puede hacer que la orina se vuelva verduzca, mientras que la remolacha y las moras pueden hacer que se vuelva rojiza o rosada.

Un exceso de excreción de vitamina B puede hacer que la orina sea de un color naranja claro, lo que indica un desequilibrio metabólico. Los suplementos con altas dosis de vitamina D pueden hacer que la orina sea amarillo fluorescente o verduzca.

La presencia de sangre en la orina se denomina *hematuria* y puede ser una señal de infección en la vejiga, problemas en los glomérulos o carcinoma (cáncer).

Una orina de color entre naranja oscuro y marrón puede ser indicativa de muchas enfermedades y trastornos.

Si la orina es negra u oscura, lo que clínicamente se denomina *melanuria*, puede ser signo de un melanoma.

La orina rojiza, rosada o marrón puede ser síntoma de *porfiria*, una compleja enfermedad; pero lo más frecuente es que sea señal de un consumo excesivo de remolacha.

Composición de la orina

La orina es un 95 % de agua en la que se disuelven muchos productos de desecho, como la urea, compuestos de nitrógeno, entre otros, y electrólitos. Su pestilente olor se debe al amoniaco y a otras sustancias derivadas, como la urea. En la tabla 12-1 puedes ver algunos de estos compuestos:

TABLA 12-1: Componentes de la orina y su origen

Componente de nitrógeno	Origen
Urea	Subproducto de la descomposición de aminoácidos.
Creatinina	Subproducto del metabolismo de la creatina (presente en grandes cantidades en las células musculares, usada para hacer ATP).
Amoniaco	Subproducto de la descomposición de proteínas.
Ácido úrico	Subproducto de la descomposición de ácidos nucleicos.

La orina es amarilla porque contiene *urobilinógeno*, un compuesto formado a partir de la descomposición de los GR. Las tonalidades van desde amarillo muy claro hasta ámbar oscuro, dependiendo del nivel de hidratación. Si bebes mucha agua, la orina será más clara.

La comida y bebida ingeridas, así como los fármacos, influyen en el color y el olor de la orina, pero también algunos trastornos fisiológicos, por lo que se suele analizar con fines diagnósticos. Por ejemplo, la presencia de glucosa en la orina es señal de diabetes.

Micción

La orina que sale de los túbulos colectores de la nefrona pasa a la pelvis renal. Desde ahí, avanza por el uréter y entra en la vejiga. A medida que se acumula orina, los receptores de presión que se encuentran en la mucosa envían señales al encéfalo. El primer mensaje se envía cuando la vejiga tiene entre 177 y 237 ml de orina. Cuando alcanza los 354 ml, los mensajes son más insistentes y resulta difícil controlar el esfínter externo.

Cuando llega el momento de vaciar la vejiga, el cerebro envía un impulso a través del sistema nervioso autónomo para que se abra el esfínter interno y se contraigan los músculos de la vejiga. La orina sale de la vejiga por la uretra.

Mantener la homeostasis

La química de la vida, compleja y precisa, requiere de un entorno muy controlado para transcurrir de forma óptima. Los riñones, bajo supervisión hormonal, son los principales órganos que permiten mantener la homeostasis de la sangre y otros fluidos. El sistema endocrino dispone de una enorme variedad de sutiles mecanismos que controlan el funcionamiento de los riñones.

Balance hídrico

Volumen de la sangre (contenido de agua)

Es un factor importante en la circulación. Cuanto mayor sea el volumen de la sangre, más tendrá que trabajar el corazón para bombearla y mayor presión habrá en las arterias. Cuanto menor sea el volumen, menor será la presión sanguínea, por lo que a los tejidos les llegarán menos recursos. No obstante, si el aparato urinario funciona correctamente, mantiene el volumen de la sangre controlando las concentraciones de electrólitos.

INFORMACIÓN TÉCNICA

El cuerpo adulto contiene unos 11 l de líquido extracelular (16 % del peso corporal) y unos 3 l de plasma (4 % de peso corporal). El plasma sanguíneo y el líquido extracelular son químicamente muy parecidos y, junto con el líquido intracelular, ayudan a controlar el movimiento del agua y los electrólitos por el cuerpo.

Mecanismos hormonales para controlar el volumen de la sangre

Cuando los receptores de estiramiento de los riñones notan que la presión arterial es baja, entra en acción el *sistema renina-angiotensina* (SRA). Células especializadas en los riñones segregan la enzima renina, que desencadena una serie de reacciones en diferentes sistemas de órganos que resultan en la producción de la hormona angiotensina II, potente vasoconstrictora. Al disminuir el diámetro de los vasos sanguíneos, aumenta la presión sanguínea; la sangre sigue circulando y los riñones ganan tiempo para resolver el problema de volumen.

INFORMACIÓN TÉCNICA

Algunos fármacos para la *hipertensión* (presión sanguínea alta) actúan bloqueando la producción de la enzima que desata la producción de angiotensina II. Son los inhibidores de la enzima convertidora de la *angiotensina* (inhibidores de ECA). Sin esta hormona, no se produce vasoconstricción y los riñones no reciben la señal para aumentar el contenido de agua en la sangre.

Además, la angiotensina II estimula la glándula pituitaria para que segregue ADH (hormona antidiurética). Las nefronas reabsorben el sodio, pero no el agua, así que la ADH hace que se reabsorba más agua de los túbulos colectores, lo que reduce la cantidad de orina y ayuda a mantener un volumen y presión sanguíneos normales.

El *péptido natriurético atrial* (ANP) es una hormona péptida segregada por los cardiomiocitos (células musculares del corazón) como respuesta a señales de las células sensitivas de las aurículas de que el volumen de la sangre es demasiado alto. El ANP evita que los riñones segreguen renina y se reduzca la reabsorción de sodio en el riñón. Esto conlleva la presencia de más agua en la orina, lo que reduce el volumen de la sangre y, por tanto, la presión.

Regular el pH sanguíneo

Los límites homeostáticos del pH de la sangre son muy estrechos. El valor óptimo está en torno a 7,4. La *alcalosis* (aumento de alcalinidad) puede poner en peligro la vida de la persona a 7,8. La acidosis (incremento en la acidez) lo hace a 7,0. Para mantener el pH dentro de unos valores homeostáticos (entre 7,3 y 7,4), el riñón produce orina con un pH de entre 4,5 y 8,5.

INFORMACIÓN TÉCNICA

La escala de pH mide la concentración de iones de hidrógeno en una solución. La escala va de 0 (acidez extrema, alta concentración de iones de hidrógeno) hasta 14 (extrema alcalinidad, baja concentración de iones). Aquellas soluciones que tengan un nivel intermedio tienen un pH neutro (7,0, como el agua).

Fisiopatología del aparato urinario

Si las cosas van mal en el aparato urinario, el funcionamiento de todo el cuerpo se ve afectado.

Patologías de los riñones

El riñón es un órgano complejo y delicado, crucial para la fisiología, pero muy vulnerable.

Cálculos renales

Se trata, literalmente, de piedrecillas provenientes de moléculas de residuos en la orina. Una causa habitual es la deshidratación crónica. Si la orina es más concentrada, solutos como el ácido úrico tienden a precipitarse (caer de la solución y condensarse). Los cristales de ácido úrico pueden convertirse en piedras en los riñones o pueden acabar en las articulaciones, lo que se conoce como *gota*. Las piedras pequeñas, de hasta 0,3 cm, pueden llegar a pasar por las vías urinarias; si son grandes, pueden provocar un daño intenso que puede durar incluso días, y dañar los uréteres o la uretra. Las piedras grandes (0,8 cm o más) se suelen quedar atascadas en las vías urinarias y provocan la acumulación de orina en el riñón, el uréter, la vejiga o la uretra, por lo que es necesaria la intervención médica.

Resaca

Entre los muchos efectos fisiológicos, el alcohol inhibe la secreción de ADH de la glándula pituitaria. Sin ADH se vierte demasiada agua en la orina y el volumen de sangre cae por debajo de los niveles óptimos. La consecuente deshidratación causa mareos, dolor de cabeza y otros síntomas que asociamos a la resaca. Los mecanismos homeostáticos restablecen el balance hídrico en cuestión de horas. Así que, independientemente de lo que hayas oído, la única cura para la resaca es la rehidratación.

Patologías de las vías urinarias

Obstrucción

Los diferentes conductos del aparato urinario pueden obstruirse y bloquear el paso de la orina. Cuanto más estrecho sea el conducto, mayor será el riesgo de obstrucción. El objeto que causa la obstrucción suele ser una piedra. Para evitar el riesgo de infección o daños más graves en los riñones es necesaria la atención médica inmediata.

Infección

Las vías urinarias están expuestas a infecciones. Numerosas bacterias patógenas pueden entrar en el cuerpo a través del esfínter externo y crear una infección en cualquier estructura del aparato urinario: la infección de vejiga se llama *cistitis*; la de riñón, *pielonefritis*, y la de uretra, *uretritis*.

Las infecciones urinarias son muy aparatosas e incómodas, por lo que los pacientes suelen recurrir al tratamiento de inmediato, antes de que se extienda la infección. El riñón es especialmente vulnerable a los daños producidos por las bacterias. Si el patógeno llega al riego sanguíneo, la infección, llamada *septicemia*, puede ser muy grave y provocar un *choque séptico*, que puede llegar a ser mortal.

Bloqueo de la uretra

A medida que los hombres envejecen, la próstata aumenta de tamaño, lo que suele comenzar en torno a los cincuenta años. Si crece en exceso, puede presionar la uretra y bloquear el paso de orina, lo que conlleva una infección urinaria y, a menudo, *disuria*, o dolor en la micción. Puede ser causa de pérdidas de orina o, con frecuencia, de ganas frecuentes y repentinas de orinar.

Incontinencia

Es la incapacidad de controlar las ganas de orinar. Existen cuatro tipos:

» **Incontinencia urinaria de esfuerzo.** Hay pérdidas de orina cuando la vejiga se somete a presión, como al correr, toser, levantar peso o reír. Es relativamente común entre mujeres que han dado a luz (vaginalmente), porque el músculo que sujeta la vejiga se debilita y el esfínter se da de sí.

» **Incontinencia imperiosa.** Es la contracción repentina e involuntaria de la pared muscular de la vejiga. A menudo se produce independientemente de la cantidad de orina que haya en la vejiga. Este trastorno afecta a 1 de cada 11 adultos, especialmente ancianos. Puede deberse a enfermedades del sistema nervioso, tumor, infección o irritación en la vejiga.

» **Incontinencia por rebosamiento.** En este caso, el paciente no siente necesidad de orinar, la vejiga no se vacía y pequeñas cantidades de orina gotean continuamente. Es habitual en hombres ancianos con una próstata mayor, y es rara en el caso de las mujeres.

» **Incontinencia total.** Algunos problemas estructurales, lesiones medulares o enfermedades pueden provocar una falta completa de control de la vejiga. Los esfínteres de la vejiga y la uretra no funcionan y la orina fluye sin control.

EN ESTE CAPÍTULO

Qué hace el sistema linfático

Células, moléculas y mecanismos del sistema inmunitario (SI)

Algunos trastornos inmunitarios

Capítulo 13

Sistema linfático y la jungla de microbios

El sistema linfático es todo lo que hay entre tú y un mundo de microorganismos invasores que te consideran un gran pastel de moléculas biológicas para alimentarse. Tu cuerpo recurre al sistema linfático para protegerse de bacterias, virus, células extrañas e incluso de tus propias células cuando cambian de bando (como las cancerosas).

El SI se considera una parte del sistema linfático. La inmunidad es una de sus funciones principales, pero no la única. Los tejidos linfáticos también juegan un papel vital en la circulación y aún nos queda mucho por aprender de este sistema. Para que te hagas una idea: ¡hasta 2015 no se descubrió una red de vasos linfáticos en el cerebro!

Funciones del sistema linfático

Este sistema consiste en una serie de componentes: una red de vasos y órganos distribuidos por todo el cuerpo y a través de los cuales fluye un fluido corporal muy importante llamado *linfa*; una serie de tipos de células muy especiales; y varios tipos de moléculas biológicas, también peculiares. Drena y filtra el *líquido intersticial* (el fluido situado fuera de las células, pero dentro de los tejidos) y es el terreno de batalla de nuestra defensa inmunitaria.

» **Enfrentarse a los merodeadores.** Tanto si estás sano como si no, el SI siempre está alerta. Por eso ninguno de los innumerables millones de bacterias, hongos, parásitos y virus que hay en el aire, en las superficies que tocas y en la comida pueden contigo. Es verdad que hay muchas maneras de evitar que los invasores entren en el cuerpo, pero estos también han desarrollado sus propias artimañas para superar tus defensas, y muchos lo consiguen. Si tu SI funciona bien, no se quedan mucho tiempo, sino que el sistema los retiene, acaba con ellos y envuelve sus restos para eliminarlos.

» **Detener a los fugitivos.** El SI también reconoce y destroza las células de tu cuerpo que se han pasado al lado oscuro y pueden fomentar el crecimiento canceroso. Las células te traicionan todos los días, pero la mayoría de los cánceres solo se desarrollan cuando el SI no consigue eliminarlas, lo que suele darse con la edad.

Yo amo mi sistema linfático

El sistema linfático juega un papel crucial en la circulación, pero es mucho más que una red de drenaje. Elimina toxinas, ayuda en el transporte de grasas y estabiliza el volumen de la sangre, además de luchar contra los invasores biológicos. Para comprender su magnitud, échale un vistazo a la lámina a color titulada "Sistema linfático" (parte central del libro).

El *líquido intersticial* (extracelular) es el fluido que se encuentra entre las células. En tu cuerpo hay entre 1 y 2 l. Al igual que el plasma, fluye constantemente; los latidos del corazón empujan hacia el espacio intersticial un total de unos 24 l al día a través de las paredes capilares. La mayoría vuelve a pasar a la sangre por el extremo venoso de los

PATRULLAR LA FRONTERA

El cuerpo tiene diferentes maneras de mantener a raya a los invasores:

- **Piel.** Esta barrera mantiene alejados a innumerables invasores. Las glándulas de la piel segregan aceites que hacen que la barrera sea aún más eficaz. La *capa basal* y el *estrato espinoso* contienen *células* (*de Langerhans*) que conectan el sistema tegumentario con el inmunitario.
- **Ojos y boca.** La acción de limpieza de lágrimas y saliva evita que entren infecciones por los ojos y la boca.
- **Membranas mucosas.** La mucosa de los aparatos respiratorio y digestivo captura los microbios. Algunas de las células de la mucosa tienen flagelos en la superficie, en el lado de la luz del tubo. Estos minúsculos orgánulos en forma de pelo mueven los cuerpos extraños y los microbios atrapados en el moco hacia un lugar donde son eliminados.
- **Jugo gástrico.** Esta sustancia ácida que se segrega en el estómago destroza la mayoría de las bacterias ingeridas.
- **Intestino.** Las bacterias beneficiosas que viven en el intestino pueden evitar la colonización de bacterias patógenas al segregar sustancias tóxicas o quitarles nutrientes y sitio en la superficie de los tejidos.

capilares. El resto da un paseo por el sistema linfático (linfa) y luego vuelve a la circulación en las venas subclavias (plasma).

RECUERDA

El plasma, el líquido intersticial y la linfa son la misma solución acuosa de proteínas de plasma, electrólitos (iones) y varias sustancias disueltas y sin disolver. El fluido circula por el cuerpo y el nombre que recibe depende de dónde se encuentre.

Necesitamos el líquido en los tejidos, pero no queremos que se quede estancado. Además, el volumen que vuelve al torrente sanguíneo en los capilares es menor que el que salió; si no se drenara, el fluido en exceso formaría un *edema*; así que se drena continuamente y se pasa por varios filtros.

Estructuras del sistema linfático

Las estructuras del sistema linfático se parecen a otras por donde también se mueven líquidos. Tiene sus propios tubos, conectores, depósitos y filtros; carecen de un órgano que bombee, pero, al igual que la circulación sanguínea, para ello utiliza la acción del músculo esquelético.

Vasos linfáticos

Son los tubos que transportan la linfa y forman una red muy parecida al aparato circulatorio, pues la linfa proviene de la sangre arterial y se devuelve a la sangre venosa. Los vasos del sistema linfático empiezan siendo pequeños (capilares) y crecen (vasos) hasta convertirse en conductos. La estructura de la pared de un vaso linfático se parece mucho a la de las venas, pero es más delgada. Los vasos linfáticos están distribuidos por todo el cuerpo, más o menos cerca de los vasos sanguíneos.

Venas linfáticas

Los vasos linfáticos más grandes, las *venas linfáticas*, desembocan en dos grandes venas. La gran vena linfática, situada en el lado derecho del cuello, cerca de la clavícula derecha, drena linfa del brazo derecho y la mitad derecha del cuerpo por encima del diafragma a la *vena subclavia derecha*. El *conducto torácico*, también conocido como *conducto linfático izquierdo*, va por el medio del tórax y drena linfa del resto del cuerpo a la *vena subclavia izquierda*.

Ganglios linfáticos

Son unas estructuras en forma de haba situadas a lo largo de los vasos linfáticos. Se concentran en la boca, faringe, axila, ingle, todo el aparato digestivo y en otros puntos del cuerpo. Cada ganglio está recubierto por una cápsula de tejido conjuntivo fibroso. Los vasos *aferentes* atraviesan la cápsula en el lado convexo e introducen linfa en el ganglio. Los vasos eferentes, que drenan la linfa filtrada del ganglio, surgen de la hendidura del lado cóncavo de la cápsula (*hilio*).

En el interior, la cápsula tiene numerosas extensiones que dividen el ganglio en nódulos. Cada uno está lleno de una red de fibras a la que se adhieren *linfocitos* y *macrófagos* (otro tipo de célula del SI). Al pasar la linfa por el ganglio, los macrófagos engullen patógenos, células cancerosas y otra materia presente en la linfa. La linfa ya limpia sale

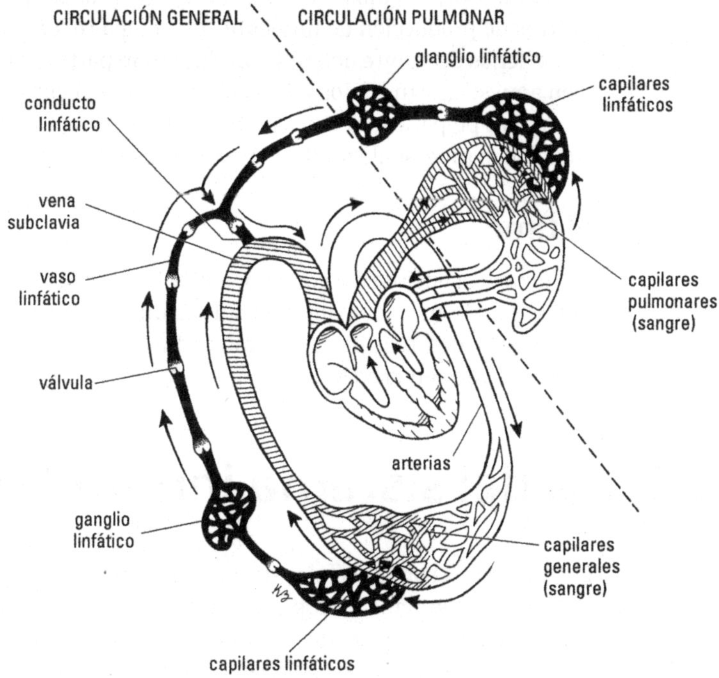

FIGURA 13-1: Circulación linfática

al sistema venoso por los vasos eferentes. Los ganglios linfáticos también son un entorno seguro y propicio para el desarrollo de linfocitos.

INFORMACIÓN TÉCNICA

Los ganglios linfáticos a menudo se denominan erróneamente *glándulas linfáticas*; como no segregan nada, no son glándulas.

Si los ganglios están hinchados y doloridos, en especial en la faringe, es síntoma de una infección. La adenopatía o linfadenomegaglia no es una enfermedad ni un proceso patológico: quiere decir que el SI está haciendo su trabajo.

El bazo

Es un órgano sólido, situado a la izquierda, un poco por detrás del estómago. Es ligeramente oval, mide unos 3 × 8,13 cm y pesa unos 23 g. Su estructura es la de un gran ganglio y filtra sangre tal como los ganglios filtran linfa, eliminando células patógenas, GR viejos y muchos tipos de materia extraña. El bazo también está recubierto por una cápsula fibrosa.

En su interior, la pulpa blanca es el tejido linfático que contiene los centros de producción de linfocitos, y la pulpa roja es una red de canales llenos de sangre donde se produce gran parte del filtrado. También aquí se destruyen los GR deteriorados y se recicla la hemoglobina. Ambas pulpas contienen *leucocitos*, que eliminan cuerpos extraños e inician el proceso de producción de anticuerpos.

El timo

Se encuentra encima del corazón, a caballo sobre la tráquea. Produce *timosina*, una hormona que estimula la diferenciación y maduración de los linfocitos T. Es bastante grande durante la infancia, pero reduce su tamaño con la edad.

Células del sistema inmunitario

Los leucocitos son las células del SI, llamadas también *glóbulos blancos* (GB) porque al microscopio se ven de dicho color. Aunque todas las células sanguíneas proceden de las células madre hematopoyéticas de la médula roja, los GB no contienen hemoglobina ni hierro, pero mantienen sus núcleos, orgánulos y citoplasma durante todo su ciclo vital. Se fabrican menos GB que GR.

Tienen una docena de formas y tamaños distintos, algunos incluso se transforman en otros de formas aún más raras y se multiplican muy rápido. En la tabla 13-1 puedes ver los diferentes tipos que hay.

Los GB están en todas partes, siempre activos; patrullan constantemente el cuerpo, flotando en el torrente sanguíneo, en el líquido intersticial o en la linfa, y algunos hacen guardia en los ganglios para cachear a todos los que cruzan la puerta de seguridad. La mayoría de veces, nuestro cuerpo destroza los patógenos antes de que deshagan las maletas y empiecen a causar estragos. Esa es la estrategia del *sistema inmunitario innato*. Si un patógeno sobrepasa la primera línea de defensa, tenemos un aluvión de células listas para atacar: se trata de todas las células de la siguiente tabla, excepto los linfocitos B y T. Si el patógeno es especialmente prolífico o encuentra un buen escondite, comenzamos a sentir los síntomas de la infección. Pero la batalla no está perdida, pues tenemos un arma secreta: la *inmunidad adaptativa*. Se llama a filas a los linfocitos B y T para que lleven a cabo un ataque dirigido al patógeno.

TABLA 13-1: Leucocitos

Tipo de célula	Función	Comentario
Neutrófilo	Fagocita bacterias	40-70% de GB totales; los primeros en acudir al lugar de la infección.
Basófilo	Defensa contra parásitos; media en la inflamación	1% de GB totales.
Eosinófilo	Destroza los complejos antígeno-anticuerpo	1-4% de GB totales.
Monocitos	Se convierte en un macrófago, que fagocita bacterias y virus	4-8% de GB totales; los más grandes.
Macrófago	Fagocita patógenos y células muertas. Estimula la producción de otros leucocitos	Los monocitos producen macrófagos en grandes cantidades en las primeras fases de la respuesta inflamatoria.
Linfocito B	Produce anticuerpos	Combinados, los linfocitos B y T suponen el 20-45% de los GB totales.
Linfocito T	Ataca directamente al patógeno	Los linfocitos B y T forman linfocitos de memoria para una respuesta inflamatoria rápida si el patógeno vuelve.
Linfocito agresor	Destroza células cancerosas y células infectadas por virus	Único linfocito que participa en la inmunidad innata.
Mastocito	Inicia la respuesta inflamatoria segregando histamina en el lugar de la lesión	Responde a los alérgenos.

¡Al ataque!

Los GB son difíciles de clasificar por estructura o función, ya que estas son increíblemente complejas y flexibles. La mayoría también producen sustancias químicas de diferentes tipos que modulan las actividades funcionales de muchos otros tipos de células. La respuesta inmune conlleva mucha comunicación intercelular, y los leucocitos fabrican y usan proteínas, enzimas, hormonas y neurotransmisores. La inflamación es otro tipo de ataque.

Linfocitos

Son un tipo de leucocitos que colaboran entre sí durante una infección, cada uno con un modo de ataque distinto. Las superficies de los linfocitos están cubiertas de receptores, moléculas que encajan con un antígeno específico.

Todos los linfocitos se originan en la médula roja a partir de la misma célula madre hematopoyética. Los linfocitos B y los agresores salen de la médula totalmente diferenciados y pasan a la sangre y a la linfa. Los linfocitos T se dirigen al timo para completar su diferenciación en un entorno rico en hormona *timosina*. Luego se convierten en ganglio linfático, donde se diferencian aún más en diferentes tipos, cada uno con su propia función en la respuesta inmune: cooperadores, citotóxicos o supresores.

Fagocitadores

La fagocitosis es el más sencillo de los mecanismos de respuesta inmune y tal vez el más utilizado. Varios tipos de GB —los neutrófilos (que tienen el ciclo de vida más corto, de un día de media), los monocitos y sus derivados, los macrófagos— rodean y engullen cualquier cuerpo extraño invasor.

Respuesta inflamatoria

La última vez que te clavaste una espina o una astilla seguro que notaste que la zona estaba hinchada, roja y dolorida, señales y síntomas. Se trata de la respuesta o reacción inflamatoria, un mecanismo para

¿Y EL PUS?

El pus, como el moco, es asqueroso, pero es la prueba de que tu cuerpo está luchando contra un invasor y de que el SI realiza su trabajo. Esta sustancia viscosa de color amarillento, que a veces tiene sangre, aparece en el lugar de una lesión o infección. Su color y textura se deben a los fagocitadores muertos que lo componen, GB que han hecho su trabajo y han muerto, con los restos celulares de miles y miles de invasores en su interior. El pus también contiene tejido muerto, sangre y linfa. El cuerpo elimina el pus a través del colon o los poros de la piel.

eliminar el objeto de la lesión e iniciar el proceso de sanación. Es un tipo de respuesta inmune innata. La inflamación, además de atraer más GB —monocitos y otras células fagocitadoras— al campo de batalla para luchar contra los microbios que puedan haber entrado, evita que el patógeno se dirija a otro punto del cuerpo.

Histamina

Las células dañadas segregan mediadores químicos, en especial histamina y bradicinina. La histamina es un compuesto de nitrógeno con muchas funciones fisiológicas, pero es más conocida por jugar un papel fundamental en muchas reacciones alérgicas. Se encarga de dilatar los vasos sanguíneos pequeños, activar el endotelio vascular y aumentar la permeabilidad del vaso sanguíneo a los GB y proteínas.

INFORMACIÓN TÉCNICA

Al segregar histamina también se libera bradicinina, que provoca que los nervios envíen mensajes de dolor al cerebro.

Si te pica un mosquito, la picadura que se forma no la provoca el mosquito sino la histamina y la bradicinina. Por eso, si te la rascas es peor, pues dañas el tejido circundante, lo que produce más inflamación.

Defensa química

Los leucocitos producen muchas sustancias químicas que destrozan a los patógenos o se comunican entre sí: citocina, defensina, colectinas, interferones y perforinas.

Anticuerpos y antígenos

Ante la presencia de un patógeno, los linfocitos B fabrican anticuerpos (o inmunoglobulinas), un tipo de proteína con función inmune. Aquí entran en juego los *antígenos*, moléculas que sobresalen de la superficie de un patógeno. Pueden ser proteínas, carbohidratos o una combinación de ambos, y tienen muchos tamaños y formas. No confundas antígenos con patógenos; de hecho, los antígenos son algo bueno y esencial que ayuda a identificar a los patógenos como algo extraño al cuerpo.

Las membranas de los linfocitos están cubiertas de receptores de miles de antígenos diferentes, incluso aquellos a los que aún no se han enfrentado. Ante un patógeno, solo se activará el linfocito B que tenga un receptor que coincida con el antígeno del patógeno, y fabricará numerosos anticuerpos que se aferrarán a dicho patógeno. Un cuerpo sano tiene millones de anticuerpos, cada uno específico de un antígeno. ¿Y qué los hace específicos? Su forma: es como si fueran una llave (el anticuerpo) y su correspondiente cerradura (el antígeno). El complejo antígeno-anticuerpo llama a los fagocitadores y puede activar el sistema del complemento.

Los anticuerpos funcionan de tres formas: favorecen la inflamación, activan el sistema del complemento y atacan. El ataque directo tiene tres efectos:

- **Neutralización.** Evita que el patógeno se una a nuestras células.
- **Aglutinación.** Reúne a varios patógenos para una fagocitosis más eficaz.
- **Precipitación.** Hace que los antígenos sean indisolubles, de manera que a la célula fagocitadora le resulte más fácil encontrarlos y engullirlos.

Los anticuerpos son de cinco tipos diferentes: IgA, IgD, IgE, IgG e IgM. Los anticuerpos IgG son los más importantes y suponen el 80 % de todos ellos; están presentes en la sangre y en otros fluidos corporales. Los IgA se encuentran en las secreciones exocrinas (como lágrimas y bilis), mientras que los IgD se encuentran en la superficie de los linfocitos B (y forman receptores). Los IgM se especializan en la compatibilidad de la sangre y los IgE favorecen la inflamación. Una producción excesiva de IgE provoca una reacción alérgica.

Sistema del complemento

Ayuda a los anticuerpos a eliminar los patógenos. Está compuesto por unas 26 proteínas. El proceso es muy parecido a la cascada de coagulación; de hecho, en ambos participan algunas de las mismas proteínas.

Las funciones de las proteínas incluyen:

- Hacer que las bacterias sean más susceptibles a la fagocitosis.
- Lisar directamente algunas bacterias y células extrañas.
- Producir sustancias quimotácticas (moléculas de señalización).
- Aumentar la permeabilidad vascular.
- Hacer que el músculo liso se contraiga.
- Favorecer la desgranulación.

Varios tipos de GR tienen gránulos en el citoplasma, pequeños paquetes de sustancias químicas, como histamina, toxinas celulares, enzimas y otras proteínas. La desgranulación extrae los gránulos fuera de la célula y los envía al espacio intersticial. Una vez absorbidos en el líquido intersticial, los gránulos llevan a cabo numerosas funciones de defensa, como destrozar a los invasores o regular procesos del SI.

Inmunidad adaptativa

Si los mecanismos innatos no eliminan el patógeno, los mecanismos adaptativos se suman a la batalla. Para ello se necesita una *célula presentadora de antígenos* (CPA), normalmente un macrófago, que engulle el patógeno. Sin embargo, mantiene sus antígenos y los muestra en su propia membrana plasmática. Luego sigue circulando por nuestros fluidos en busca de un linfocito T que tenga un receptor compatible que le permita activar nuestra respuesta inmune adaptativa.

Lo bueno de una enfermedad e infección (o al menos, de algunas de ellas) es que, una vez que tu SI se las ha visto con determinados patógenos, se vuelve inmune, es decir, que podrá resistir su infección en el futuro porque ya lo ha hecho antes. Esto se debe a que, durante la primera respuesta, se forman linfocitos de memoria que se pasean por el cuerpo, en especial por los ganglios, buscando el patógeno específico (con su antígeno). Si lo encuentran, los linfocitos de memoria se reactivan y atacan según corresponda. Como esto a menudo se produce tras la exposición al patógeno, pero antes de que se genere síntoma alguno, eres inmune a él.

Vacunación

Consiste en conseguir la inmunidad a determinados antígenos por medio de la inoculación, es decir, la introducción de un antígeno en el cuerpo para estimular la producción de anticuerpos. El antígeno se introduce, muchas veces a través de una inyección, pero también por vía oral o nasal, en un preparado llamado *vacuna*, que contiene una muestra del patógeno muerto o atenuado. La vacuna provoca una respuesta inicial muy suave (tan suave que puede que ni te enteres) para que tengas los anticuerpos listos en caso de que te encuentres de nuevo con el antígeno.

Fisiopatología del sistema inmunitario

Cualquier fallo del SI es una amenaza para la existencia de un organismo.

Cáncer

No podemos hablar del cáncer como una única enfermedad, pero todos los cánceres se parecen en que suponen un fallo del SI a la hora de detectar y destrozar las *células malignas*. A menudo, la causa subyacente de dicho fallo es el envejecimiento del SI. Las células malignas, por definición, se dividen y reproducen de forma rápida e incontrolada. Un SI joven y enérgico tal vez pueda eliminarlas, pero con la edad se ralentiza y comete errores, por lo que el tumor maligno puede ganar terreno y vencer.

Un paciente inmunodeficiente es vulnerable a los cánceres de muchos tipos. La alta incidencia de un cáncer llamado sarcoma de Kaposi, que se considera raro, fue una de las primeras pistas que hizo sospechar de una nueva epidemia mortal a principios de la década de 1980: el sida.

Un receptor de un trasplante de órganos también tiene que recibir fármacos inmunodepresores durante toda su vida. Además de sus efectos secundarios debilitantes, hacen que el paciente sea vulnerable a cánceres de muchos tipos. Algunos pacientes que sufren enfermedades autoinmunes se tratan con inmunodepresores y presentan la misma vulnerabilidad.

Enfermedades inmunológicas

Se trata de trastornos que resultan de una actividad anómala del SI.

Enfermedades autoinmunes

Son afecciones causadas por el SI que ataca a sus propias células. Son objeto de investigación, pero aún no se sabe qué las provoca. En la mayoría de casos, tal vez se trate de una combinación de factores.

Los trastornos autoinmunes son muchos y variados por lo que se refiere a fisiopatología. Algunos son relativamente benignos, como el *vitíligo*, en el que el SI destroza los *melanocitos* (células pigmentarias) y produce manchas blancas en la piel en diferentes partes del cuerpo; pero hay otras son mucho más graves. Pueden afectar a cualquier parte del cuerpo, incluidos el corazón, cerebro, nervios, músculos, piel, ojos, articulaciones, pulmones, riñones, glándulas, tubo digestivo y vasos sanguíneos. Los expertos no se ponen de acuerdo sobre si algunas afecciones deben considerarse autoinmunes o no.

Alergia

Las alergias leves son bastante frecuentes, pero las reacciones graves pueden llegar a ser mortales. La exposición a un alérgeno hace que los anticuerpos IgE desencadenen una activación excesiva de determinados GB (mastocitos y basófilos), lo que segrega demasiada histamina. Esto provoca la inflamación de las membranas mucosas, como en la nariz y la garganta, lo que a su vez causa congestión nasal y picor en la garganta. La congestión y la inflamación pueden retener bacterias en la cavidad nasal y provocar infecciones en los senos u oídos. La respuesta inflamatoria ocasiona síntomas como eccema, urticaria y rinitis. Las alergias son un síntoma de asma.

La *anafilaxia* es una reacción severa y rápida de todo el organismo que resulta de una hipersensibilidad adquirida a un alérgeno. La exposición inicial a una sustancia (una toxina de una picadura de abeja o una proteína en un alimento) no produce síntomas, pero sensibiliza el SI de la persona al alérgeno. Una exposición posterior desencadena la anafilaxia. El *choque anafiláctico* es la anafilaxia asociada a una vasodilatación en todo el cuerpo, lo que provoca hipotensión y una broncoconstricción grave, hasta el punto de que a la persona le cuesta respirar. La insuficiencia respiratoria y las arritmias cardiacas pueden suponer la muerte. El tratamiento consiste en la administración inmediata de epinefrina.

Inflamación crónica

La respuesta inflamatoria es un mecanismo importante del sistema de defensa natural del cuerpo frente a infecciones y trastornos. No obstante, la *inflamación crónica* es una afección en la que los mecanismos que atacan a los invasores se vuelven contra los propios tejidos del cuerpo.

Incluso una inflamación leve, como cuando se produce una gingivitis, puede provocar problemas, no solo en el lugar de la inflamación. Las proteínas de la respuesta inflamatoria y del sistema de complemento pueden moverse por la sangre y dañar células y tejidos de cualquier parte del cuerpo. La lista de enfermedades y trastornos con un componente inflamatorio subyacente aumenta cada día: cardiovasculares, neurológicas —como depresión clínica y enfermedad de Alzhéimer—, diabetes, muchos tipos de cáncer e incluso parto prematuro.

Enfermedades infecciosas

Algunos microbios no solo confiscan tu cuerpo para sus propios fines, sino que lo utilizan como una plataforma desde la que invadir a los cuerpos de los que te rodean. Aquí veremos brevemente dos tipos diferentes de enfermedades víricas infecciosas crónicas.

VIH y sida

El *VIH* (virus de la inmunodeficiencia humana) ataca a las células del SI, en especial a los linfocitos T cooperadores. El SI organiza una respuesta y puede mantener el virus a raya durante años, pero, hasta donde se sabe, no lo puede eliminar por completo. Al igual que los virus del herpes, el VIH se esconde dentro de las células, en este caso los leucocitos, e inhibe el funcionamiento del SI.

El diagnóstico del *síndrome de inmunodeficiencia adquirida* (sida) se basa en parte en el estado del paciente frente a determinadas infecciones que un SI sano no tiene problemas en derrotar (infecciones oportunistas). A la larga, la respuesta frente a patógenos y células malignas no es la adecuada, y el paciente cae ante una infección oportunista, un cáncer u otro trastorno.

Herpes

Los virus del *herpes* son una de las principales causas de afecciones víricas en el ser humano, por detrás de la gripe y el catarro. Los adultos solemos contar con los anticuerpos para combatir la mayoría de los ocho virus del herpes que se conocen, ya sean o no conscientes de haber sido infectados.

El SI es capaz de inhibir los virus del herpes, pero no de eliminarlos. Una vez infectado, el virus se mantiene en el cuerpo durante toda la vida. El virus puede migrar a los *ganglios nerviosos* y permanecer latente hasta que se vuelva a activar. La reactivación suele estar asociada (aunque no siempre) a otra enfermedad.

El *virus del zóster* y la *varicela* se suelen padecer durante la infancia (a menos que el niño haya sido vacunado) y más del 90 % de la población en Estados Unidos tiene anticuerpos. Durante varios días después de la infección inicial, el virus se asienta en la mucosa respiratoria, donde infecta a los macrófagos y a las células pulmonares. En esta fase, no hay síntomas evidentes. El virus se extiende a los linfocitos y monocitos y a zonas epiteliales de todo el cuerpo. El virus alcanza la superficie de la lesión y se forman cientos de lesiones en la piel y la mucosa, en especial en la cara, el cuero cabelludo y el tronco. La enfermedad es más grave en niños mayores y adultos, y aún más en el caso de pacientes inmunodeprimidos.

La reactivación del virus se produce *a posteriori* y suele ir acompañada de dolor agudo en zonas inervadas por los ganglios nerviosos latentes. Los síntomas incluyen quemazón, dolor, prurito y mayor sensibilidad al tacto, llamada *neuralgia postherpética* o *culebrilla*. El dolor puede durar meses o años. La reactivación puede afectar al ojo y al cerebro a través de determinados pares craneales.

5

El maravilloso espectáculo de la vida: reproducción y desarrollo

EN ESTA PARTE . . .

Conoceremos las estructuras anatómicas de los aparatos reproductores masculino y femenino.

Profundizaremos en la producción de gametos.

Veremos en qué consisten la fecundación y el embarazo.

Comprenderemos el desarrollo humano: desde la primera célula hasta la vejez.

EN ESTE CAPÍTULO

Qué es un óvulo, un espermatozoide y cómo se unen

Los cambios que se producen en el embarazo

Los problemas más habituales del aparato reproductor

Capítulo 14

Aparato reproductor

En este capítulo descubrirás de dónde vienen los niños y qué ocurre cuando nacen. Como todos los animales, los seres humanos tenemos el instinto del apareamiento; aquí encontrarás información sobre la anatomía y la fisiología de la reproducción. Lo sentimos: si quieres informarte sobre cómo encontrar pareja, tendrás que buscar en otro libro.

Funciones del aparato reproductor

El aparato reproductor es diferente a todos los vistos hasta ahora, pues el resto de aparatos se centran en su propia supervivencia mientras que este se lo juega todo para que tus genes pasen a siguientes generaciones. No hace nada por mejorar el bienestar fisiológico; de hecho, puede suponer una grave amenaza para la supervivencia del organismo.

El aparato reproductor se responsabiliza de:

» **Producción de gametos.** Los *gametos* o células sexuales se producen en los órganos del aparato reproductor. Son de dos tipos: *óvulos* (gametos femeninos) y *espermatozoides* (gametos masculinos). Unas células especializadas, llamadas *células reproductoras*, generan los gametos en un proceso de división celular llamado *meiosis*. A nivel celular, los procesos son esencialmente idénticos en el cuerpo femenino y en el masculino; sin embargo, a los niveles de tejidos, órganos, sistemas y organismo, los procesos son muy diferentes.

» **En el lugar y en el momento adecuado.** Si el aparato reproductor quiere lograr su cometido, para que eso triunfe un óvulo y un espermatozoide han de estar en el lugar y el momento oportunos bajo las condiciones adecuadas. Muchos de los tejidos y órganos del aparato acompañan a los gametos desde el lugar y el momento de su producción hasta que encuentran su destino.

» **Gestación y nacimiento.** Solo el aparato reproductor femenino tiene los órganos necesarios para gestar un feto y dar a luz.

» **Alimentar al recién nacido.** El aparato reproductor femenino tiene tejidos y órganos especializados que permiten alimentar al recién nacido desde los primeros momentos de vida hasta que es capaz de digerir otros alimentos.

Producción de gametos

Meiosis

Todas nuestras células se dividen por mitosis, pero un solo tipo de células lo hace por meiosis para producir gametos. Los dos procesos son muy parecidos desde el punto de vista mecánico, aunque hay algunas diferencias importantes que no podemos cubrir en este libro.

El proceso de *meiosis* consiste en una secuencia de eventos a nivel celular que resulta en la formación de las células sexuales (gametos) a partir de células somáticas (células reproductoras). Es el único proceso celular que produce células haploides.

RECUERDA

Las células somáticas son diploides: su núcleo contiene dos copias completas del ADN. Las células sexuales o gametos son haploides: cada núcleo solo contiene una copia del ADN de la célula madre o somática. Cuando dos gametos se funden para formar el cigoto, cada una aporta su ADN para el nuevo cigoto que, por tanto, es diploide.

INFORMACIÓN TÉCNICA

La meiosis incluye una serie de mecanismos que garantizan que cada gameto tenga una copia completa y exacta de cada gen. Cualquier omisión, duplicación o error puede ser mortal para el gameto o para el embrión.

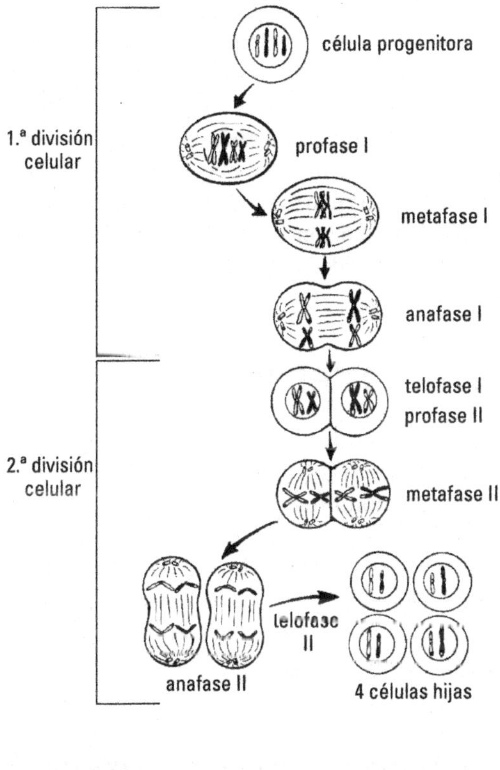

FIGURA 14-1: El proceso de meiosis

Óvulos

Un óvulo maduro es una de las células más grandes del cuerpo humano, con unos 120 µm de diámetro (unas 25 veces más grande que un espermatozoide). Contiene un núcleo haploide, abundante citoplasma y todos los tipos de orgánulos que se suelen encontrar en la célula somática, todo ello dentro de la membrana plasmática.

La *ovogénesis* (desarrollo de óvulos) comienza durante el desarrollo embrionaria y fetal, pero el proceso se suspende en la profase I, hasta que la mujer alcanza la pubertad. Al nacer, una mujer tiene unos 700.000 ovocitos primarios.

Espermatozoides

Un espermatozoide maduro tiene tres partes: una cabeza de unos 5 × 3 μm, con un núcleo haploide; una pequeña sección central (que contiene mitocondrias y poco más) y un largo flagelo. Está adaptado para viajar ligero: tiene muy poco citoplasma.

La *espermatogénesis* (desarrollo de esperma) se produce dentro de los testículos. En contraste con la ovogénesis, que es cíclica, la espermatogénesis es continua, comienza en la pubertad y dura toda la vida en la mayoría de los hombres; además, en las mujeres madura un óvulo al mes, mientras que los hombres producen números astronómicos de espermatozoides. En cada eyaculación se produce 1 cucharadita de semen (o esperma), que contiene unos 400 millones de espermatozoides. Los espermatozoides maduros pueden vivir en los testículos hasta 6 semanas.

Determinar el sexo

Una diferencia importante entre hombres y mujeres es que estas tienen dos cromosomas iguales (XX) en todas sus células somáticas, mientras que los hombres tienen un cromosoma X y un cromosoma Y. Tras la meiosis en la mujer, todos los óvulos tienen un cromosoma X, mientras que, en el hombre, cada espermatozoide tiene una X o una Y. La fusión de un óvulo con un espermatozoide X produce un cigoto femenino (XX); si se funde con un espermatozoide Y, produce un cigoto masculino (XY).

Sistema reproductor femenino

El cuerpo femenino está más especializado en la reproducción que el masculino. En la lámina a color titulada "Aparato reproductor (femenino y masculino)" (parte central del libro) puedes verlo en detalle.

ERRORES EN LA DISTRIBUCIÓN DE LOS CROMOSOMAS SEXUALES

A veces, la división celular sale mal. Por ejemplo, el *síndrome de Down*, el más común (la gente que lo tiene lleva tres copias del cromosoma 21). Los cromosomas sexuales (X e Y) no están exentos de este posible error, lo que puede provocar que el hijo tenga una o más copias.

En el *síndrome de Klinefelter*, los hombres tienen un cromosoma X adicional en sus células (XXY). El niño que padece esta enfermedad se desarrolla normalmente hasta la pubertad. Entonces, como los testículos no se desarrollan bien, se produce muy poca testosterona, no se desarrollan las características sexuales secundarias asociadas con su sexo (mayor masa muscular, crecimiento de vello), puede aparecer tejido mamario y suelen ser estériles. Cuanto antes se diagnostique la afección, antes se puede empezar el tratamiento de reposición de testosterona y más posibilidades habrá de que el cuerpo se desarrolle con normalidad e incluso tenga descendencia con procedimientos de reproducción asistida.

También es posible que un hijo se desarrolle con una sola copia del cromosoma X. Como los hombres solo tienen uno, esto no supondría un problema, pero las niñas que nacen con el *síndrome de Turner* necesitan cuidados médicos durante toda su vida. Además de la falta de desarrollo sexual, hay otros síntomas físicos (baja estatura, tórax ancho, etc.) y es habitual que tengan dificultades de aprendizaje. La hormonoterapia de reposición también es una parte necesaria del tratamiento, aunque puede afectar a todos los sistemas de órganos.

Órganos

Los órganos del aparato reproductor femenino se concentran en la *cavidad pélvica*. Muchos de los órganos están unidos al *ligamento ancho*, una capa de tejido que sujeta los órganos y conecta los laterales del útero a las paredes y al suelo de la pelvis.

Ovarios

Son dos estructuras en forma de almendra de unos 5 cm, una a cada lado de la cavidad pélvica. Son los órganos sexuales principales, pues en ellos se produce la *ovogénesis*. También tienen un papel importante en la transmisión de señales endocrinas, en especial en la producción y control de las hormonas sexuales y reproductoras, sobre todo el estrógeno y la progesterona.

En la pubertad comienza el proceso de ovulación. Los ovocitos primarios, inactivos en los ovarios desde el inicio del desarrollo fetal, se activan hormonalmente y se liberan ovocitos secundarios a un ritmo aproximado de uno al mes desde la *menarquia* (primera regla) hasta la *menopausia* (última). Una mujer ovula unas 400 veces durante toda su vida.

Útero

El *útero* o *matriz* alimenta y protege al feto durante la gestación. Es un órgano musculoso de la forma y tamaño aproximados de una pera invertida. Sus paredes son gruesas y capaces de estirarse a medida que crece el feto.

La mucosa del útero, llamada *endometrio*, se forma y descompone durante el *ciclo menstrual*. Una parte, la decidua, se convierte en la placenta durante el embarazo.

El *cuello uterino* tiene unos 2,5 cm de longitud y se encuentra en la base del útero. Controla el paso de fluidos biológicos y otros materiales (y, a veces, del bebé). Normalmente está tan cerrado que solo permite el paso del esperma al útero; durante el parto, se abre para permitir que el feto salga del útero.

Trompas de Falopio

O *trompas uterinas*, van desde los ovarios hasta el útero. No están conectadas con los ovarios, sino que cuelgan sobre ellos y se ramifican en fimbrias o franjas. La fecundación suele producirse en las trompas de Falopio.

Vagina

Es la parte del cuerpo femenino que recibe el pene durante el coito y sirve como conducto para que el esperma llegue al útero y a las trompas de Falopio. Mide entre 8 y 10 cm de largo y en su parte superior se encuentra el cuello uterino.

Durante el parto, la vagina debe permitir el paso de un feto que pesa unos 3 kg, por lo que sus paredes son de tejidos elásticos (fibroso, muscular y eréctil). En su estado normal, las paredes vaginales tienen muchos pliegues, como las del estómago; cuando tiene que estirarse, los pliegues se alisan.

Vulva

En las mujeres, los genitales externos incluyen los *labios mayores*, los *menores* y el *clítoris*. Juntos, se denominan *vulva*. Los labios de la vulva protegen el orificio de la vagina y cubren las estructuras óseas de la pelvis.

Más detalles sobre las tres partes de la vulva:

- **Labios mayores.** Son los pliegues más externos, uno a cada lado, que cubren los labios menores. Van desde el *monte de Venus* hasta el ano. El monte de Venus contiene depósitos grasos que cubren el pubis. En la pubertad aparece vello púbico que cubre el monte de Venus y los labios mayores.
- **Labios menores.** Estos pliegues de piel sin vello se encuentran por debajo de los labios mayores y cubren la abertura de la vagina. Están unidos cerca de esta y llegan hasta cubrir el clítoris.
- **Clítoris.** Esta parte de la vulva situada sobre la vagina y la uretra contiene la diáfisis y la punta del glande, al igual que el pene, y es extremadamente sensible a la estimulación sexual. Contiene tejidos eréctiles que se llenan de sangre durante la estimulación. Como el tejido de los labios menores recubre el clítoris, la hinchazón y el enrojecimiento también les afecta. La estimulación del clítoris puede producir el orgasmo en la mujer. Aunque las mujeres no eyaculan, sí acumulan y liberan tensión sexual. El orgasmo hace que el tejido muscular que recubre la vagina y el útero se contraiga, lo que ayuda a arrastrar el esperma por el aparato reproductor.

Pechos

Todos los seres humanos tenemos *glándulas mamarias*, pero solo las mujeres producen una sustancia llamada *leche* para alimentar al bebé y estimular su sistema inmunitario.

Los pechos o mamas contienen unas dos docenas de lóbulos llenos de alvéolos que producen y almacenan la leche. Esta sale por los *conductos galactóforos* hasta el pezón (figura 14-2). Durante la pubertad, los alvéolos y los conductos se desarrollan y se deposita tejido adiposo bajo la piel para proteger los lóbulos y conductos, y también dar forma al pecho. Durante el embarazo, las hormonas aumentan el número de células productoras de leche, así como el tamaño de lóbulos y conductos.

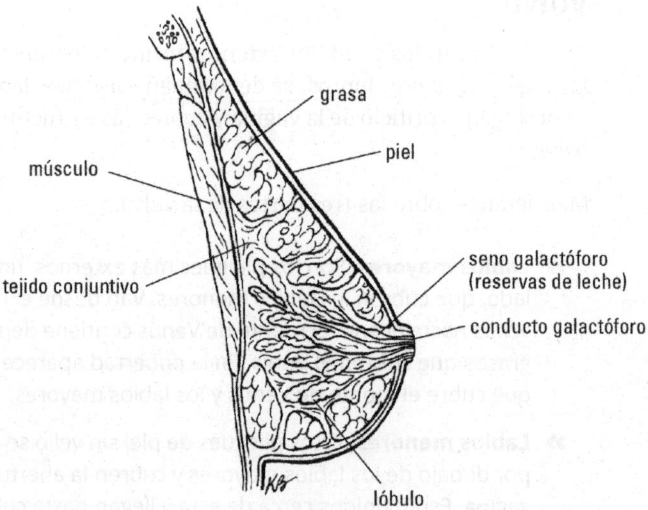

FIGURA 14-2: Pecho humano

Cuando nace el bebé, la glándula pituitaria de la madre, segrega la hormona *prolactina*, que provoca que las células productoras de leche hagan lo propio, y comience la lactancia. El bebé chupa la leche del pezón. La lactancia continúa siempre y cuando el niño se amamante de forma regular.

La hormona *oxitocina* juega un papel muy importante en la secreción de leche (subida de la leche). La estimulación del pezón provoca la secreción de oxitocina de la pituitaria de la madre. La oxitocina contrae los lóbulos y provoca la expulsión de la leche, y también estimula las contracciones uterinas para expulsar el feto. Esta hormona también está estrechamente relacionada con fenómenos neuroafectivos, como los lazos familiares.

Menstruación

El *ciclo menstrual*, que dura 28 días, consiste en el *ciclo ovárico* y el *ciclo uterino* (figura 14-3). Ambos ciclos se producen de forma paralela para preparar el óvulo y el útero, respectivamente, para el embarazo.

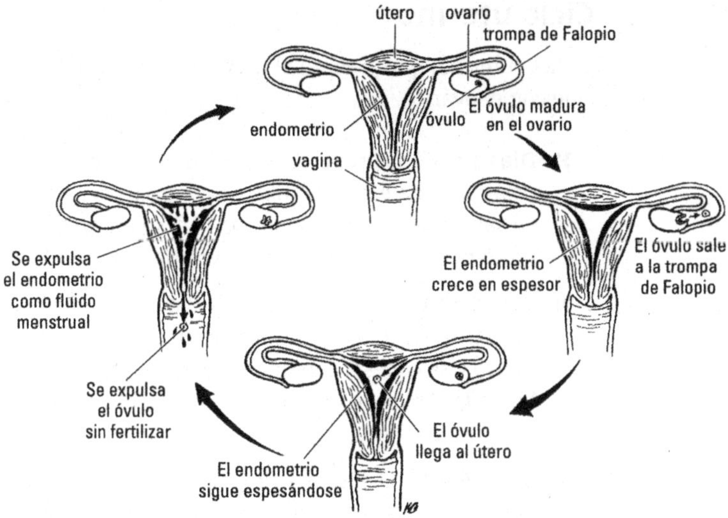

FIGURA 14-3: Ciclo menstrual

Por convención, el primer día de sangrado se considera el día 1 del ciclo menstrual. El sangrado comienza cuando los niveles de estrógeno y progesterona están en mínimos; sin embargo, en el ciclo influyen varias hormonas, no solo estas dos.

Ciclo ovárico

El ciclo ovárico es la parte más importante del ciclo menstrual, pues se encarga de producir las hormonas que controlan el ciclo uterino. Del día 1 al 13, la *hormona folicuestimulante* (FSH) estimula el desarrollo del folículo ovárico, y la *hormona luteinizante* (LH) estimula la maduración de un ovocito en uno de los ovarios. Cuando el folículo está lo suficientemente desarrollado, comienza a segregar estrógenos; si se alcanza el nivel adecuado, el *hipotálamo* reduce la secreción de FSH y LH (día 14) y se produce la *ovulación* (liberación de un ovocito). Este vive durante 12-24 h tras la ovulación (si no es fecundado).

Entre los días 17 y 26, los niveles de estrógeno y progesterona se reducen hasta alcanzar los niveles más bajos, que provocan los síntomas del síndrome premenstrual; comienza la menstruación.

Como en cualquier otro ciclo, el proceso empieza de nuevo por acción del hipotálamo y la pituitaria. En el siguiente ciclo, se estimula otro folículo para que se desarrolle un nuevo ovocito.

Ciclo uterino

El ciclo uterino, que prepara el útero para un posible embarazo, coincide con el ovárico.

- **Días 1 a 5.** Los primeros 5 días los niveles de estrógeno y progesterona están en mínimos (los días de la menstruación). La sangre y el tejido endometrial (flujo menstrual) salen del útero por el cuello uterino y la vagina.
- **Días 6 a 14.** El folículo ovárico desarrollado segrega altos niveles de estrógeno, que hace que el endometrio regenere tejido nuevo y se espese, con un mayor suministro sanguíneo. Si se fecunda el ovocito que se libera el día 14, se implantará en las paredes del útero.
- **Días 15 a 28.** El endometrio sigue espesándose y las glándulas del útero segregan un moco espeso. Si se fecunda el óvulo, endometrio y moco lo atrapan; si no, los niveles de progesterona y estrógenos disminuyen y hacen que el endometrio se descomponga.

Menopausia

Al llegar a la menopausia, una mujer deja de producir óvulos y ya no puede quedarse embarazada. Puede sufrir sofocos y sudores si fallan los mecanismos que miden la temperatura corporal. Otros procesos también se ralentizan, como el metabolismo celular y la sustitución de proteínas estructurales en la piel, lo que produce arrugas. Los huesos también pueden sufrir si la descomposición de tejido óseo se produce más rápido que su acumulación durante la remodelación.

Aparato reproductor masculino

El aparato reproductor masculino produce esperma y lo introduce en el aparato reproductor femenino. En raras ocasiones (teniendo en cuenta el astronómico número de espermatozoides que llega a producir un hombre), un espermatozoide fecunda un óvulo.

Órganos

Si se compara con otros aparatos, los órganos reproductores masculinos están situados en un lugar expuesto en la periferia del cuerpo.

Testículos y escroto

Los *testículos* producen espermatozoides y hormonas. Al igual que los ovarios, son los *órganos sexuales primarios* (figura 14-4).

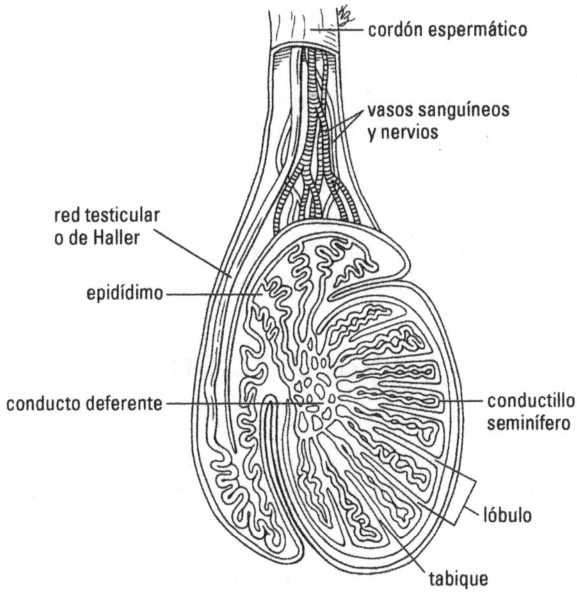

FIGURA 14-4: Testículo

Los testículos contienen tejido fibroso que forma los *conductillos seminíferos*, donde se produce la *espermatogénesis*. Las paredes están recubiertas con miles de *espermatogonios* (espermatozoides sin madurar). También contienen *células de Sertoli* que alimentan a los espermatogonios. La maduración del esperma se produce en el epidídimo, que termina en el conducto deferente, el cual va de los testículos al pene.

Los testículos están en el *escroto*, por debajo de y fuera del abdomen. El escroto contiene un músculo liso que se contrae cuando la piel siente frío y acerca los testículos al cuerpo para mantener el esperma a la temperatura adecuada.

Próstata

Otras estructuras segregan las sustancias que componen el fluido en el que se encuentran los espermatozoides. Entre ellas están la *próstata* y las *vesículas seminales*. La próstata también contiene músculo liso que ayuda a expulsar el semen durante la eyaculación.

Pene

Consiste en una diáfisis y un *glande*. La *uretra* atraviesa la diáfisis y el *glande* contiene el *meato urinario*, por los que también sale el semen. El *prepucio* cubre el glande; a veces el prepucio se elimina por medio de una cirugía llamada *circuncisión*.

Durante la excitación sexual, el tejido eréctil de la diáfisis se llena de sangre, lo que permite introducir el pene en la vagina y llevar el esperma cerca del ovocito secundario (si lo hay).

INFORMACIÓN TÉCNICA

La uretra y el meato urinario también son parte del aparato urinario, pero el semen no contiene orina. En el momento de la eyaculación, el esfínter cierra la vejiga para evitar que la orina (ácida) se mezcle con los espermatozoides (que viven en un entorno básico).

Semen y eyaculación

Las *vesículas seminales*, unas glándulas situadas en la unión entre la vejiga y el conducto deferente, tienen conductos que permiten que el fluido que producen arrastre el esperma del conducto y lo lleven a la uretra.

Luego, la *próstata* añade su propio fluido, que contiene ácido cítrico y una serie de enzimas que mantienen licuado el semen.

Los líquidos de estas glándulas tienen varias funciones:

» Son ligeramente básicos, con un pH de 7,5.

» Tienen fructosa que alimenta a los espermatozoides hasta que llegan al óvulo.

» Contienen *prostaglandinas*, sustancias químicas que hacen que el útero invierta las contracciones descendientes; así, empuja el semen hacia arriba.

A medida que se produce semen, la presión se va acumulando. Cuando se libera, se produce la *eyaculación*, que forma parte del orgasmo masculino y consiste en la contracción y relajación de los músculos esqueléticos en la base del pene.

Las *glándulas bulbouretrales* o de *Cowper* están en la base del pene, a ambos lados de la uretra. Segregan un fluido mucoso como respuesta a la estimulación sexual. Este fluido limpia cualquier acidez de la uretra y sirve como lubricante en el coito, aunque la mayor parte de la lubricación proviene de las *glándulas vestibulares* de la mujer.

Embarazo

El embarazo se establece en dos fases: fecundación del ovocito secundario (un espermatozoide entra en la membrana del ovocito y los núcleos se funden) e implantación del preembrión en el endometrio del útero (el blastocito). A continuación, veremos los cambios que se producen en el cuerpo femenino de cara al embarazo y el parto, pues en el siguiente capítulo analizaremos el crecimiento del feto.

Útero

Cuando la capa externa del blastocito comienza a formar la placenta, segrega la hormona gonadotropina coriónica humana (hCG), que se puede detectar en la orina de una mujer embarazada unos 10-14 días después de la fecundación.

Durante el embarazo, el útero crece unas cinco veces su tamaño y peso normales para dejar espacio no solo al feto sino también a la placenta, el cordón umbilical, el líquido amniótico y las membranas fetales. Alcanza su tamaño máximo a las 38 semanas de gestación. Durante las últimas semanas de embarazo, se expande por la cavidad abdominal hasta llegar a las costillas.

La placenta actúa como una glándula endocrina temporal durante el embarazo, pues produce grandes cantidades de estrógeno y progesterona. Mantiene el crecimiento del útero, ayuda a controlar la actividad uterina y se encarga de muchos de los cambios que se producen en el cuerpo de la madre.

En la recta final del embarazo, el cuello uterino se ablanda y se produce el *tapón mucoso*, que protege al feto de cualquier infección; se expulsa al final del embarazo.

Ovarios

Diferentes mecanismos hormonales evitan el desarrollo de folículos y la ovulación.

Pechos

Aumentan durante el embarazo y pueden doler. Las areolas de los pezones crecen y se oscurecen. Las glándulas sebáceas de las *areolas* también crecen y pueden sobresalir. En la semana 16 (segundo trimestre), el pecho comienza a producir calostro, el precursor de la leche.

Otros sistemas de órganos

El embarazo afecta a todos los aparatos. Estas son algunas de las consecuencias fisiológicas del embarazo:

- » El resto de órganos abdominales se desplazan a los laterales a medida que crece el útero.
- » Un menor tono y movilidad de los músculos lisos ralentizan el peristaltismo y aumentan la absorción de nutrientes. Una mayor absorción de agua en el intestino grueso incrementa el riesgo de estreñimiento. La relajación del esfínter esofágico aumenta la regurgitación y la acidez de estómago. Son habituales también las náuseas y otros problemas gástricos.
- » Hay un aumento del volumen sanguíneo, el gasto cardiaco, la temperatura corporal, la frecuencia respiratoria, y el volumen de la orina y del sudor.
- » Se produce un deterioro en las funciones inmunitarias.
- » La curvatura vertebral se reajusta para compensar el crecimiento del útero. Una ligera relajación y una mayor movilidad de las articulaciones pélvicas preparan a la mujer para el parto.

Parto

El *parto* empieza con unas complejas señales hormonales entre el cuerpo de la madre y el del hijo. En un parto ideal, las potentes contracciones del útero empujan al bebé por el cuello uterino y el canal del parto sin que esto suponga un trauma para madre o hijo. En un mecanismo de autorregulación positiva, un mayor estiramiento del útero y del cuello uterino activa la segregación de hormonas (en especial, oxitocina), que causa más contracciones y, por tanto, mayor estiramiento. El parto se produce en tres fases:

Fase 1. Dilatación

Se divide a su vez en otras tres fases: *latente*, *activa* y *de transición* y en algún momento se rompe el amnios (conocido como romper aguas). Las contracciones comienzan cada 5-30 minutos y duran unos 30 segundos. Se produce el borramiento del cuello uterino y comienza la dilatación. Esta fase dura entre 8-12 horas.

Cuando el cuello ha dilatado unos 3 cm, comienza la fase activa. Las contracciones se vuelven más dolorosas, fuertes, duran más (45-60 segundos) y son más frecuentes (cada 3-5 minutos). Esta fase dura entre 3-5 horas, hasta que el cuello uterino alcanza los 8 cm.

La fase de transición dura entre 30 minutos y 2 horas. Las intensas contracciones duran entre 60 y 90 segundos, con solo entre 30 segundos y 2 minutos de separación. Muchas mujeres (las que no piden *epidural*) afirman que es la fase más dolorosa del parto. Al terminar, el cuello uterino ha alcanzado los 10 cm y comienza la fase 2.

Fase 2. Expulsión

Las contracciones se vuelven regulares (60-90 segundos cada 3-5 minutos) y se sienten ganas de empujar. Al empujar con cada contracción, el bebé se mueve para pasar por el canal del parto (figura 14-5). La fase dura entre 30 minutos y 2 horas. Inmediatamente después, se corta y anuda el cordón umbilical, por lo que el niño se separa por completo de la madre.

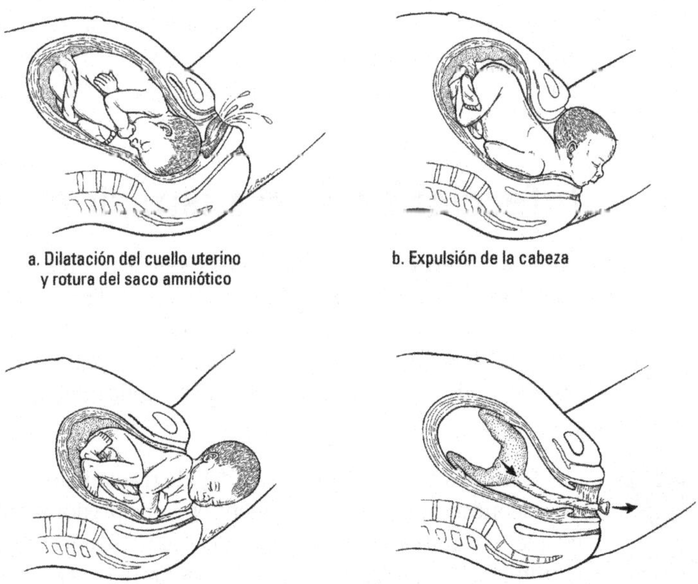

a. Dilatación del cuello uterino y rotura del saco amniótico

b. Expulsión de la cabeza

c. Expulsión del cuerpo

d. Expulsión de la placenta

FIGURA 14-5: Fase de expulsión

Fase 3. Alumbramiento

Las contracciones uterinas continúan para que la placenta se separe de la pared del útero. Unos 15 minutos después del nacimiento del bebé, se expulsa la placenta. Las contracciones uterinas continúan, momento en el que el útero se contrae hasta llegar a alcanzar casi su tamaño previo al embarazo.

Fisiopatología del aparato reproductor

Infertilidad

Es la incapacidad de fecundar o ser fecundada. Se puede deber a la incapacidad de generar gametos viables, a bloqueos en las rutas de viaje de los gametos o el preembrión, o a daño o enfermedad en las glándulas endocrinas que controlan la reproducción. Algunas infecciones bacterianas o víricas, como las paperas, pueden provocar *orquitis* (inflamación de los testículos), que afecta a la fertilidad. La fertilidad disminuye con la edad; en el caso de las mujeres, termina de forma abrupta con la menopausia, mientras que en los hombres el declive es gradual.

Infecciones de transmisión sexual

Algunas enfermedades microbianas se transmiten por contacto sexual. Estas *infecciones de transmisión sexual* (ITS) son endémicas en la población humana (es decir, existen en todas las poblaciones, desde siempre), porque las bacterias y virus se propagan de una persona a otra a través de los órganos y las secreciones del aparato reproductor.

INFORMACIÓN TÉCNICA

Los términos ITS y ETS (enfermedad de transmisión sexual) a menudo se confunden, pero últimamente parece predominar ITS. La razón es que ETS implica que la presencia del patógeno ha provocado esos síntomas característicos, lo que no siempre ocurre, pues el microbio puede pasarse sin que haya indicio de enfermedad (por tanto, ITS).

Las ITS se parecen a otras infecciones microbianas. Los principales grupos de microbios (bacterias, hongos, protistas y virus) han desarrollado la capacidad de propagarse en el agradable entorno que es el aparato reproductor, y causan problemas parecidos: inflamación, hiperactivación de la respuesta inmune y destrucción de las células.

En el caso del VIH, el organismo infeccioso (una exótica criatura llamada *retrovirus*) destroza las estructuras del sistema inmunitario, lo que hace al cuerpo vulnerable al ataque de otros microbios.

La bacteria infecciosa *Chlamydia trachomatis* se transmite de muchas maneras, no solo por vía sexual; ataca al ojo humano, las articulaciones y los ganglios linfáticos, y también se aloja en las arterias.

Síndrome premenstrual

Hasta el 80 % de las mujeres en edad fértil experimenta cambios físicos y psíquicos días antes de la llegada del flujo menstrual. El tipo de síntomas y la gravedad varían de una mujer a otra, pero tienden a ser los mismos durante su vida reproductiva. El *síndrome premenstrual* (SPM) es el término empleado para describir un síndrome médico que conlleva cambios de humor, retención de líquidos, irritabilidad, cansancio, antojos y calambres en el útero que afectan a entre el 20 y el 40 % de las mujeres. Su forma más grave, llamada *trastorno disfórico premenstrual* (TDPM), afecta a entre el 2 y el 10 % de las mujeres con la menstruación; se parece a los trastornos del estado de ánimo y puede suponer un grave problema para realizar las actividades diarias. Los factores fisiológicos, psicológicos, ambientales y sociales parecen jugar un importante papel en el desarrollo de estos trastornos.

Endometriosis

El *endometrio* reviste el útero y se descompone durante la menstruación. En la *endometriosis*, el tejido endometrial crece en órganos que no son el útero, normalmente en la cavidad pélvica, como en la vejiga, los ovarios o el intestino grueso. Como los ovarios no están directamente conectados con las trompas uterinas, el tejido endometrial migra y "cae" por la cavidad pélvica. Durante el ciclo uterino, el tejido, esté donde esté, se acumula y desintegra, lo que puede provocar mucho dolor.

Criptorquidia

Durante el desarrollo fetal, los testículos se encuentran dentro de la cavidad pélvica, pero, en torno al momento del nacimiento, descienden al escroto. La *criptorquidia* se produce si no lo hacen. A menos que se corrija con cirugía, esto causa esterilidad.

Hipogonadismo

Problemas con la glándula pituitaria, como lesiones o tumores, pueden causar *hipogonadismo*, un declive en el funcionamiento de los ovarios o de los testículos. La pituitaria segrega la hormona foliculoestimulante (FSH), que suele estimular la maduración del ovocito o espermatocito y la consecuente liberación de estrógenos o testosterona. Los síntomas en las mujeres incluyen *amenorrea* (falta de menstruación) e infertilidad; en los hombres, impotencia e infertilidad.

Disfunción eréctil

La *disfunción eréctil* o *impotencia* es un trastorno en el que la erección del pene no se produce tras la estimulación sexual. Tiene varias causas posibles, como daño de los vasos sanguíneos —a veces debido a enfermedades como la diabetes—, factores psicológicos como estrés y miedo, y neurológico. No obstante, hasta cierto punto es normal que se presente con la edad.

Patologías del embarazo

Incluso una mujer adulta sana embarazada en condiciones sociales y económicas ideales corre riesgos de fisiopatologías en diferentes sistemas. El embarazo y el parto son unos de los principales factores de discapacidades, enfermedades y muerte entre las mujeres.

El parto también supone riesgos, pues las heridas sufridas exponen a la mujer a algunos tipos de infecciones, y es común que se pierda una cantidad importante de sangre. Algunos trastornos relacionados con el embarazo son:

» **Embarazo extrauterino.** Se trata de un embarazo anómalo en el que el preembrión se implanta fuera del útero, por lo general en las trompas de Falopio. Se suele deber a una alteración que bloquea o detiene el movimiento del preembrión por las trompas uterinas hacia el útero. Puede ser por un bloqueo físico, factores hormonales u otras razones, como fumar. El feto no puede sobrevivir y a menudo deja de desarrollarse. Puede poner en riesgo la vida de la madre.

» **Diabetes gestacional.** Se trata de una *hiperglucemia* (exceso de glucosa en la sangre) que se desarrolla durante el embarazo y que afecta tanto a la madre como al feto. Puede complicar el parto y aumentar el riesgo de diabetes tras el embarazo.

» **Insuficiencia cervicouterina.** En este caso, el cuello uterino no es capaz de seguir adelante con el embarazo, tal vez por haber sufrido algún tipo de daño en un embarazo anterior. Un embarazo múltiple supone un mayor riesgo. El cuello uterino se dilata de forma prematura (antes del inicio del parto), lo que supone un serio riesgo de aborto. Para aliviar el problema, se puede coser el cuello uterino por medio de un *cerclaje*.

» **Preeclampsia y eclampsia.** Durante el embarazo se comprueba la presencia de glucosa en la orina para descartar la diabetes gestacional, pero también se analizan las proteínas, pues diagnostican el riesgo de una *preeclampsia* (alta presión arterial durante el embarazo), que fácilmente puede derivar en una *eclampsia*, caracterizada por convulsiones, posible coma o incluso la muerte.

» **Placenta previa.** En este caso, la placenta cubre el cuello uterino, parcial o completamente, lo que bloquea la expulsión del feto o provoca un sangrado excesivo. Si se produce en el segundo o tercer trimestre, puede causar pérdida de sangre de la placenta a medida que el feto crece y ejerce presión sobre ella. El sangrado supone un riesgo de parto prematuro. Los embarazos que presentan placenta previa se suelen tratar con cesárea.

» **Desprendimiento prematuro de placenta.** Parte de la placenta se desprende de la pared uterina antes de que el feto esté listo para nacer. Esto puede privar al feto de oxígeno y nutrientes y, dependiendo del alcance del desgarre, puede ocasionar parto prematuro y suponer una hemorragia que puede llegar a ser mortal para la madre. Hipertensión materna, trauma físico para la madre y el feto (como en un accidente de coche) y un cordón umbilical corto son unas de las causas más comunes.

» **Sufrimiento fetal.** El parto es agotador para el feto, y el estrés que sufre puede complicar el parto.

Aborto natural

Supone la muerte del embrión o feto sin causa aparente dentro de las primeras 20 semanas de gestación. Entre el 10 y el 25 % de los embarazos reconocidos clínicamente termina con un aborto natural. Muchos otros embarazos finalizan poco después de la implantación, a menudo sin que la madre sepa que estaba embarazada, pues el consecuente sangrado se presenta en torno a la fecha prevista de la menstruación.

El aborto natural se debe a muchas causas. Los médicos especulan que muchos pueden deberse a anomalías en el embrión y no a problemas con el aparato reproductor de la mujer. Muchas mujeres sufren un aborto y después tienen un embarazo normal; sin embargo, varios abortos pueden ser síntoma de algún tipo de problema en el padre o en la madre.

EN ESTE CAPÍTULO

Está pasando: el drama de crecer

Un resumen del milagro de la reproducción

Cambios en la vida

Capítulo 15

Cambios y desarrollo en la vida

En el contexto de la anatomía y la fisiología, *desarrollo* significa el patrón de cambio a lo largo de la vida de un organismo; está estrechamente relacionado con la rama de la biología llamada *ontogenia*, que estudia la historia de un organismo durante su vida. En este capítulo veremos el desarrollo humano, desde la creación del cigoto hasta la vejez.

Desarrollo antes de nacer

El nacimiento es un milagro que se produce a diario: de una célula infinitesimal a un bebé en menos de 10 meses. Aquí veremos cómo ocurre.

De flotar libremente a echar anclas

Así empezó todo

La fecundación, que suele durar un día, se inicia cuando un espermatozoide penetra en un *ovocito secundario* (un óvulo). Después de que el espermatozoide se una a los receptores de la *zona pelúcida*, utiliza las enzimas que hay en su acrosoma para digerir la capa protectora del óvulo. Cuando por fin alcanza la membrana plasmática del ovocito, fija ahí sus receptores, lo cual desencadena dos eventos importantes:

- **La zona pelúcida se endurece, lo que evita que entre otro espermatozoide.**
- **El ovocito inicia la meiosis II.** Cuando esto ocurre, el núcleo del espermatozoide entra en la célula y se inicia la telofase II, en la que se incorpora el ADN del espermatozoide. La célula es oficialmente un cigoto.

Un viaje peligroso

El cigoto se *segmenta* y, en los siguientes días, las células hijas (*blastómeros*) se dividirán dos veces más, hasta alcanzar los 16 blastómeros dentro de la rígida pared de la zona pelúcida, sin que aumente el tamaño. Entra en la cavidad uterina mientras continúa la división celular. En el 6.º día tras la fecundación, la zona pelúcida eclosiona y el blastocito segrega una enzima que facilita la implantación en el endometrio. Se inicia la *angiogénesis* (formación de vasos sanguíneos) en el útero.

El nuevo genoma ha sobrevivido a una fase muy peligrosa del desarrollo. Los biólogos calculan que el 50 % de los blastocitos no se implantan y mueren.

Fase embrionaria

Son las semanas 3-8 tras la implantación. Las células del embrión comienzan a diferenciarse y a especializarse.

La transición de blastocito a embrión se inicia cuando el blastocito desarrolla un disco bilaminar: la capa externa (*epiblasto*) se convierte en el embrión y la cavidad amniótica, y la interna (*hipoblasto*) se transforma en el saco vitelino que alimenta al embrión. Catorce días tras la fecundación, el embrión tiene *ectodermo*, *mesodermo* y *endodermo*: se inicia la formación de tejidos.

Fase fetal

Va de la semana 8 hasta el parto. Crecimiento y desarrollo se producen rápidamente. Las *capas embrionarias primarias* se siguen desarrollando y el feto toma forma de bebé. El ectodermo se convierte en la piel y los tejidos nerviosos, mientras que el endodermo forma los tubos internos (aparato digestivo y respiratorio); el mesodermo, por su parte, se convierte en todo lo que hay en medio, huesos y músculos incluidos.

Los principales hitos del desarrollo fetal se comentan en la sección "Por trimestres".

Formación de la placenta

Inmediatamente después de la implantación, el blastocito inicia la formación de la *placenta*, un órgano especial que solo existe durante el embarazo y que está formado por las células maternas en las capas externas y las células del feto en la interna.

La placenta es un tejido rojo oscuro de unos 23 cm de diámetro y 2,5 cm de grosor, y pesa casi medio kilo. Conecta con el feto a través del *cordón umbilical* (56-65 cm de largo), que contiene dos arterias y una vena. La placenta crece junto con el feto.

La placenta sirve para compartir las funciones fisiológicas entre la madre y el feto: alimentación (energía y nutrientes), intercambio de gases (el feto ha de tomar oxígeno y eliminar dióxido de carbono antes del parto) y eliminación de desechos metabólicos. La placenta permite que algunas sustancias lleguen al feto y otras no. Suministra nutrientes y mantiene el balance hídrico, pero es permeable al alcohol, muchos fármacos y algunas sustancias tóxicas.

Feto y placenta están envueltos en el *saco amniótico*, una estructura de dos membranas llena de *líquido amniótico* que mantiene la temperatura constante para el feto, permite que se mueva y absorbe los golpes de los movimientos de la madre.

Por trimestres

Por convención, el día 1 del embarazo es el primer día de la última menstruación de la mujer. Obviamente, ese día no estaba embarazada, ni durante varios días después, pero esa fecha es más certera que el día de la ovulación, la fecundación o la implantación. Así que, también por convención, para llegar a la fecha prevista del parto se cuentan 280 días desde el primer día. Asimismo, este tiempo se divide en tres trimestres, aunque no hay marcas específicas de transición de una a otra.

Primer trimestre

Se desarrollan todos los órganos del cuerpo. El aparato cardiovascular se forma a partir de pequeños vasos sanguíneos de la placenta tres semanas después de la fecundación; entonces comienza a latir el corazón.

Durante el segundo mes se empiezan a formar las extremidades y los dedos. El pequeño embrión comienza a moverse a finales del segundo mes, aunque la madre tal vez no lo note. También en este mes aparecen las orejas, los ojos y los genitales; el embrión pierde la cola y se parece menos a un caballito de mar y más a un ser humano.

Al final del primer trimestre el feto mide unos 10 cm y pesa unos 28 g. La cabeza es grande y empieza a aparecer el vello. Los intestinos, riñones y vejiga comienzan a funcionar.

Segundo trimestre

En la ecografía se ve el esqueleto, detalles de la cabeza y los genitales externos. El hueso comienza a sustituir al cartílago que se formó en la etapa embrionaria. Al final del trimestre, el feto mide entre 30-36 cm y pesa unos 1,4 kg.

Tercer trimestre

El desarrollo se acelera. El feto, con todos los órganos ya formados, crece. Se forman depósitos de grasa subcutánea, una reserva energética vital para el desarrollo del cerebro y del aparato nervioso.

Casi al final del trimestre el feto se coloca para el nacimiento con la cabeza hacia abajo. Cuando la cabeza alcanza las espinas ciáticas de los huesos pélvicos, se dice que el feto está *encajado*.

Vida humana

Los mamíferos tienen un patrón general de nacimiento desde que nacen hasta que mueren, y los humanos no somos una excepción. Obviamente, cada especie tiene su versión codificada en el genoma de la especie. El nuestro determina un largo periodo de dependencia infantil y, en el caso de las mujeres, una prolongación extraordinaria de la vida más allá de los años reproductivos, lo que no se da en muchas otras especies. Una octogenaria ha vivido casi un 40 % de su vida tras la menopausia.

Cambios al nacer

El momento del parto es un compromiso entre las necesidades anatómicas de un cerebro grande y las de la marcha bípeda. El feto nace poco antes de lo que sería lo ideal desde el punto de vista de su desarrollo, pero la pelvis de la mujer es más estrecha y menos flexible para soportar la redistribución del peso y la movilidad bípeda. Así que la evolución encuentra un compromiso: un periodo de unas pocas semanas en las que el bebé, separado ya de la madre, continúa un desarrollo que otros mamíferos completan antes de nacer.

El recién nacido sufre una serie de cambios que le permiten sobrevivir fuera del vientre y adaptarse a la vida en un nuevo entorno frío y seco.

» **El primer aliento.** Al nacer, los pulmones del recién nacido no están inflados y contienen líquido amniótico. En los primeros diez segundos de vida, su SNC reacciona al cambio repentino de temperatura y ambiente y lo empuja a respirar. Los pulmones se inflan, empiezan a respirar y el líquido es absorbido por los pulmones o expulsado fuera mediante la tos.

» **Termorregulación.** Casi igual de rápido, los receptores térmicos de la piel inducen la generación de calor metabólico por acción muscular (escalofríos) y queman depósitos de *grasa parda*. Los adultos tenemos muy poca, pero es muy común en niños.

» **Aparato digestivo.** Comienza a funcionar de manera limitada. Un neonato puede digerir calostro y leche; aun así, el aparato digestivo puede tardar semanas en funcionar correctamente.

En el feto, el hígado actúa como almacenamiento de azúcar (glucógeno) y hierro. Tras nacer, el hígado asume otras funciones y comienza a descomponer productos de desecho como los GR que haya en exceso.

» **Aparato urinario.** Los riñones comienzan a producir orina a finales del primer trimestre. El recién nacido suele orinar durante las primeras 24 horas. La capacidad de los riñones aumenta enormemente en las primeras dos semanas de vida.

Los riñones van siendo gradualmente capaces de mantener el balance hídrico y de electrólitos del cuerpo.

» **Inmunidad.** El sistema inmunitario comienza a desarrollarse en el feto y lo sigue haciendo en los primeros años de vida. Las madres pasan sus anticuerpos a través de la circulación fetal y la leche, que también contiene componentes que favorecen el desarrollo del sistema inmunitario del niño.

Infancia

Durante el primer año de vida, la mayoría de los niños duplican o triplican su peso al nacer. Además de que todos los tejidos y órganos aumentan su tamaño, las nuevas células se diferencian más y añaden funciones, según el esquema genómico del individuo. El esqueleto cambia de tamaño, proporción y composición y toma todos los atributos del bipedismo. La boca adquiere el sutil control muscular para formar palabras. En la segunda mitad del primer año, el bebé comienza a aplicar el característico pulgar oponible humano a las tareas de cada día (coger cosas y tirarlas). El cerebro crece y, más importante aún, aumenta astronómicamente el número y la complejidad de las conexiones.

Entre los 12 y los 36 meses se desarrolla el control de los esfínteres. Comienza la vida social. El juego coordina el desarrollo del aparato locomotor y el nervioso. Los mecanismos de la homeostasis se refuerzan.

En general, durante la infancia el niño se hace más grande, fuerte y listo cada día. Gana el control del cuerpo a nivel consciente y fisiológico. A los seis años habla con fluidez al menos un idioma. Casi todos los niños son destetados antes de los dos años, y pueden caminar largas distancias a los diez pero, en la mayoría de casos, son inútiles a la hora de conseguir comida y techo: dependen de alguien. Su desarrollo físico y mental se dedica a dominar un aspecto único de los humanos: la cultura.

Adolescencia

Hay un aparato que no se desarrolla mucho durante la infancia: el reproductor. Durante la pubertad (primera fase de la adolescencia), el aparato reproductor sale del estado de latencia en el que se encontraba; suele ser entre los once y catorce años en el caso de las niñas y un par de años más tarde en el caso de los niños. La pubertad termina cuando el aparato puede producir gametos viables.

Las hormonas que se producen durante la adolescencia provocan cambios físicos y neurológicos. Los estirones también son frecuentes durante la adolescencia. Los huesos se alargan, la masa muscular aumenta y todos los órganos alcanzan su tamaño de adultos. Los órganos sexuales primarios y secundarios crecen y maduran. La grasa y los músculos se redistribuyen. Los adolescentes pueden mantener altos niveles de actividad física, pero sus ciclos de sueño-vigilia tal vez cambien.

Chicas

En las chicas se inician los ciclos ovárico y uterino, lo que se evidencia al empezar la menstruación (ya es posible el embarazo). Se desarrollan los pechos, y crece vello en las *axilas* y en *la zona púbica*. Además, se acumula más grasa en caderas, muslos y pechos.

Chicos

Comienza la producción de testosterona y, por ello, de esperma. Aparece el vello facial, en el pecho, axilas e ingles, y el pelo de piernas y brazos se vuelve oscuro y espeso; se desarrolla la masa muscular. Las cuerdas vocales se vuelven más largas y espesas, lo que agrava la voz. El pene y los testículos se alargan. Se ensanchan de hombros.

Juventud

Es una época de buena salud y resistencia. Los niveles de energía pueden seguir siendo altos incluso hasta los cincuenta, pero lo general es que, una vez completado el crecimiento, los requisitos energéticos disminuyan, por lo que los adultos han de disminuir su ingesta calórica para no acumular grasa corporal, que puede provocar estrés prolongado en varios sistemas de órganos.

En realidad, el declive físico del envejecimiento comienza aquí. Influidas por factores genéticos y ambientales, las arterias comienzan a acumular daños, se pierde más hueso del que se produce y lo mismo ocurre con las proteínas estructurales de la piel. La masa muscular disminuye ligeramente, pero no es perceptible. Se acumulan daños debido a lesiones repetitivas, malos hábitos y malos genes.

Madurez

En algún momento entre los cuarenta y los sesenta termina la juventud. Los ciclos celulares por los que se sustituyen las células y se reparan los tejidos se ralentizan. Se acelera la pérdida de hueso y masa muscular. No obstante, las pérdidas no son críticas y se pueden mitigar con tratamiento médico o cambios de estilo de vida (dieta, ejercicio, protección solar, etc.).

En los hombres, la capacidad reproductora disminuye; en las mujeres, desaparece con la menopausia, en torno a los cincuenta. La producción de algunas hormonas se reduce, lo que acarrea cambios anatómicos y fisiológicos.

Aun así, el cerebro sigue desarrollándose. Estudios recientes demuestran que un cerebro de más edad piensa mejor sobre ciertas cosas que uno joven, como para tomar decisiones financieras, establecer juicios sociales (opiniones intuitivas sobre en quién confiar) y reconocer categorías. Suele ser el cénit de la carrera profesional. Además, en todas las actividades y etnias, el sentimiento de bienestar alcanza aquí su punto más álgido.

Vejez

La esperanza de vida más allá de los años reproductivos depende, en gran medida, de los genes. En la *senectud* al cuerpo no le va tan bien, y las cosas empeoran. Para muchas personas, esta es una breve fase tras una larga y saludable madurez; otros no tienen tanta suerte.

En concreto, el sistema inmunitario no funciona tan bien como antes y las células malformadas que a los treinta y cinco se hubieran eliminado inmediatamente tal vez se escaqueen del control inmunitario y se vuelvan cancerosas.

Puede haber problemas con la tensión arterial debido a los cambios relacionados con la edad en las grandes arterias, así como el daño acumulado en los vasos más pequeños.

La falta de actividad y el consumo excesivo de calorías muestran sus peores consecuencias en los principales sistemas de órganos.

Sin embargo, el cerebro sigue desarrollándose. Los estudios demuestran que, si se dan las condiciones adecuadas, el cerebro sigue produciendo nuevas células y estableciendo nuevas conexiones entre las neuronas de adultos de incluso cien años.

En la tabla 15-1 se enumeran los cambios más comunes debidos a la edad en los diferentes aparatos.

TABLA 15-1: Cambios corporales relacionados con la edad e implicaciones de salud asociadas

Aparato	Cambio	Consecuencias
Cardiovascular	El corazón aumenta de tamaño.	Mayor riesgo de trombosis e infarto.
	Se acumula grasa en torno al miocardio.	Desarrollo de varices.
	Las válvulas cardiacas se vuelven más espesas y rígidas.	Aumento en la presión arterial.
	La frecuencia cardiaca en reposo y máxima disminuye.	
	La capacidad de bombeo disminuye.	
	Las arterias reducen su diámetro y pierden elasticidad.	
Digestivo	Se pierden dientes.	Mayor riesgo de hernia de hiato, acidez gástrica, úlceras pépticas, estreñimiento, hemorroides y cálculos biliares.
	Se ralentiza el peristaltismo.	Mayor probabilidad de cáncer de colon y páncreas.
	Se forman bolsas en los intestinos (divertículos).	
	El hígado necesita más tiempo para metabolizar el alcohol y las drogas.	
Endocrino	Las glándulas se encogen y se reduce la secreción de hormonas.	Trastorno de numerosos mecanismos homeostáticos.
		Disminución del metabolismo
Linfático	El timo se contrae.	Aumento del riesgo de cáncer.
	El número y la eficacia de los linfocitos T disminuye.	Infecciones más frecuentes.
		Enfermedades autoinmunes (artritis...).
Tegumentario	Las células epidérmicas se sustituyen con menor frecuencia.	La piel se suelta y arruga.
	Disminuye el tejido adiposo de cara y manos.	Aumenta la sensibilidad al frío.

(continúa)

(continuación)

Aparato	Cambio	Consecuencias
	Pérdida y degeneración de fibras en la dermis (colágeno y elastina).	El cuerpo no se adapta tan bien al calor.
	Menos vasos sanguíneos y glándulas sudoríparas.	Aparecen canas y la piel se vuelve más pálida.
	Disminución melanocitos.	El pelo se vuelve más fino.
	Disminuye el número de folículos pilosos	
Muscular	El tejido muscular se deteriora y se sustituye por tejido conjuntivo o grasa.	Los músculos pierden fuerza.
	Menos mitocondrias en las células musculares.	Disminuye la resistencia.
	La unión neuromuscular se deteriora.	Disminución de la respuesta y el funcionamiento en general.
Nervioso	Las células cerebrales mueren y no se sustituyen.	Disminuyen el aprendizaje, la memoria y el razonamiento.
	La corteza cerebral se encoge.	Los reflejos disminuyen.
	Menor producción de neurotransmisores.	Enfermedad de Alzhéimer.
		Pérdida de percepción sensorial.
Reproductor	*Mujeres*: menopausia entre los cuarenta y cinco y los cincuenta y cinco años, cese de los ciclos ovárico y uterino, de ovulación, no se producen estrógenos ni progesterona.	Osteoporosis y arrugas de la piel, aumento del riesgo de infarto.
	Hombres: posible declive en niveles de testosterona tras los cincuenta; aumento de la próstata; menor producción de esperma.	Impotencia y menor apetito sexual.
Respiratorio	Menor capacidad respiratoria.	Menor eficiencia en el intercambio de gases.
	Capilares más gruesos; pérdida de elasticidad en los músculos torácicos.	Riesgo de infecciones como neumonía.
Esqueleto	Los cartílagos se calcifican, se vuelven duros y quebradizos.	El hueso se vuelve más fino y débil.

(continúa)

(continuación)

Aparato	Cambio	Consecuencias
	La reabsorción ósea se produce más rápido que la creación de nuevo hueso.	Se necesita más tiempo para que los huesos se curen si se rompen.
		Aumento del riesgo de osteoporosis.
Urinario	Disminución del tamaño y funcionamiento de los riñones.	Los residuos se acumulan en la sangre.
	Menor capacidad de la vejiga.	Incontinencia.
	Aumento de la próstata.	Aumento del riesgo de cálculos renales.
		Ganas de orinar más frecuentes.
		Mayor riesgo de infecciones en las vías urinarias.

6 Decálogo

EN ESTA PARTE . . .

Como no podía ser de otra manera en un libro *para Dummies*, en esta parte encontrarás un interesante decálogo con hechos realmente curiosos sobre el cuerpo humano.

EN ESTE CAPÍTULO

Reflexionarás sobre tus dedos pulgares, pelo y nariz

Harás buenas migas con los microbios, la leche y el apéndice

Tomarás oxígeno y lo transportarás con la hemoglobina

Capítulo 16

Diez fabulosos datos sobre fisiología

Estas breves nociones sobre los milagros diarios de la anatomía y fisiología humanas no dejan de despertar asombro sobre el poder de la evolución. Hay numerosas cosas que nos diferencian de los primates, también mamíferos; tanto si se deben claramente a la evolución o no hay ninguna explicación para ellas, aquí siguen unas cuantas que te gustarán.

Tuyo y solo tuyo

Ahí están, en la punta de tus brazos, una a cada lado, tuyas en exclusiva. Otros humanos las tienen, pero ningún otro animal. Las manos distan mucho de las garras de otros mamíferos y están enormemente especializadas en comparación con las de los primates, nuestros familiares más cercanos en la evolución.

Una de sus características es el *pulgar oponible*, capaz de tocar cada dedo de la misma mano (venga, ¡prueba!). Además, también es *prensil*, te permite agarrar. Este rasgo subyace al desarrollo de la destreza manual y la psicomotricidad fina humana, pues nos permite fabricar herramientas, cazar y recolectar, crear arte, escribir, cocinar...

Nada como la leche materna

Todos los estudios apuntan en la misma dirección: el mejor alimento para el bebé humano es la leche humana, una compleja mezcla de más de doscientos componentes, y ninguna otra sustancia producida por otro animal o en laboratorios se puede comparar con ella a la hora de cubrir las necesidades del bebé. Pero un bebé no necesita la leche de su propia madre, pues la composición de la leche es bastante homogénea, a pesar de la edad, salud, dieta o de dónde se encuentre la madre.

Los principales componentes de la leche humana son los que necesita un bebé humano de crecimiento lento y sangre caliente: carbohidratos, proteínas (pocas), mucha lactosa —un azúcar con el doble de contenido energético que la glucosa— y un alto contenido de ácidos grasos esenciales.

La leche humana y su precursor, el *calostro*, le transmiten al bebé parte del sistema inmunitario de la madre hasta que él puede tener el suyo propio: linfocitos B y T, neutrófilos, macrófagos y anticuerpos. La lactoferrina y la proteína fijadora del hierro hacen que la leche, pobre en hierro, se pueda absorber a través de la membrana digestiva. También contiene hormonas y factores de crecimiento necesarios para optimizar el desarrollo del cerebro y de otros órganos.

Tu pelo y tú

Además de la leche, el pelo es otra característica que define a los mamíferos. Entre otras, sirve de protección mecánica, contra los rayos UV, es termorregulador, de selección sexual y determinación social.

En comparación con los primates, no hemos "perdido" pelo: nuestra piel tiene tantos folículos como la suya. Pero el pelo es diferente, más corto y fino y, en algunos casos, casi invisible; además, nuestro pelo puede ser rizado (el de los primates, no).

Qué miedo dan las amígdalas

Tienen forma de almendra (de ahí su nombre latino) y son objeto de atención de la neuropsiquiatría. Se las ha relacionado con una serie de trastornos mentales y emocionales, como la depresión o el autismo. Algunas investigaciones afirman que las *amígdalas* evolucionaron como parte de un mecanismo de protección, pues nos permiten sentir miedo y alejarnos del peligro.

¡Qué bien hueles!

Al igual que el resto de mamíferos, las estructuras olfativas del ser humano están en el punto de encuentro del cerebro y de las vías respiratorias. Neuronas especializadas llamadas *olfativas*, que se encuentras sobre la cavidad nasal, tienen unos receptores olfativos que reconocen ciertas características químicas de las moléculas olorosas, presentes en muchas de ellas. Es decir, no hay un receptor del café, otro de la lavanda, etc., sino que el cerebro combina la información que recibe de los cuatrocientos cincuenta receptores y reconoce hasta cincuenta mil aromas diferentes.

Los microbios, ¡lo somos todo para ellos!

Para miles de millones de minúsculas criaturas, tu intestino es lo único que conocen. Viven y mueren en este ambiente tan cálido, húmedo, rico en nutrientes y protegido. Trabajan incansablemente en aras de la comunidad, según las leyes de la termodinámica.

Los tejidos internos (sangre, huesos, músculos) no suelen tener microbios, pero los tejidos superficiales (piel, tubo digestivo y respiratorio y aparato genitourinario femenino) tienen sus propias colonias de microorganismos simbióticos. El término *simbiosis* describe una relación más o menos cooperativa y recíproca entre organismos y especies. Las simbiosis son, por definición, buenas para todos.

Los microorganismos se aprovechan de un suministro continuo de nutrientes, un entorno estable y protección; a nosotros nos ayudan con algunas tareas digestivas más difíciles, estimulan el desarrollo y la actividad del SI y nos protegen contra la colonización de otros microbios patógenos peor adaptados. Si no fuera por los microbios, te costaría digerir lo que comes.

Si nos fijamos solo en los números de células, eres más bacteria que humano, pues las bacterias superan a tus células en una proporción de 10 a 1. Tenemos más de doscientas especies de bacterias en nuestro cuerpo. El número y la especie depende de varias características, como edad, sexo, dieta y composición genética.

El apéndice

Es el malo de la película: inútil y vestigial. Aunque nuestro apéndice es menor que el de nuestros antecesores, llamarlo así es injusto.

Hace tiempo, nuestra dieta contenía montones de hojas verdes, frutos secos, bayas e incluso cortezas. Nunca hemos fabricado una enzima para descomponer la celulosa de estos alimentos, por lo que, cuando el *quimo* llegaba al intestino grueso, era más voluminoso, y se necesitaba un intestino *ciego* más grande. El apéndice albergaba bacterias que fabricaban *celulasa*, una enzima capaz de descomponer la celulosa.

Con el tiempo, dejamos de comer esos alimentos ricos en celulosa y empezamos a usar calor para cocinar y descomponer la comida. El intestino ciego redujo su tamaño, pero mantuvo sus funciones. Aparentemente, el apéndice perdió su finalidad, de ahí que lo tachemos de vestigial.

Además, al ser un tubo sin salida, es fácil que las bacterias se queden atrapadas allí; si se trata de una bacteria de las que no son habituales por esos lares, se produce una inflamación, la *apendicitis*, que puede llegar a romperse y permitir que las futuras heces pasen a la cavidad abdominal. Por eso el tratamiento más habitual de la apendicitis es la eliminación del órgano.

Estudios recientes han demostrado que el apéndice está compuesto por tejido linfático, lo que sugiere una función inmunitaria. También parece actuar como un centro de acogida para las bacterias buenas. Cuando tomas antibióticos, por ejemplo, pierdes algunas de esas bacterias; si hay algunas en el apéndice, es más fácil que repueblen el intestino antes de que llegue una mala. Así que, aunque puedas vivir sin apéndice, parece que para algo sirve.

Respira

Lo haces continuamente, sin pensarlo; sin que lo sepas, el ritmo y la profundidad se ajustan al nivel de esfuerzo. Pero también podemos controlar la respiración. Lo hacemos para hablar: las cuerdas vocales, los labios, la lengua, la glotis y otras estructuras se encargan de la vibración del aire, de darle forma. Para cantar, el control es aún mayor.

Además, las resonancias de cerebro muestran que personas acostumbradas a meditar presentan importantes diferencias en el sistema neurológico. Hay quien incluso piensa que los ejercicios de control de la respiración son beneficiosos para muchos aparatos: cardiovascular, digestivo, neurológico y endocrino, por mencionar unos pocos.

El primer aliento

El feto tiene los pulmones llenos de líquido, lo cual no es un problema, pues la madre respira por él. El líquido se expulsa en el parto, al toser al poco de nacer, o es absorbido por el tejido pulmonar. Con el primer llanto, los pulmones se llenan de aire y comienza el intercambio de gases. Pero ¿qué pasa con los bebés prematuros?

El problema es el agua. Los alvéolos que estén llenos de agua no pueden realizar el intercambio de gases, pero necesitan humedad. El aire húmedo contribuye a la fina capa de agua que reviste la pared interna de los alvéolos, que permite que se produzca el intercambio de gases. Pero un alvéolo totalmente rodeado de agua no podrá tomar oxígeno por la presión que ejerce el líquido. Para contrarrestar dicha presión, las células segregan *surfactante*, que permite que los alvéolos no se cierren por completo, lo que dificultaría que se volvieran a llenar. La producción de surfactante es uno de los últimos pasos del desarrollo fetal; de hecho, se cree que uno de sus componentes proteicos es el que desencadena el inicio del parto. Los bebés prematuros aún no producen surfactante, así que no pueden respirar solos. La administración de esta sustancia ha permitido reducir a la mitad la muerte de bebés prematuros.

¿Sangre azul?

Casi todos los diagramas de la circulación sanguínea muestran las arterias rojas y las venas, azules. Si tienes la piel muy clara, podrás verte las venas, de color azul. Entonces, eres de sangre azul, ¿no?

No. Para empezar, es imposible ver a través de los vasos sanguíneos, pues tienen varias capas de tejido. Y aunque la sangre venosa es de un color diferente que la arterial, seguro que no es azul.

La *hemoglobina* es la proteína predominante en los GR. Se especializa en el transporte de gases. Si lleva moléculas de oxígeno, se denomina *oxihemoglobina* y es de color rojo claro; si no, es *deoxihemoglobina* y es de color rojo oscuro. El color azul que ves a través de la piel se debe al color rojo oscuro y a las estructuras de las paredes de las venas. Pero la sangre es roja.

Índice

A

B

C

D

E

F

G

H

I

J

L

M

N

O

P

Q

R

S

T

U

V